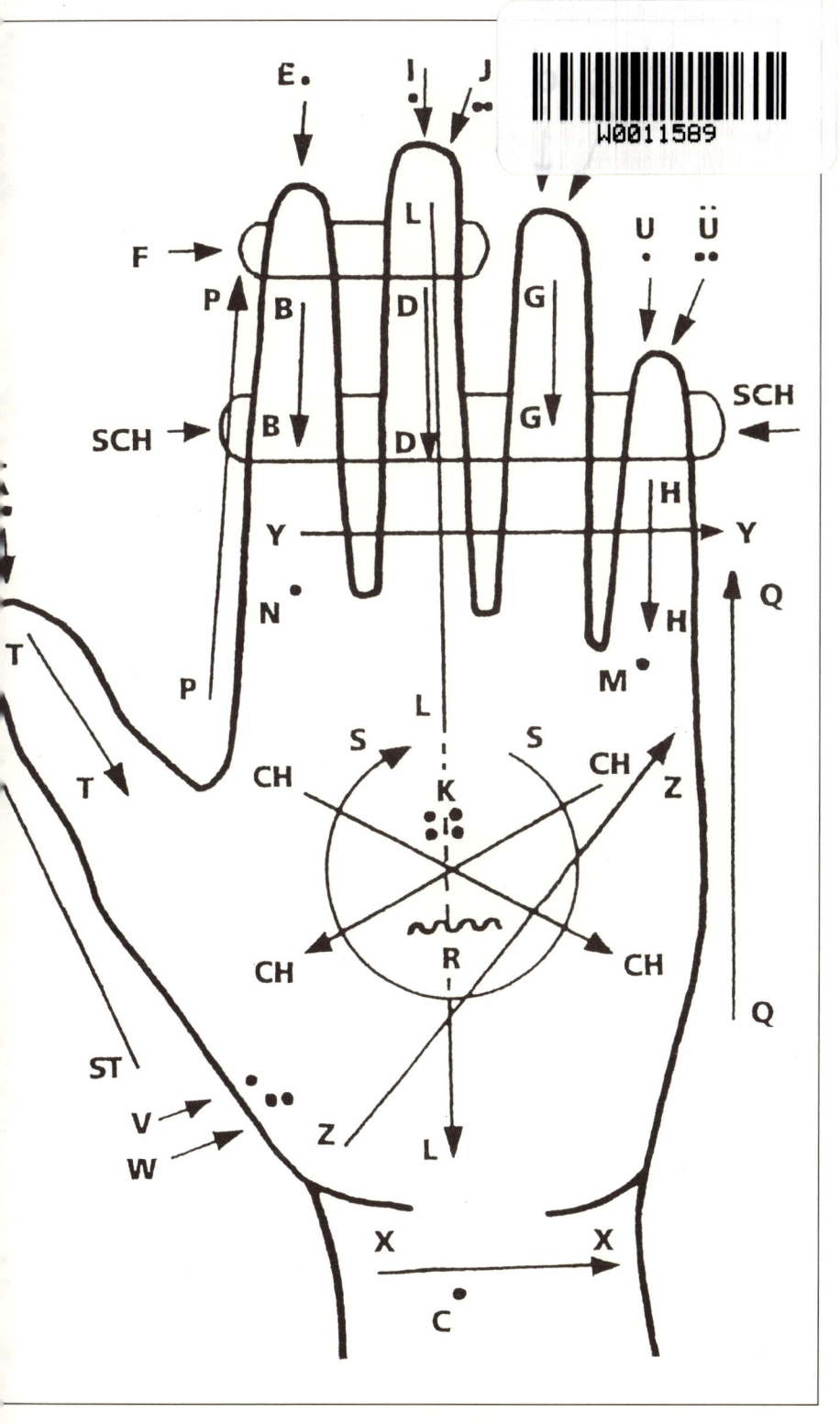

Peter Hepp
Die Welt in meinen Händen

Alle Personennamen sind vom Verlag geändert worden.

List ist ein Verlag der Ullstein Buchverlage GmbH
ISBN-13: 978-3-471-79534-7
ISBN-10: 3-471-79534-0

© Ullstein Buchverlage GmbH, Berlin 2005
Alle Rechte vorbehalten
Gesetzt aus der Janson bei Pinkuin Satz und Datentechnik, Berlin
Druck und Bindung: Pustet Grafischer Großbetrieb, Regensburg
Printed in Germany

Peter Hepp

Die Welt in meinen Händen

Ein Leben ohne Hören und Sehen

Unter Mitarbeit von Margherita Hepp
und Fabienne Pakleppa

List

Inhalt

Meiner Frau und meinem Sohn gewidmet

1.
Ich bin da!

Kurz nach Mitternacht, am 30. Juni 1961, erblickte ich das Licht der Welt.

»Es ist ein Junge, er ist gesund und kräftig, ihm fehlt nichts«, sagte der Arzt nach der Erstuntersuchung.

»Vier Kilo schwer, ein Prachtbursche. An dem werden Sie viel Freude haben, Frau Hepp, ich wette, dass er Sie auf Trab halten wird.«

Die Hebamme legte mich in die Arme meiner Mutter, die mich überglücklich ansah. Ein Sohn, genau wie sie es sich gewünscht hatte! Mit ihrer Tochter, meiner sechsjährigen Halbschwester Monika, die mein Vater adoptiert hatte, war die Familie komplett. Am Nachmittag kamen mein Vater und Monika ins Krankenhaus nach Ehingen, um mich und meine Mutter zu besuchen.

»Alle lassen dich ganz herzlich grüßen und gratulieren zur Geburt unseres Stammhalters«, sagte der Vater, »wo ist er denn?«

Auf Zehenspitzen lief er mit Monika an der Hand durch den Flur bis zum Neugeborenenzimmer, wo ich mit den anderen Säuglingen lag.

In ein paar Jahren wirst du groß und stark genug sein, um mir bei der Stallarbeit und auf dem Feld zu helfen, und eines Tages, wenn ich selbst alt geworden bin, wirst du den Bauernhof der Familie Hepp übernehmen, hat mein Vater sicher gedacht, als er mich durch die Scheibe sah. Er erkannte mich sofort, ich sah aus wie ein richtiger Hepp-Junge, die Ähnlichkeit mit ihm war nicht zu leugnen. Außerdem haftete deutlich sichtbar an meinem Bettchen ein Zettel mit dem Namen Hepp.

»Papa, ich sehe nichts. Wo ist denn mein Brüderchen?«, fragte Monika.

»Psst, nicht so laut«, ermahnte sie der Vater. »Alle Babys schlafen! Schau, das ist er.«

Er hob sie hoch, zeigte auf mich. Monika fand mich niedlich, aber sie war vage enttäuscht, dass ich noch so klein war und die Augen geschlossen hatte.

»Darf ich ihn holen und zur Mutti tragen?«, fragte sie.

Doch bevor der Vater antworten konnte, öffnete ich die Augen und begann zu brüllen. Eine Minute später hatte ich alle Babys mit meinem Geschrei angesteckt, und die Krankenschwestern eilten herbei, um sie zu beruhigen. Angeblich war ich der Lauteste von allen. Monika hielt sich die Ohren zu und wollte mit diesem schreienden Bruder nichts mehr zu tun haben. Eine Schwester nahm mich hoch, lachte über mein rotes Gesicht.

»Dieses Kerlchen weiß sich schon jetzt durchzusetzen. Na, Peter, was ist mit dir los? Hast du Hunger? Möchtest du zur Mama gebracht werden?«

Alle Verwandten freuten sich mit meinen Eltern und kamen nach Griesingen zur Taufe, bei der ich die Vornamen meiner beiden Großväter erhielt: Peter und Josef. Wie es mir Monika und meine Eltern viel später erzählten, fand ein großes Fest statt, mit vielen Glückwünschen und Geschenken, und ich wurde ausgiebig bewundert. Beim Essen unterhielten sich die Gäste über meine Zukunft, die vorbestimmt zu sein schien: Nach Kindergarten und Schule würde ich wie die anderen Männer in der Familie einen soliden

Handwerksberuf erlernen und ein eigenes Haus bauen. Jeder ging davon aus, dass ich in der Gegend bleiben, den Hof weiterführen würde. Später würde ich dann ein nettes Mädchen heiraten und viele kleine Hepp-Kinder in die Welt setzen. Dass ich taub geboren war, ahnte niemand.

Es blieb sehr lange unentdeckt. Ich war robust und selten krank, konnte gut sehen, lächelte mir vertraute Menschen an, wenn sie sich über meine Wiege beugten, und erschrak, wenn sie mir fremd waren, wie es alle Säuglinge tun. Meine Mutter berichtet, dass ich mich mit ein paar Monaten wie ein ganz normal entwickeltes Kind umdrehte, wenn sie von hinten auf mich zukam und mich dabei ansprach, als hätte ich sie gehört. Dabei reagierte ich auf die Vibrationen des Holzfußbodens, der bei jeder Bewegung mitschwang. Ich war ziemlich laut, brüllte, wenn ich Hunger hatte oder auf den Arm genommen werden wollte, beruhigte mich schnell, sobald sich jemand um mich kümmerte. Aber ich plapperte nicht, wie es andere Babys tun. Ich imitierte keine Laute, sang nicht vor mich hin und verstummte mit der Zeit mehr oder weniger ganz.

Niemand machte sich darüber Sorgen, im Gegenteil, alle waren mit mir sehr zufrieden. Ich beobachtete meine Umwelt mit großem Interesse, krabbelte relativ früh überall herum, sodass nichts mehr vor mir sicher war, schaffte es dagegen nur mühsam, mich auf den Beinen zu halten, obwohl diese kräftig waren. Mit einem Jahr lief ich an der Hand recht gut, nur wenn ich versuchte, frei zu laufen, fiel ich hin. Ich stand wieder auf, versuchte es erneut, fiel wieder hin. So auffällig war mein ständiges Stürzen nicht, dass es irgendjemanden beunruhigt hätte. »Der ist halt ein bisschen langsamer als andere«, meinte Oma Anna, »der lernt das schon. Dann läuft er uns allen davon!«

Sie hatte Recht. Mit fünfzehn, sechzehn Monaten schaffte

ich es endlich, und dieser kleinen Verzögerung wurde keine Bedeutung beigemessen. Als ich mit zwei Jahren noch kein einziges Wort sagte und auch keine Ansätze machte, es zu probieren, fiel das meiner Mutter schon auf. Doch als sie darüber mit meinen Großeltern sprach, erinnerten sie sich daran, dass ihr eigener Bruder erst mit drei oder vier Jahren zu sprechen begonnen hatte. »Peter ist sprechfaul wie sein Onkel«, hieß es, »das liegt in der Familie, irgendwann kommt es von allein.« Da ich mich sonst bestens entwickelte, kam niemand auf die Idee, einen Arzt zu konsultieren. Ich wuchs frei von der Last medizinischer Diagnosen auf. Meine ersten Jahre waren absolut unbeschwert.

Auf unserem Bauernhof in Griesingen, unweit von Ulm, lebten drei Generationen zusammen unter einem Dach. Meine Großeltern väterlicherseits, Oma Anna und Opa Peter, meine Eltern, Rita und Helmut, meine Schwester Monika und ich. Die Großeltern mütterlicherseits wohnten in einem eigenen Haus auf der anderen Seite des Obstgartens. Wir hatten ein Dutzend Kühe, die noch von Hand gemolken wurden, an die dreißig Schweine, viele Hühner und Kaninchen, später sogar eine Zeit lang Lämmer. Mal gab es mehr, mal weniger Tiere. Ein großer, schwarzer Hirtenhund, vor dem ich gar keine Angst hatte, bewachte Haus und Hof, unzählige halb wilde Katzen liefen herum und jagten Mäuse. Zu dem Hof gehörten fünf Morgen Ackerland. Ein Teil davon waren Wiesen, mein Vater brauchte das Heu als Futter für die Kühe. Auf den Feldern baute er vor allem Getreide an, Weizen, Hafer und Gerste, auch Rüben als Schweinefutter und Kartoffeln.

Er war als Maurer in einer Firma angestellt und bewirtschaftete den Bauernhof nebenberuflich, was eine Schufterei ohne Ende bedeutete. Im Morgengrauen stand er auf, ging noch vor dem Frühstück die Kühe melken. Den ganzen Tag war er weg und kehrte am späten Nachmittag heim, um gleich wieder in den Stall oder auf die Felder zu gehen. Zu Erntezeiten arbeitete er oft bis in die Nacht hinein zwölf bis vierzehn Stunden lang und sieben Tage die Woche. Meine Mutter und meine Großmutter, die beide sehr starke Frauen waren, hackten Holz, bauten Gemüse an, zupften Unkraut, fütterten die Hühner, halfen beim Melken und bei der Ernte. Sie waren ständig im und ums Haus beschäftigt. Meine Schwester Monika ging in die Schule, musste aber am Nachmittag bei der Arbeit mithelfen oder sich um mich kümmern. Am Vormittag blieb ich meistens in der Obhut von Opa Peter, der über siebzig Jahre alt war. Eine alte Beinverletzung machte ihm so zu schaffen, dass er das Haus nur selten verließ. Wir mochten einander sehr.

Fast drei Jahre lang muss ich ein rundherum glückliches Kind gewesen sein, das von allen geliebt und gehätschelt wurde. Ich selbst habe keine klaren Erinnerungen an diese Zeit, nur ein wohliges, warmes Gefühl, dass alles in Ordnung war, meine kleine Welt wie die große der Erwachsenen um mich.

Die Katastrophe löste ein Arzt aus, der einen Hausbesuch bei uns machte, weil das Bein von Opa Peter zu eitern begonnen hatte. Er säuberte die Wunde, verband sie neu. Ich stand dabei, schaute neugierig zu, was er da tat.

»Wer bist du?«, fragte der Arzt.

»Das ist mein Enkel«, erklärte der Großvater, »der ist aber ein bisschen sprechfaul. Der mag nicht reden.«

»Aber deinen Namen kannst du mir schon sagen«, versuchte es der Arzt, »wie heißt du denn?«

Ich lächelte ihn bloß an.

»Peter heißt er«, antwortete der Großvater an meiner

13

Stelle. »Ein braver Junge. Der ist nur sprechfaul wie sein Onkel.«

»Bis bald, Peter. Sagst du mir auf Wiedersehen?«

Ich nahm die Hand, die er mir reichte, schüttelte sie begeistert, sagte aber nichts. Der Arzt hatte sofort Verdacht geschöpft, dass mit meinen Ohren etwas nicht stimmte, und beobachtete mich ein paar Tage später bei seinem nächsten Besuch genauer. Ich hatte ja schon gesehen, wie er sich um das Bein meines Großvaters kümmerte, und spielte weiter mit meinem kleinen Auto. Keine zwei Meter entfernt saß ich mit dem Rücken zu ihm auf dem Boden und reagierte nicht, als er meinen Namen rief, auch nicht, als er lauter wurde. Schließlich klatschte er in die Hände und schaffte es trotzdem nicht, meine Aufmerksamkeit auf sich zu ziehen.

»Ich glaube, das Kind hört schlecht«, sagte er und stand auf.

Seine Füße und sein Gewicht ließen den Fußboden schwingen. Ich drehte mich um und sah ihn an. Er hielt eine leere Schachtel in der Hand, die er mir reichte, bewegte dabei den Mund. Erwachsene bewegten immer den Mund. Was es mit diesen Mundbewegungen auf sich hatte, wusste ich nicht, aber mir war die Geste klar: Der Doktor schenkte mir die Schachtel! Ich griff freudig danach, verwandelte sie sofort in eine Garage für meinen Wagen und spielte weiter. Hinter mir nahm das Schicksal seinen Lauf.

»Rita«, rief mein Großvater, »komm mal her! Der Herr Doktor möchte mit dir reden. Es stimmt etwas nicht mit Peter.«

Meine Mutter, die das Mittagessen in der Küche vorbereitete, eilte herbei und fühlte meine Stirn.

»Was ist denn los? Er sieht mir gar nicht krank aus.«

»Das nicht. Aber ich glaube, dass er schlecht hört. Schauen Sie!«

Er schnippte mit den Fingern hinter meinem Kopf, sodass ich ihn nicht sehen konnte. Ich bekam nichts mit, rührte mich also nicht und wollte der Mutter bloß zeigen, wie das Auto in die Schachtel fuhr. Doch sie interessierte sich überhaupt nicht dafür. Der Arzt machte mehrere Versuche und überzeugte sie, dass meine Ohren untersucht werden mussten.

»Kann es sein, dass sie vielleicht nur verstopft sind und dass er wieder gut hört, wenn man sie ausspült?«, fragte sie besorgt.

»Das kann schon sein«, antwortete der Doktor, der die Angst meiner Mutter erkannte und sie nicht noch vergrößern wollte. »Schauen Sie, Frau Hepp, meine Praxis ist für solche Untersuchungen nicht ausgestattet, Sie müssen mit dem Kleinen zu einem HNO-Arzt. Ich schreibe Ihnen die Adresse eines Kollegen auf, der macht mit Peter einen Hörtest, und danach wissen wir genau Bescheid. An Ihrer Stelle würde ich nicht mehr lange warten. In seinem Alter müsste er längst sprechen können. Nicht wahr, Peter?«

Der Arzt fuhr mir zum Abschied mit der Hand über den Kopf. Es fühlte sich falsch an. Alles fühlte sich auf einmal falsch an. Wie die Mutter und der Opa mich ansahen. Wie mich jeder, Oma Anna, Monika und auch der Vater am Abend, komisch ansah. Was hatte ich bloß getan?

Kurz darauf untersuchte mich der HNO-Arzt und stellte fest, dass ich vollkommen taub war. Man könne mich auch nicht operieren, meinte er, man müsse sich damit abfinden, dass ich unheilbar taub sei. Es war ein furchtbarer Schlag für meine Eltern. Diese Diagnose ließ alle Hoffnungen platzen, allen Stolz und alle Freude verschwinden. Ein taubes Kind war ein behindertes Kind, schlimmer noch, eine geistige Behinderung sei nicht ganz auszuschließen. Irgendwie gehören im Volksmund taub und dumm zusammen. Der geliebte Sohn hörbehindert, geistig behindert, ein Krüppel! Es war ein Drama für die ganze Familie. Meine Eltern schämten sich, suchten nach der Ursache meiner Behinderung. Die Geburt war normal verlaufen, in der Familie hatte es weder väterlicher- noch mütterlicherseits jemanden gegeben, der taub geboren war. Mein Vater und meine Mutter quälten sich mit der Frage, was sie falsch gemacht hatten. Sie fühlten sich schuldig.

Wie sich diese Szenen abspielten, die Reaktionen meiner Eltern und der anderen Verwandten, die Gespräche, die sie miteinander führten, habe ich später aus ihren Erzählungen rekonstruiert. Dass etwas Schreckliches, Unheimliches geschehen war, spürte ich aber sofort und sehr deutlich. Die ganze Atmosphäre hatte sich mit einem Schlag geändert. Es wurde um mich merklich kühler. Wenn ich mich an diese Zeit erinnere, kommen nach und nach Situationen und Gefühle wieder, die ich heute beschreiben kann. Damals war ich ihnen nur ausgeliefert.

Die Eltern, die Großeltern warfen mir besorgte Blicke zu, schauten einander betreten an, schüttelten traurig die Köpfe. Monika starrte mich an, als hätte sie mich noch nie gesehen. Ich machte Fratzen, die gleichen Fratzen, die sie sonst zum Lachen brachten, sie verzog keine Miene. Nach dem Essen verschwand der Vater sofort in den Stall. Als ich ihm nachrennen wollte, hielt mich die Mutter fest und drückte mich lange an sich. Sie wirkte, als hätte sie großen Kummer. Ich hätte sie gern getröstet, wusste aber nicht wie, fing selbst an zu weinen. Etwas stimmte nicht, und dieses Etwas hatte mit mir zu tun. Aber warum war das so? Was war mit den Eltern los, liebten sie mich denn nicht mehr? Ich hatte mich nicht geändert. Ich war derselbe wie bisher, warum fühlte sich auf einmal alles so falsch an?

Ich fiel aus meinem Paradies, aus meiner Unschuld. Die Leute freuten sich nicht mehr über mich, ich spürte ihre mitleidigen Blicke, ihre Trauer, wusste, dass sie wegen mir traurig waren, nur warum? Es belastete mich sehr, es war, als herrschte bei uns nur noch eine düstere, schwere Stimmung, als sei alles Licht gelöscht worden. Es war entsetzlich fremd und kalt.

Nach ein paar Wochen fassten meine Eltern wieder Mut. Sie beschlossen, diese Diagnose nicht einfach so hinzunehmen. Vielleicht hatte sich dieser HNO-Arzt geirrt, als er behauptete, es sei gar kein Hörrest vorhanden.

»Was ist das für ein Arzt, der von vorneherein sagt, man kann nichts für Peter tun?«, schimpfte meine Mutter. »Bestimmt gibt es irgendwo in Deutschland bessere Ärzte, Spezialisten, Chirurgen, die sich wirklich auskennen. Wir müssen sie suchen.«

Mein Vater fragte zuerst seine Arbeitskollegen. Die meinten, ein solcher Spezialist würde sicher sehr teuer sein.

»Was das kostet, ist uns egal«, antwortete er, »Hauptsache, jemand hilft unserem Jungen! Arbeiten und Geld verdienen können wir ja.«

Nach und nach sprach meine Mutter mit allen Verwandten und Bekannten.

»Helmut und ich sind fest entschlossen, etwas zu tun«, erklärte sie, »habt ihr von einem wirklich guten Arzt gehört?«

Es dauerte nicht lange, bis eine Tante aus Stuttgart berichtete, dass sie einen Zeitungsartikel über einen Professor der HNO-Klinik des Marienhospitals gelesen habe. Er sollte der Allerbeste seines Faches sein, meinte der Journalist. Man hatte die richtige Anlaufstelle für mich entdeckt.

Einfach so in die Sprechstunde reinzumarschieren kam

nicht in Frage. Meine Mutter musste sich einen Termin erkämpfen, verlangte, dass man mich auf die Warteliste setzte, bestätigte, dass sie alle Rechnungen aus eigener Tasche bezahlen würde.

Als es so weit war, fuhr sie mit mir nach Stuttgart. Ich habe keine Erinnerung an die Reise und an meine Erlebnisse dort, aber meine Mutter hat mir erzählt, dass sie unzählige Fragen beantworten und mich dann im Krankenhaus lassen musste. Die Untersuchungen dauerten drei Tage, danach wurde sie zu einem Abschlussgespräch gebeten. Der Professor bat sie, Platz zu nehmen. Ihr Herz klopfte vor Aufregung. Er blätterte in seinen Papieren, fand das, was er suchte, überflog es, sah meine Mutter an, als überlegte er, wie er ihr das Ergebnis mitteilen sollte.

»Wird unser Peter hören können?«, fragte sie scheu.

Der Professor schüttelte den Kopf.

»Ich muss Sie leider enttäuschen, Frau Hepp. Ihr Junge ist taub, und mir scheint nach dem jetzigen Stand der Untersuchungen, dass bei ihm noch nicht einmal ein Hörrest vorhanden ist. Das wird man aber später noch mal untersuchen müssen. Es bedeutet jedenfalls, dass sein Gehör weder durch Medikamente noch durch eine Operation verbessert werden kann, verstehen Sie?«

Meine Mutter nickte. Wenn der Professor nicht helfen konnte, dann konnte es vermutlich niemand auf dieser Welt, und sie wollte nur noch nach Hause.

»Einen Augenblick noch, Frau Hepp, bleiben Sie bitte sitzen«, sagte der Spezialist. »Bei den Tests ist etwas sehr Wichtiges herausgekommen: Ihr Sohn Peter ist hochintelligent. Glauben Sie es mir, wir haben jeden Test und jede Untersuchung mehrfach wiederholt. Peter ist zwar taub, aber er ist ein hochintelligenter Junge, der seinen Weg im Leben gehen wird. Er muss gefördert werden. Sorgen Sie dafür, dass er sprechen lernt, unterstützen Sie ihn dabei, dann wird schon alles gut werden.«

»Peter ist hochintelligent« und »Es wird alles gut werden«, diese beiden Sätze brachte meine Mutter mit nach Hause. Sie waren der einzige Lichtblick, der Strohhalm, an den sie sich klammerte, wenn alles schief zu gehen schien. Das waren die Waffen, mit denen sie mich verteidigte, wenn jemand behauptete, ich sei behindert und zurückgeblieben. »Behindert ist er schon. Aber zurückgeblieben nicht. Kein bisschen. Im Gegenteil. Der Professor hat ihn getestet, er ist hochintelligent.«

2.
Eine verschlossene Welt

Meine Eltern waren ratlos. Sie lebten auf dem Land, hatten kein Auto und wenig Geld. Weil sie sehr viel arbeiteten, fehlte ihnen die Zeit, sich um mich zu kümmern, außerdem hätten sie auch nicht gewusst, wie sie es tun sollten. Ich sollte sprechen lernen, aber wie bringt man das Sprechen jemandem bei, der nicht hören kann? Sie fühlten sich überfordert. Was konnten sie mit ihrem hochintelligenten, aber tauben und noch stummen Jungen anfangen?

Spezielle Kindergärten und Schulen für Gehörlose gab es zwar, aber nicht in erreichbarer Nähe, und es waren alles Internate. Eines befand sich eine Autostunde südlich von unserem Bauernhof entfernt in Wilhelmsdorf bei Ravensburg, zu dem anderen fuhr man sogar anderthalb Stunden lang in die entgegengesetzte Richtung nach Schwäbisch Gmünd. Heute ist es gang und gäbe, hörgeschädigte Kinder morgens abzuholen und abends wieder nach Hause zu bringen, auch wenn das bedeutet, dass sie bis zu drei Stunden täglich im Bus unterwegs sind. 1964 war das undenkbar. Die Kinder verbrachten das ganze Schuljahr in Einrichtungen für Gehörlose.

Meine Mutter wusste darüber bestens Bescheid. Eine Familie im Dorf hatte zwei gehörlose Kinder, Heidi und Urs, die seit ihrer Einschulung im Sankt Josef Internat in Schwäbisch Gmünd lebten und nur zu Weihnachten, Ostern und in den Sommerferien nach Hause zurückkehrten. Dort gab es auch einen Kindergarten, aber die Vorstellung, mich dorthin zu schicken, gefiel den Eltern gar nicht. Sie waren sich einig, dass sie mich lieber bei sich behalten wollten.

»Der Peter ist viel zu jung«, sagte die Mutter, »einen Dreijährigen kann man doch nicht von der Mutter trennen, das wäre viel zu hart für ihn. Der Arme, der versteht noch nichts, er würde glauben, dass wir ihn weggeben. Mir ist lieber, er geht in unseren Dorfkindergarten. Das wird schon irgendwie klappen.«

Aber es klappte nicht besonders gut. Die zwei Franziskanerinnen vom Kloster Reute, die ihn führten, beklagten sich bald darüber, dass ich mich nicht anpasste und nicht zu bändigen sei.

»Ihr Sohn rauft ständig mit den anderen Buben, Frau Hepp, am schlimmsten ist es mit Egon. Die beiden sind groß und kräftig, das ist wie der Kampf der Giganten mit den beiden. Und immer fängt Peter an! Kaum kommt er an, schon stürzt er sich auf Egon, obwohl dieser ihm gar nichts getan hat. Uns bleibt nichts anderes, als ihn zu bestrafen«, erklärte eine der Ordensschwestern meiner Mutter, die sich wunderte, warum ich in der Ecke stand, als sie mich abholte.

Man hätte mir ins Gewissen reden sollen, meinte die Schwester, man hätte überhaupt mit mir reden sollen. Aber wie? Niemand wusste das. Mit Worten ging es jedenfalls nicht. Ich sah zwar, dass die anderen miteinander sprachen, dass sie ihren Mund ständig bewegten, ich ahnte, dass diese Mundbewegungen irgendwie wichtig waren, aber für mich ergaben sie keinen Sinn. Ein Lächeln, eine Grimasse, zitternde Lippen, ein Zwinkern, ein Naserümpfen, ein Heben der Augenbrauen, das Vertiefen von Stirnfalten, eine zum Schlag erhobene Hand, zwei Arme, die sich öffneten und mir sagten, »komm, Peter, lass dich umarmen«, eine Geste, die mich zum Mitspielen einlud, diese Sprache verstand ich.

Aus Gesten und Gesichtern las ich die kleinsten Gefühlsregungen der Menschen um mich, ich wusste, ob ich willkommen war, ob die anderen Kinder mich akzeptierten oder sich über mich lustig machten, auf wessen Seite die Schwester stand. Ich selbst teilte mich auf diese Weise mit, zupfte an ihrem Ärmel, wenn ich von ihr wahrgenommen werden wollte, zeigte auf Egon und auf sein Bein, um ihr zu erklären, dass er mir ein Bein gestellt hatte, ich deswegen gestürzt war und mich mit einem Fausthieb gerächt hatte. Egon wurde mein Erzfeind und er war derjenige, der immer anfing, mich zu provozieren. Wenn er mich nicht anrempelte oder sonst piesackte, machte er sich lustig über mich. Hinter den Rücken der Schwestern machte er hässliche Fratzen und zeigte mir einen Vogel, auch hetzte er die anderen Jungen gegen mich auf, bis sie mich alle auslachten. Da ich nicht mit Worten kommunizieren konnte, wehrte ich mich mit Fäusten.

Meine nachträglichen Erklärungsversuche waren zum Scheitern verurteilt. Die Ordensfrauen schienen sich kein bisschen für meine Gesten zu interessieren, sie bestraften mich öfter als die anderen Kinder. Ich fühlte mich ständig ungerecht behandelt und wurde im doppelten Sinne zum Prügelknaben: Ich schlug mich und wurde geschlagen.

Die ältere Schwester ließ mich stundenlang in der Ecke stehen, die jüngere gab mir Ohrfeigen – das war in den sechziger Jahren noch üblich, erst 1972 wurden körperliche Strafen gesetzlich verboten. Es schadete mehr, als es nützte. Von den Schlägen, die ich einsteckte, wurde nur meine Wut geschürt – auf die Schwestern, auf diese Buben, die mich für blöd hielten und durch ihre Grimassen verletzten.

Mit Mädchen vertrug ich mich etwas besser. Julia war besonders nett zu mir und rief mich öfter mit einer Geste herbei, die ich richtig verstand: Sie fragte, ob ich mit ihr und den anderen Mädchen spielen wollte. Viele Jahre später heiratete sie meinen Cousin Hans-Peter. Im Laufe der Zeit ist zwischen uns eine tiefe Freundschaft entstanden. Damals war ich ihr dankbar, auch wenn ich manchmal spürte, dass sie und die anderen Mädchen Mitleid mit mir hatten.

Ich war aber kein gleichwertiger Mitspieler, mir wurden regelmäßig Sonderrollen zugeteilt. Beim Versteckspiel durfte ich mich wie die anderen verstecken, aber nicht suchen. Wenn ich an der Reihe gewesen wäre, wurde ich übersprungen, und das nächste Kind kam dran. Warum trauten sie mir das nicht zu? Versteckte Mädchen zu finden war doch nicht schwer! Hielten sie mich für dumm? Ich war aber nicht dumm. Einmal setzte ich mich durch und gab den Mädchen zu verstehen, dass ich nicht mehr mitspielen würde, wenn sie mich nicht suchen ließen. Mit Achselzucken erklärten sie sich einverstanden. Ich stand an der Mauer mit geschlossenen Augen, wartete eine angemessene Zeit, drehte mich um. Es war wunderbar, endlich wie jedes andere Kind sein zu dürfen. Allerdings blieb es in meiner Erinnerung das einzige Mal, dass ich mich der Gruppe richtig zugehörig fühlte, wenn auch nur für wenige Minuten.

Das Gefühl, ausgeschlossen zu sein und ungerecht behandelt zu werden, ist mir geblieben. Mir traute man deutlich weniger zu als gleichaltrigen Kindern, und je älter ich wurde, desto mehr ärgerte ich mich darüber, im Kindergarten wie zu Hause. Meine Mutter war übervorsichtig mit mir, sie schien ständig Angst zu haben, dass mir etwas passierte. Wenn ich bloß zum Nachbarn wollte, rannte sie hinter mir her und ließ mich verstehen, dass ich bei ihr bleiben musste. Oder sie beauftragte Monika, mich zu begleiten. Ich hasste es, ständig kontrolliert zu werden und nirgends allein hingehen zu dürfen.

»Lass ihn nicht aus den Augen«, ermahnte sie meine Schwester, »er hört die Autos nicht, pass bloß auf, dass er nicht auf die Straße rennt!«

Monika stöhnte. Sie nahm meine Hand, ich riss sie weg, wollte nicht wie ein Baby an der Hand laufend gesehen werden. Meine Schwester verstand das und ließ mich manchmal so neben sich laufen, die Mutter aber nicht. Sie hielt meine Hand fest, ließ sie erst los, wenn sie mich der Ordensfrau übergeben hatte. Dabei war der Kindergarten ganz in der Nähe, man musste nur zwei Straßen überqueren, auf denen kaum Verkehr war. Andere Kinder durften allein hingehen. Ich hätte so gern bewiesen, dass ich es konnte, aber ich durfte das nicht!

Eines Tages wartete ich auf Monika, die sich verspätet hatte, als ich meinen Erzfeind Egon sah, der nachahmte, wie ich an der Hand der Mutter lief. Diesmal hatte ich endgültig die Nase voll. Ich rannte davon, die jüngere Franziskanerin holte mich zurück, und ich versuchte mit allen Kräften, mich aus ihrer Umklammerung zu befreien. Dafür gab es neue Schläge.

Monika war auch verärgert und frustriert. Sie mochte mich, aber ich war ihr schon sehr lästig. Nur wegen mir musste sie nach der Schule zum Kindergarten eilen, anstatt mit ihren Freundinnen herumzutrödeln, und es passte ihr genauso wenig wie mir, dass sie ständig auf mich aufpassen musste. Das sorgte für Konflikte zwischen uns. Sie war gereizt, und ich ließ sie deutlich spüren, dass ich sie ablehnte.

»Geh weg, lass mich in Ruhe. Ich kann das allein machen, ich will allein nach Hause«, signalisierte ich ihr.

Ich weigerte mich, neben ihr zu laufen, ich ging vor oder hinter ihr, machte ein bockiges Gesicht. Sie zuckte mit den Schultern, achtete darauf, dass der Abstand zwischen uns nicht zu groß wurde, hinderte mich daran, über den Zaun zu klettern.

»Warte mal einen Augenblick, du könntest dir wehtun«, sagte sie. »Gib mir die Hand, ich helfe dir.«

Ihre Mundbewegungen verstand ich nicht, ihre Gesten schon. Es waren natürliche Gesten: Sie hielt mich zurück, indem sie die Hand auf meine Schulter legte, schüttelte den Kopf und runzelte die Stirn, wenn etwas nicht erlaubt war, oder sie bot mir ihre Hand als Hilfe an, die ich dann wegschlug. Wir stritten vor dem Zaun, wir stritten wegen unzähliger Kleinigkeiten. Ich wehrte mich gegen jede Einmischung ihrerseits, dabei war sie in der Familie diejenige, mit der ich am besten kommunizieren konnte.

»Wir holen den Handkarren und bringen die Milch in die Molkerei«, erklärte sie mir, indem sie einen Kasten in der Luft zeichnete, der für den Handkarren stand, und auf die großen Kannen zeigte.

Sie ließ sich nach und nach neue Gebärden einfallen. Ich freute mich, wenn sie einen kleineren Kasten mit abgerundeten Ecken zeichnete und dazu nickte, es hieß: »Komm, Peter, wir dürfen jetzt fernsehen!« Für essen und trinken, für spazieren gehen, schlafen oder baden, für einen Besuch bei Nachbarn oder im Stall, für alle einfachen Tätigkeiten hatten wir eine selbst erfundene Gebärdensprache. Für mich war es die selbstverständliche Art der Kommunikation.

Die Gebärdensprache ist meine Muttersprache. Ich benutzte von frühester Kindheit an spontane Gebärden, wie es alle Menschen auf der Welt tun. Noch bevor sie eine andere Sprache erlernen, drücken sie sich mit ihrem Körper und ihrer Mimik aus. Jeder Mensch tut das unbewusst sein Leben lang bei jedem Gespräch, in Deutschland weniger als beispielsweise in Italien oder in Spanien, wo beim Reden heftig hinzugestikuliert wird; dort verständigt man sich auch »mit Händen und Füßen«, wie der Volksmund sagt. Und jeder macht eines Tages die Erfahrung, dass Worte nicht ausreichen. Wenn jemand sehr krank ist oder im Sterben liegt, sind es die Hände, die Liebe oder Trost kommunizieren. Mit Körpersprache, Gesten und Berührungen teilt der Mensch seine Gefühle mit.

Darüber hinaus sind die Gebärdensprachen der Gehörlosen genau wie Deutsch oder andere Lautsprachen komplexe Sprachen mit einer eigenen Grammatik. Man kann sich in ihnen äußerst differenziert über alles unterhalten, vom Fußball bis zur Politik, man kann philosophieren oder Witze erzählen oder über Gott und die Welt streiten. Ein hörender Erwachsener, der sie als Fremdsprache erlernt, braucht wie bei Englisch oder Französisch drei bis vier Jahre intensive Arbeit, bis er die Sprache wirklich beherrscht. Um Dolmetscher zu werden, muss er die Feinheiten der Sprache noch mindestens drei weitere Jahre studieren. Kinder, die mit Gehörlosen zusammen aufwachsen, erlernen sie automatisch und spielerisch.

Das war bei mir nicht der Fall. Ich verfügte über einen begrenzten Zeichenwortschatz, der sich nicht vergrößern konnte, weil die Menschen in meinem Umfeld die Gebärdensprache nicht beherrschten. Nur Urs und Heidi konnten sie, aber sie waren viel älter als ich und ständig im Internat, sodass ich sie nur selten traf. Dann aber schaute ich ihnen fasziniert zu. Mir war nicht bewusst, dass sie miteinander sprachen. Ich sah ein Spiel, ein Gebärdenspiel, das ich zu gern selbst gespielt hätte. Ihre Mutter traf ich öfter im Dorf. Von ihren Kindern hatte sie einige Gebärden gelernt, die sie bei unseren Begegnungen benutzte. Ich verstand sie und ich war überglücklich, wie immer, wenn jemand versuchte, sich mit mir zu unterhalten, und mich nicht bloß mitleidig ansah.

Mein Bedürfnis, mit anderen Menschen in Kontakt zu treten und mit ihnen zu reden, war sehr groß. Ich sehnte mich nach Kommunikation, sah, dass die Menschen miteinander redeten, fühlte mich verloren und ausgeschlossen, reagierte wütend. Mit drei, vier, fünf Jahren war ich ein wildes Kind geworden. Ich litt unter der Sprachlosigkeit, die mir den Zugang zu anderen Menschen versperrte.

Meinen Wissensdurst konnte ich einigermaßen stillen, indem ich durch meine übrigen Sinne alles aufnahm, was um mich geschah. Auf unserem Bauernhof gab es viel zu sehen, zu riechen, zu schmecken und anzufassen. Die Pflanzen und Tiere waren eine Welt für sich, die ich in den ersten Jahren auskundschaftete, doch bald reichte sie mir nicht mehr. Alles zog mich zu den anderen Menschen. Ich wollte sie kennen lernen und verstehen. Da ich nicht allein spazieren gehen durfte, setzte ich mich auf den Zaun, der unser Grundstück von der Straße trennte, beobachtete die Leute, die zum Tante-Emma-Laden in der Nähe gingen. Die meisten kannten mich, und ich kannte sie auch. Im Voraus wusste ich schon, wer ein Bonbon aus der Tasche ziehen und es mir reichen würde, wer freundlich oder mitleidig grüßte, wen ich auf keinen Fall anstarren durfte, wenn ich nicht beschimpft werden wollte. Ich machte mir Gedanken über diese Menschen, wunderte mich darüber, dass einer immer nur grimmig war, spürte, wer gerade glücklich war oder Sorgen hatte. Auf den ersten Blick wusste ich, wie sie sich fühlten, versuchte die Unterschiede zwischen ihnen zu verstehen. Und je länger ich sie beobachtete, desto wundersamer erschienen sie mir.

Warum stecken manche Frauen die Köpfe vor dem Tante-Emma-Laden zusammen und gucken verstohlen zu einer anderen Frau hinüber? Warum wechselt diese plötzlich die Straßenseite und geht gar nicht in den Laden rein? Warum trägt die alte Frau heute einen schwarzen Hut und geht noch gebückter als sonst? Mit solchen Fragen beschäftigte ich mich stundenlang, selbstverständlich ohne sie in Worten zu formulieren. Manchmal reimte ich mir die Antworten durch weitere Beobachtungen zusammen, oder Monika gab mir die Lösung.

»Der Mann der alten Frau ist gestorben. Tot«, erklärte sie, indem sie ein Kreuzzeichen machte.

Kreuze gab es auf dem Friedhof. Außerdem wusste ich, was tot sein bedeutet. Bei uns töteten die Katzen ständig Mäuse. Ich sah tote Vögel, mein Vater tötete die Hühner, die wir aßen, auch die Schweine wurden getötet. Starben Menschen dann auch? War der alte Mann getötet worden? Ich blickte Monika fragend an. Sie neigte den Kopf zur Seite, legte ihn auf ihre gefalteten Hände und schloss die Augen, um zu zeigen, dass der alte Mann eingeschlafen war. Ich schubste sie an, sie rührte sich nicht. Ich verstand, dass der alte Mann nicht mehr geweckt werden konnte.

An den Sonntagen durfte ich meinen Vater zur Kirche begleiten. Meine Mutter und meine Oma waren bereits zur Frühmesse gegangen und fingen mit den Vorbereitungen zum Mittagessen an, als wir das Haus zusammen verließen. Monika ging mit ihren Freundinnen zur Messe. Ich begriff, dass Mädchen und Frauen in die Kirche zum Beten mussten, Männer dagegen offensichtlich nicht. Viele blieben draußen vor der Kirche stehen und unterhielten sich miteinander. Mein Vater gesellte sich zu ihnen. Einige dieser Männer hatten auch ihre Söhne dabei, nur waren diese älter als ich, und keiner beschäftigte sich mit mir. Es erfüllte mich mit Stolz, dass ich an Vaters Seite sein durfte und irgendwie zu den Männern zählte, die draußen blieben, aber ich langweilte mich auch.

»Worüber reden sie denn?«, hatte ich Monika bei einer früheren Gelegenheit gefragt, indem ich auf die Münder zeigte, die sich unaufhörlich bewegten, und dabei fragend die Augenbrauen hob.

Etwas Rundes hatte sie in die Luft gezeichnet, dazu die Achseln gezuckt und gegähnt, um zu signalisieren, dass es kein bisschen interessant sei. Die Männer unterhielten sich also über Fußball, das war mir klar. Mit meinen vier oder fünf Jahren wusste ich, was das für ein Spiel war, ich hatte es im Fernsehen gesehen. Es gab unweit vom Dorf einen Fußballplatz mit einer richtigen Mannschaft, dort sah ich viele Jungen, die Fußball spielten. Ich imitierte sie, auch mir machte es Spaß, meinem Plastikball hinterherzurennen, ihn gegen das Scheunentor zu schießen oder die Hühner damit zu erschrecken. Das Spielen verstand ich schon, aber was gab es schon darüber zu reden?

Vielleicht sprachen die Männer vor der Kirche doch über andere wichtige Dinge. Ich beobachtete sie, wie sie so herumstanden, in ihren guten Sonntagsanzügen, und bewunderte einige für ihre besonders lässige Körperhaltung. Sie standen wie Störche nur auf einem Fuß, bloß etwas schief, den Rücken an die Kirchenmauer gelehnt, und sie stützten sich mit ihrem zweiten Fuß daran ab. Einer hatte dabei die Hände in den Taschen, ein anderer rauchte eine Zigarette. Es war schönes Wetter, sie blinzelten in die Sonne. Diese Lässigkeit beeindruckte mich so, dass ich mich neben den Vater an die Wand stellte, mich auf ein Bein stellte – und stürzte. Ich stand auf, probierte erneut, auf einem Bein zu stehen, verlor das Gleichgewicht und fiel wieder hin.

»Lass das sein, Peter«, sagte mein Vater, »du tust dir doch noch weh. Schau dir das an!«

Er half mir hoch, zeigte auf meine Knie, die schmutzig geworden waren. Ich hatte mir nicht wehgetan, versuchte es noch einmal und landete wieder auf dem Boden.

Damals wusste niemand, dass diese Gleichgewichtsstörungen mit meiner Taubheit zusammenhingen. Die Eltern hielten mich bloß für ein wenig tollpatschig. Sie hatten Angst, dass ich mich verletzen könnte. Ich aber ärgerte mich, wenn mir etwas nicht gelang, weil ich wegen meiner Ungeschicklichkeit oft gehänselt wurde. So übte ich stur weiter, bis ich es schließlich schaffte.

Stolz stand ich auf einem Bein, als ich merkte, wie sich die Haltung der Männer veränderte. Plötzlich richteten sie sich auf und stellten sich auf beide Füße, sahen zur Kirche oder zu Boden, bewegten ihre Münder gar nicht mehr oder anders als vorher. Keiner hielt mehr Blickkontakt mit den anderen, wie sie es bei ihren normalen Unterhaltungen taten. Sie standen eine Zeit lang still und jeder für sich. Auch ich rührte mich nicht mehr, obwohl ich wieder nicht verstand, was los war. Es dauerte und dauerte, ich wartete gespannt auf das, was als Nächstes geschehen würde, plötzlich lockerte sich die Haltung der Männer. Einige bekreuzigten sich und setzten ihre Gespräche fort, andere, wie mein Vater, machten sich auf den Weg zur Dorfwirtschaft.

Ich durfte mit! Stolz trottete ich neben ihm bis »Zum Adler«, freute mich auf die Limo, die mein Vater für mich bestellte, und noch mehr auf die Comics, die ich mir aus dem Stapel Zeitungen holte. Die Bilder erzählten mir Geschichten in einer Sprache, die ich ohne Weiteres verstand. Begeistert »las« ich, während sich die Männer unterhielten, und merkte dabei nicht, wie die Zeit verging. Wir kamen immer erst nach Hause, wenn der Sonntagsbraten fertig war.

Gewiss hat mich die Mutter damals auch in die Kirche mitgenommen, doch daran erinnere ich mich nicht. Ich nehme an, dass ich nichts sehen konnte und unruhig wurde oder während der Messe schlief. Vielleicht machte ich auch Geräusche mit dem Mund und störte. Da ich mich selbst nicht hörte, passierte mir das sicher sehr oft. Jedenfalls erinnere ich mich nur an die Männer, die draußen vor der Kirche standen.

Viel später erst habe ich begriffen, was da stattfand: Als der Priester mit der Wandlung begann, läutete in der Kirche eine kleine Glocke, die draußen zu hören war. In diesem Moment verharrten dann die Männer und gesellten sich jeder auf seine Weise für eine kurze Zeit zu der betenden Gemeinschaft. Was mögen sie empfunden haben? Für mich hatte dieses Innehalten etwas Magisches. Ich spürte, dass mitten im normalen Dorfleben etwas Außerordentliches geschah. Das war unheimlich und schön zugleich.

3.
Die Entdeckung der Lautsprache

»Peter braucht jemanden, der ihm das Sprechen richtig bei-bringt«, erklärte meine Mutter. »Das hat der Professor in Stuttgart schon gesagt. Ich habe gehofft, dass es vielleicht doch von allein geht, aber das tut es wohl nicht. Er braucht einen Lehrer.«

Mein Vater war einverstanden. Er sah, dass ich nicht glücklich war. Ich eckte überall an, reagierte immer zorni-ger, weil ich nicht begriff, was man von mir wollte.

»Wenn er ein bisschen reden kann, wird er ruhiger«, meinte er. »Eigentlich ist er schon ein braver Junge.«

Monika versuchte mir mit einem Rollenspiel zu erklären, was ein Lehrer ist, gab es aber bald auf, weil ich es nicht verstand. Da ich mir nichts darunter vorstellen konnte, be-schäftigte ich mich nicht weiter damit.

Eines Tages holte mich die Mutter selbst vom Kindergar-ten ab und schien aufgeregt zu sein. Nach dem Mittagessen wusch sie mich ein zweites Mal, zog mir die Sonntagshose und ein frisches, gebügeltes Hemd an. Das tat sie sonst nur, wenn wir zum Doktor, zu anderen wichtigen Menschen oder zur Kirche gingen. Aber diesmal sah es nicht so aus, als würden wir irgendwohin gehen. Mutter kehrte die Stu-be besonders sorgfältig und stellte Blumen auf den Tisch. Das bedeutete, dass eine wichtige Person zu uns kommen würde. Ich wollte hinausgehen und schauen, wer das sein könnte, doch sie holte mich zurück.

»Du bleibst jetzt da sitzen, ich will nicht, dass du dich schmutzig machst«, ermahnte sie.

Ich zerrte an Monikas Ärmel, damit sie mir erklärte, was los war.

»Der Lehrer kommt zu dir«, sie zeigte auf mich. »Zu dir! Er bringt dir das Sprechen bei.«

Sie öffnete mehrmals den Mund und machte mit ihrer Hand davor Bewegungen wie mit einem Entenschnabel. An ihrem Blick merkte ich, dass ich in ihrer Achtung gestiegen war, und wartete gespannt auf die wichtige Person, die mich besuchen sollte. Bald fuhr ein Wagen auf unseren Hof. Ein freundlich aussehender Mann stieg aus, begrüßte meine Mutter, Oma Anna, Monika und mich. Er gab mir die Hand, zeigte auf sich und auf mich, redete und lächelte dabei, dann klopfte er auf meine Schulter und nickte. Ich freute mich über seine Aufmerksamkeit, fand auch, dass er gut nach Rasierwasser roch, und fasste gleich Vertrauen zu ihm.

Meine Mutter erzählt heute noch, mein Lehrer, Herr Rössle, sei ein feiner Mann gewesen, und immer gut angezogen. Damals unterrichtete er in der Schule für Gehörlose in Wilhelmsdorf bei Ravensburg.

Wir gingen ins Haus. Monika verschwand in ihr Zimmer, Oma Anna ging nach oben. Herr Rössle sprach mit meiner Mutter und bat sie, uns allein zu lassen, damit ich mich besser konzentrieren konnte, und plötzlich war sie auch weg. Ich saß am Tisch, sah interessiert zu, was Herr Rössle aus seiner Tasche holte, lauter bunte Bilder und einen Spiegel. Er zeigte mir das Bild eines Autos, formte das Wort mit dem Mund, sagte laut »Auto«, dabei legte er meine Hand auf seinen Kopf, seinen Hals oder auf den oberen Teil seiner Brust. Ich lernte auf diese Weise sozusagen den Klang einzelner Wörter zu fühlen, um den gleichen Klang selbst zu erzeugen. Im Spiegel überprüfte ich mein Mundbild. Es musste genauso aussehen wie bei meinem Lehrer, der jeden einzelnen Laut übertrieben deutlich bildete.

Das nennt man Artikulationsunterricht. Manche Buchstaben sind leicht zu erkennen und nachzumachen – ein A sieht deutlich anders als ein U aus und klingt auch anders –, aber leider gibt es auch Laute, die man mit den Augen nicht voneinander unterscheiden kann. Butter und Mutter haben das gleiche Mundbild, beim Wort Buch sieht man von außen nur »Bu«, weil der Laut »ch« hinten im Hals gebildet wird. Mit der Hand kann man diesen Laut aber erfühlen. Nach und nach lernt ein Gehörloser, aus wenigen klaren Informationen das Ganze zu rekonstruieren. Das ist jedoch schwierig oder gar unmöglich, wenn sein Gegenüber zu schnell oder nicht korrekt artikuliert. Es dauert lange, bis man wirklich Lippen lesen kann. An die Einzelheiten der ersten Stunde erinnere ich mich nicht mehr. Gegen Ende war meine Mutter wieder da und sprach mit Herrn Rössle. Dieser zeigte ihr einige Übungen, die sie mit mir machen musste, und sagte ihr, es sei sehr wichtig, dass ich jeden Tag übte, man hätte damit viel früher anfangen sollen. Zwei Jahre lang fuhr Herr Rössle nun alle zwei Wochen siebzig bis achtzig Kilometer bis zu uns nach Griesingen, um mir das Sprechen beizubringen. Ich wusste immer im Voraus, wann er kommen würde, weil mich meine Mutter jedes Mal davor wusch, mir frische Kleider und immer denselben Pullover anzog.

Obwohl ich erst spät Unterricht bekam, entwickelte ich ziemlich schnell ein feines Gespür für die verschiedenen Vibrationen, die ich erspürte. So lernte ich die Töne voneinander zu unterscheiden, doch sie nachzusprechen fiel mir schwer. Oft schaffte ich es nicht, den gefühlten Klang nachzumachen, oder verstand nicht, was das Wort bedeutete, das ich gerade mit größter Mühe wiederholte. Aber ich mochte diesen Mann, der sich mit mir allein beschäftigte und mich lobte, wenn er mit mir zufrieden war. Ich hatte mit ihm meine ersten Erfolgserlebnisse. Wenn er sich nach der Stunde von meiner Mutter verabschiedete, beobachtete ich die beiden genau. Am Anfang blickte sie verängstigt auf Herrn Rössle und voller Kummer auf mich, doch nach einiger Zeit löste sich die Anspannung, ihr Gesicht erhellte sich und sie streichelte mir über den Kopf.

»Herr Rössle meint, das wird langsam. Peter macht Fortschritte. Zeig Papa, was du heute gelernt hast.«

Ich wiederholte bereitwillig meine neuen Wörter, genoss diese Aufmerksamkeit ein paar Minuten, dann reichte es mir wieder. Herr Rössle war weg, warum sollte ich weiter üben? Das verstand ich nicht. Bei jeder Gelegenheit bat mich die Mutter, die gelernten Laute zu wiederholen, oder sie versuchte selbst, mir neue Worte beizubringen. Meist aber verstand ich nicht, was sie wollte. Sie zeigte auf einen Stuhl, wenn ich das Wort Stuhl eben gelernt hatte, benutzte aber ein anderes Wort.

»Stuhl«, artikulierte ich mühsam.

»Genau, ›Stuhl‹, und dann ›sitzen‹«, sagte sie. »Schau, Peter, auf dem Stuhl kannst du sitzen. Sitzen! Auf dem Stuhl sitzen. Sag ›sitzen‹!«

Erschlagen von den vielen Mundbewegungen schaute ich erwartungsvoll zu Monika, die mit den Schultern zuckte und mit der Hand eine Sitzbewegung machte. Ich setzte mich, sah, dass meine Mutter enttäuscht war, sprang wieder auf.

»Benutz deine Stimme, Peter«, sagte sie. »Du musst sprechen lernen. Sag: ›sitzen‹. Sitzen.«

Sie wollte mich unterstützen, hoffte, dass ich schneller vorankommen würde, war selbst überfordert und überforderte mich. Sobald sie den Raum verließ, signalisierte ich Monika, dass ich erleichtert war, indem ich so tat, als ob ich mir mit dem Handrücken den Schweiß von der Stirn wischte, dann zum Himmel blickte und dabei viel Luft aus dem Mund ließ. Sie nickte. In solchen Momenten verstanden wir uns bestens. Wir waren uns einig, dass Eltern ganz schön nerven konnten.

Eines Tages am Ende der Stunde las ich großes Erstaunen auf dem Gesicht meiner Mutter, als mein Lehrer zu ihr sprach. Sie sah plötzlich wirklich glücklich aus. Ich lachte vor Freude. Es bedeutete, dass sie stolz auf mich war!

»Na, und wie ist heute die Stunde gelaufen?«, fragte mein Vater beim Abendessen. »Hat mein Junge gut mitgearbeitet?«

»Du wirst es nicht glauben«, antwortete die Mutter, »Herr Rössle ist ganz begeistert von unserem Peter! Heute hat er gesagt, dass er selbst darüber staunt, wie schnell er lernt. Er meint, dass Peter sogar fleißiger ist als seine Schüler in Wilhelmsdorf.«

Einige Monate später erklärte Herr Rössle ihr, dass ich meinen Rückstand bis zur Einschulung durchaus nachholen könnte, wenn ich weiterhin so eifrig übte. Ich sei jetzt schon fast so weit wie Kinder, die zwei oder drei Jahre vor mir mit dem Artikulationsunterricht begonnen hätten.

»Er sagt, dass Peter ein hervorragendes Gedächtnis hat und dass er es ganz toll schafft, die Dinge und die Wörter einander zuzuordnen, und genau diese Fähigkeit braucht man für die Schule«, erzählte meiner Mutter jedem, der es hören wollte, und drückte mich an sich. »Wir brauchen uns keine Sorgen um dich zu machen, es stimmt schon, was der Professor damals gesagt hat: Du bist ein sehr intelligenter Junge!«

Als Belohnung für meinen Fleiß bekam ich eine Süßigkeit oder eine Extraportion Nachtisch. Das war schön, ich aß sehr gern und war immer hungrig, aber noch viel schöner für mich war es zu spüren, dass die Eltern mich mochten und stolz auf mich waren.

Ungefähr ein Jahr später kamen Menschen mit merkwürdigen Geräten zu uns ins Haus. Das ganze Dorf staunte. In Griesingen hatte man noch nie ein Fernsehteam gesehen, und dass gerade ich gefilmt werden sollte, war ein Riesenereignis. Herr Rössle wollte mit mir die Situation beim Einzelunterricht demonstrieren. Er hatte mich ausgewählt, weil er mich für begabt hielt und hoffte, mit mir einen guten Eindruck zu machen. Ich hätte sehr gern die Kameras, die Scheinwerfer und all diese Maschinen untersucht und den Männern bei der Arbeit zugeschaut, aber das ging nicht, weil ich mich noch mehr als sonst konzentrieren musste.

Noch nie hatte ich so im Mittelpunkt der Aufmerksamkeit gestanden. Ich hatte große Angst, mich zu blamieren, suchte Unterstützung in den Augen meiner Eltern, die mich ermutigend anlächelten. Aber ich spürte, dass auch sie unsicher waren. Als es losging, bemühte ich mich sehr, eine gute Figur zu machen. Es ist mir wohl einigermaßen gelungen, denn danach wirkten alle erleichtert und fröhlich.

»Das hast du sehr gut gemacht, Peter«, sagte Herr Rössle und schüttelte mir die Hand, als wäre ich ein Erwachsener. »Ich bin stolz auf dich. Weiter so, mein Junge!«

Als der Film gesendet wurde, drängelten wir uns um unseren kleinen Schwarzweißfernseher. Von dieser Sendung besitze ich ein Foto als Erinnerung. Das Bild ist unscharf, weil es vom Fernseher abfotografiert wurde. Man sieht darauf meinen Lehrer und mich im Profil einander zugewandt. Ich wirke enorm angespannt, forme mit meinem Mund ein Wort, welches, das weiß ich nicht mehr. Ich war unheimlich aufgeregt, weil ich mich selbst im Fernsehen sehen konnte, hüpfte vor Freude herum, hätte mich gern noch viel länger gesehen. Doch bald war dieser Teil der Reportage vorbei, und danach sah man mehrere Kinder in meinem Alter oder etwas älter, die im Halbkreis an Schreibtischen saßen. Vorne stand wieder mein Lehrer, diesmal vor einer schwarzen Tafel, auf die er zeigte.

»Das ist eine Schule«, sagte Monika. »Bald gehst du dorthin, weit, weit weg von hier.«

Sie zeigte auf mich, deutete auf den Fernseher. Ich malte mir aus, wie ich selbst in diesem Raum mit den Kindern saß und die Anweisungen meines Lehrers befolgte. Ich fand das spannend, nicht beängstigend. Aber warum machte Monika dazu einen traurigen Gesichtsausdruck? Warum tat sie so, als würde sie gleich zu weinen anfangen? Bei uns im Dorf stand ihre Schule, ein großes Gebäude, in das sie und die anderen Dorfkinder morgens verschwanden und aus dem sie mittags herauskamen. Sie sahen alle fröhlich aus, und auch die Kinder im Fernsehen waren fröhlich, deswegen konnte ich nicht begreifen, warum meine Schwester Trauer mimte.

Vage wusste ich, dass ich bald sechs Jahre alt sein würde und eine Schule besuchen musste, aber nicht die meiner Schwester. Ich hatte mitbekommen, dass sich Herr Rössle mit meinen Eltern darüber unterhielt. So wie er auf sie einredete, war mir klar, dass sie nicht einer Meinung waren und er versuchte, sie von etwas zu überzeugen. Aber wovon? Die Wörter, die sie sagten, waren zu kompliziert für mich. Bei solchen Gesprächen unter Erwachsenen nützte es mir wenig, Augen und Gesten genau zu beobachten. Ich nahm die Gefühlslage der Menschen wahr, aber nicht die Inhalte ihrer Auseinandersetzungen. Herr Rössle wirkte dabei nicht so freundlich wie sonst, er schien mir sogar verärgert zu sein. Meine Mutter hörte ihm zu, und ihr Gesichtsausdruck zeigte deutlich, dass sie keineswegs nachgeben würde. Mein Vater nickte manchmal, mal schüttelte er den Kopf oder zuckte wortlos mit den Achseln. Ich glaube, dass er die Entscheidung meiner Mutter überließ.

Es ging darum, in welcher Schule ich angemeldet werden sollte. Mein Lehrer, der in der Wilhelmsdorfer Gehörlosenschule unterrichtete, wollte, dass ich dorthin kam. Er behauptete, sie sei viel besser als alle anderen, außerdem würde er sich dort weiter um mich kümmern können. Meine Mutter sträubte sich noch gegen die Vorstellung, dass ich das Haus verlassen musste. Sie hätte mich gern länger unter ihren Fittichen behalten. Zwar sah sie ein, dass es wegen der allgemeinen Schulpflicht nicht ging, aber Wilhelmsdorf gefiel ihr nicht.

»Ihre Schule ist evangelisch und weltlich«, protestierte sie, »außerdem ist das Internat zu teuer für uns. Und wie soll Peter überhaupt dorthin kommen? Es fährt kein Zug direkt dorthin, wir müssten mehrmals umsteigen, ohne Auto ist das eine halbe Tagesreise!«

Sie hatte sich bei der Mutter von Urs und Heidi nach der Schule in Schwäbisch Gmünd erkundigt, die über diese Einrichtung nur Gutes zu berichten wusste. Die Kosten für das Internat waren niedriger, die Stadt lag etwas weiter entfernt, war aber leichter zu erreichen. Von Ulm aus gab es eine relativ gute Zugverbindung, man brauchte nur einmal umzusteigen. Von Griesingen nahm man entweder den Bus nach Ulm oder man fand jemanden, der mit dem Auto dorthin fuhr. Urs und Heidi wurden von ihrer Mutter schon lange nicht mehr begleitet. Doch das Wichtigste für meine Mutter war, dass Sankt Josef eine katholische Anstalt war, die von Ordensschwestern geführt wurde.

»Wir haben uns für Schwäbisch Gmünd entschieden,

das steht fest«, teilte sie eines Tages Herrn Rössle mit, der sehr enttäuscht war. »Ich habe da ein besseres Gefühl. Die Schwestern werden auf Peter gut aufpassen und lieb zu ihm sein, wenn er Heimweh bekommt.«

Um die gleiche Zeit, im Frühling 1967, starb mein Großvater Peter. Er war siebenundsiebzig Jahre alt und schon lange so krank, dass er nicht mehr aufstehen konnte. Er blieb bei uns zu Hause und meine Familie pflegte ihn. Ich sah ihn fast jeden Tag, merkte, dass es ihm immer schlechter ging. Er tat mir sehr Leid. Ich wusste, dass er bald sterben würde, wir alle wussten es. Ich hatte meine eigene Vorstellung vom Tod, die keineswegs traurig war: schlafen und nicht mehr aufwachen.

Ich war noch keine sechs Jahre alt, als er starb, sah ihn ein paar Stunden später in seinem Bett liegend. Seine Augen waren geschlossen, als würde er tatsächlich schlafen. Jemand hatte ihm einen Rosenkranz um die gefalteten Hände gelegt, Kerzen brannten. Am nächsten Tag wurde er in einem Sarg aufgebahrt, und viele Leute kamen, um sich von ihm zu verabschieden. Ich wusste nicht, was weiter mit ihm geschehen würde, schubste Monika an, die mir signalisierte, dass ich ruhig sein sollte. Aber ich wollte nicht ruhig sein, ich wollte eine Erklärung. Sie zeigte nach oben und versuchte, glückselig auszusehen.

»Er ist im Himmel«, erklärte sie mir. »Da oben ist es sehr schön. Der Opa fühlt sich wohl und kann wieder laufen.«

Ratlos sah ich sie an. Der Opa lag doch im Sarg! Und schön war es nicht, wenn alle ernste Gesichter machten oder weinten. Beunruhigt suchte ich ihre Nähe und die Nähe meiner Mutter, doch sie hatten keine Zeit für mich und gaben mir zu verstehen, dass ich sie in Ruhe lassen sollte.

Am Tag der Beerdigung versammelten sich noch mehr

Menschen vor unserem Haus. Der Pfarrer und seine Ministranten kamen herein und gingen in das Zimmer, in dem mein toter Opa lag, gefolgt von vier Männern in schwarzen Anzügen. Alle vier trugen glänzende Zylinder. Ich stand unten im Flur und beobachtete fasziniert, wie diese vier Männer mit dem braunen Holzsarg vom oberen Stockwerk die schmale Treppe herunterkamen, aus dem Haus traten und den Sarg auf den Wagen legten.

Diese schwarzen Männer mit den Zylindern haben sich meinem Gedächtnis eingeprägt. Ich hatte keine Angst vor ihnen, fühlte eher eine naive Faszination, eine Art Schauer. Sie nahmen meinen geliebten Großvater weg. Wohin brachten sie hin? Ich wollte verstehen, was los war, aber niemand redete mit mir. Nicht einmal Monika reagierte auf meine Fragen.

4.
Heimweh

Im September 1967 kaufte mir die Mutter ein paar neue Kleidungsstücke, die sie in einen Koffer packte. Ich glaube nicht, dass sie mir erklärte, warum, und wenn doch, habe ich es nicht begriffen. Ich wusste nur, dass wir mit dem Auto irgendwohin fahren würden. Ich dachte, wir machen eine Reise oder einen Ausflug, und freute mich. »Du bist jetzt ein starker Junge, das wirst du schon schaffen. Wenn du wiederkommst, bist du so groß geworden, dass wir dich gar nicht erkennen!«, sagte mein Vater und lachte.

Ich verstand eh nicht, wovon die Rede war, aber sein Lachen fühlte sich nicht echt an, und meine Mutter selbst schien sich gar nicht zu freuen. Das wurde mir doch etwas unheimlich. Am Morgen unserer Abfahrt verabschiedete sich Monika von mir, wie sie es bei Verwandten tat, die weit weg fuhren und lange nicht mehr kommen würden. Warum war sie bloß auf einmal so lieb zu mir? Oma Anna steckte mir eine Tafel Schokolade und ein Geldstück zu. Mein Vater, der morgens immer in Eile war, wartete mit uns auf das Auto, das uns abholen sollte. All das steigerte mein Misstrauen noch.

»Sei ein braver Junge«, sagte er mir zum Abschied.

Oma Anna und Monika winkten uns nach, Monika mit einem weißen Taschentuch wie die Leute im Fernsehen. Mit der Mutter stimmte etwas nicht. Sie wirkte nur traurig, betupfte während der Fahrt mehrmals ihre Augen mit einem Taschentuch, als würde sie weinen. Ihr Kummer übertrug sich auf mich, und mir schien bald der ganze Wagen von Kummer erfüllt zu sein.

Es war überhaupt keine schöne Fahrt. Wir fuhren mit einem Mann, der seinen Sohn auch nach Schwäbisch Gmünd brachte. Ich saß hinten mit diesem Jungen, der zwei Jahre älter als ich war und mich böse anschaute, wenn ich mich bewegte. Ich machte mich ganz klein, kauerte in meiner Ecke und wollte nur schnell aus diesem Wagen aussteigen. Als der Mann uns absetzte und mit seinem Sohn weiterfuhr, war ich erleichtert. Doch meine Erleichterung hielt nicht lange an. Wo waren wir denn? Die Mutter nahm meine Hand und hielt sie fest. Ich blickte mich ängstlich um, sah viele Kinder, ein großes Gebäude und eine Ordensschwester, die auf uns zukam. Ihre Tracht erinnerte mich sofort an die Schwestern aus meinem Kindergarten in Griesingen, und ich hatte gleich ein mulmiges Gefühl. Nur eins war hier anders: diese Kinder. Sie bewegten ihre Hände genau wie Urs und Heidi!

»Ich bin Schwester Vera«, sagte die Ordensfrau. »Sie bringen uns sicher einen neuen Erstklässler …«

»Ja. Ich bin Frau Hepp, und das ist der Peter.«

Die Schwester sagte etwas zu mir, lächelte, wirkte ruhig und freundlich. Dann nahm sie meinen Koffer und ging zum Haus. Wir folgten ihr. Diesmal war ich heilfroh, dass meine Mutter mich an der Hand hielt. Überall waren Kinder, junge wie ich, ältere wie Monika und auch welche, die fast erwachsen zu sein schienen, Jungen und Mädchen. Nur wenige von ihnen wurden auch von ihren Eltern begleitet. Ich spürte, dass mich manche neugierig anschauten: Im Vorbeigehen sah ich, wie sie immer wieder ihre Hände bewegten, und wäre gern stehen geblieben, um dieses Gebärdenspiel genauer zu beobachten, aber meine Mutter zog mich hinter sich her und folgte eilig Schwester Vera, die eine Treppe hochstieg. Auch im Haus begegneten uns lauter Kinder. Unterwegs blieb die Schwester stehen, um mit meiner Mutter zu reden. Ich nehme an, dass sie ihr den Esssaal, mein zukünftiges Klassenzimmer und die Kapelle zeigen wollte, aber ich hatte nur Augen für die vielen Kinder. Im dritten Stock stellte die Schwester meinen Koffer ab. Dort sah es wie in einer ganz normalen Wohnung aus, nur waren die Möbel ungewöhnlich klein.

»Das hier ist die Wohngruppe der jüngeren Buben«, erklärte die Schwester. »Die meisten sind zwischen sechs und acht, und hier ist das Zimmer, wo Peter schlafen wird.«

Sie zeigte auf ein Bett. Ich sah nur kurz hin, weil ich gerade ein paar Jungen entdeckt hatte, die um einen Tisch saßen und Quartett spielten. Einer von ihnen, ein lustig aussehender, dunkelhäutiger Junge, winkte mich herbei. Er signalisierte mir, dass ich mitspielen sollte. Mir gefiel das sehr. Ich löste mich von der Hand meiner Mutter, ging einen Schritt auf ihn zu.

»Warte mal, Peter«, sagte sie und zog mich zurück.

Sie hockte sich hin, um auf gleicher Höhe mit mir zu sein, und blickte mich ernst an. Ihr Mund bewegte sich, sie sagte etwas zu mir, aber ich verstand sie nicht. In ihren Augen las ich nur, dass sie traurig war. Sie strich mit der Hand über meine Schultern, als wollte sie unsichtbare Krümel entfernen, drückte mich plötzlich ganz fest an sich und ließ mich gleich darauf wieder los. Dann richtete sie sich auf, sagte etwas über meinen Kopf zu Schwester Vera, die daraufhin meine Hand nahm. Meine Mutter drehte sich um und ging die schmale Treppe hinab, die von der Wohngruppe nach unten führte. Ohne mich.

Erst in diesem Augenblick begriff ich, dass ich allein dableiben musste. Aber das wollte ich nicht. Ich wollte nicht von meiner Mutter getrennt werden!

»Mama, nicht, Mama«, schrie ich und wollte sie einholen, doch die Schwester hinderte mich daran.

Ich wehrte mich mit allen Kräften, schlug um mich, ließ mich fallen und schaffte es beinahe zu entkommen. Doch dann kam noch eine andere Frau hinzu, die mich zusammen mit Schwester Vera festhielt. Das war Fräulein Lydia, die Erzieherin unserer Bubengruppe im Internat. Von ihr bekam ich eine Ohrfeige, die mich keineswegs zur Ruhe brachte. Ich kämpfte weiter, schrie bis zur vollkommenen Erschöpfung und weinte mir die Seele aus dem Leib, als ich verstand, dass meine Mutter längst fort war. Dann suchte ich nach dem Schnuller, den sie mir als Trost mitgegeben hatte. Doch ich fand ihn nirgends, weder in meinen Taschen noch in meinem Koffer. Fräulein Lydia hatte ihn hinter meinem Rücken weggeworfen.

»Das ist unsere Lehrerin«, signalisierte Felix, der schwarze Junge, am nächsten Morgen beim Frühstück. »Die da vorne.«

Sein Gesichtsausdruck zeigte, dass er gar nicht von ihr begeistert war. Boris, ein anderer Bube aus meiner Wohngruppe, auch ein Erstklässler, bestätigte das.

»Sie ist sehr streng und schlägt auf die Hände. Du darfst bei ihr nicht mit den Händen reden«, erklärte er mir mit deutlichen Gebärden. Er schlug sich auf die Hand, machte dabei ein bekümmertes Gesicht und verschränkte dann seine Hände hinter dem Rücken.

Felix und Boris nahmen mich von Anfang an unter ihre Fittiche. Ich saß zwischen ihnen, wagte einen Blick auf die Lehrerin. Sie war eine kleine, magere, ältere Ordensschwester. Mir schwirrte der Kopf vor all den neuen Eindrücken. In der fremden Umgebung mit den vielen Kindern fühlte ich mich verloren. Ständig stiegen mir Tränen in die Augen, die ich nur mühsam hinunterschluckte. Felix und Boris versuchten mich zu trösten. Sie hatten schon den Kindergarten hier besucht und wussten, was es bedeutet, von den eigenen Eltern getrennt zu werden.

Vor mir stand ein Brotkorb. Ich schnappte mir eine Scheibe Brot, benutzte eine meiner »Hausgebärden«: Die rechte Hand zur Faust geballt, als hielte ich ein Messer, wedelte ich damit hin und her, um zu zeigen, dass ich Butter haben wollte. Felix schaute belustigt auf meine Hände und korrigierte mich.

»Schau mal, Butter gebärdet man so!«, belehrte er mich.

Er hielt seine linke Hand flach mit der Handfläche nach oben vor sich, als wäre sie eine Scheibe Brot, und strich mit der rechten flachen Hand darüber, als wäre diese ein Messer. Bereitwillig machte ich es nach und bekam die Butter überreicht. Alle Kinder am Tisch bewegten ständig ihre Hände, doch es ging so schnell, dass ich das meiste nicht verstand.

Ein paar Minuten später signalisierte eine Schwester, dass das Frühstück zu Ende war. Es gab ein kleines Gebet, dann führte mich Felix durch den Flur bis zu einer geöffneten Tür. Er bedeutete mir hineinzugehen. Ich stieß ihn mit dem Ellenbogen an, zeichnete ein Haus in die Luft. Ich wollte nicht da hinein, sondern nach Hause! In seinen Augen las ich, dass er mich verstanden hatte. Aber er blickte traurig und schüttelte den Kopf. Dann schubste er mich durch die Tür. Die kleine magere Schwester war schon da. Ich stand mit den anderen Erstklässlern, Jungen und Mädchen, aufgereiht vor ihr und betrachtete das Klassenzimmer. Es war ein heller Raum mit großen Fenstern, an zwei Wänden hingen bunte Bilder mit Gegenständen und Buchstaben, darunter waren Holzschränke. Etwa zwölf Schreibtische bildeten zwei Halbkreise vor einer großen Tafel, genau wie ich es im Fernsehen gesehen hatte. Das war anders als in Monikas Schule, wo die Kinder in mehreren Reihen hintereinander saßen. In Gehörlosenschulen werden die Schreibtische immer halbkreisförmig aufgestellt, damit jedes Kind die Gesichter der Lehrer und der Schulkameraden gut im Blickfeld hat. Um von den Lippen lesen zu können, muss man nah genug beieinander sitzen.

Ich starrte Schwester Lioba an, die in einem fort redete, hatte aber keine Ahnung, was sie sagte, weil sie zu schnell sprach und lauter Wörter verwendete, die ich nicht kannte. Plötzlich gingen die anderen Kinder zu ihren Schreibtischen. Für mich blieb keiner übrig. Ich schaute Felix fragend an, der auf ein einzelnes Pult rechts hinten zeigte. Ich zögerte, warf einen Blick auf Schwester Lioba, und als ich begriff, dass sie mich abseits platziert hatte, setzte ich mich dorthin. Die Schwester fing an zu beten. Ich faltete die Hände zusammen, schaute aus den Augenwinkeln nach den anderen und rührte mich, als sie es auch taten. Die Stunde begann. Ich gab mir große Mühe, das Gleiche zu tun wie meine Schulkameraden, aber das klappte nicht gut, weil ich sie von meinem Platz aus nicht richtig sehen konnte. Mehrmals stellte sich Schwester Lioba vor mich und sprach mich direkt an. Aus ihrer Klasse war ich der Einzige, der den Kindergarten in Sankt Josef oder eine vergleichbare Einrichtung nicht besucht hatte. Sie wollte mich testen und schauen, wie groß mein Rückstand war. Ich strengte mich an, gab trotzdem falsche Antworten und erschrak sehr, weil ich an ihren Blicken merkte, dass sie mit mir gar nicht zufrieden war. Wieder blickte ich zu Felix und hoffte, dass er durch Zeichen übersetzen würde, was die Schwester sagte. Doch seine Hände lagen still auf der Schreibtischplatte und bewegten sich gar nicht. Ich habe vergessen, wie dieser schreckliche erste Vormittag zu Ende ging.

Am nächsten Tag nach dem Gebet teilte Schwester Lioba Blätter aus. Ich sah, wie meine Mitschüler sofort begannen, mit dem Stift irgendetwas zu malen oder zu zeichnen, und wollte es auch tun. Doch die Schwester kam mit leeren Händen zu mir.

»Wir üben jetzt sprechen«, sagte sie und zeigte auf den Nebenraum. »Komm mit!«

Ängstlich folgte ich ihr und atmete auf, als ich einige bunte Bildchen auf dem Tisch vor einem großen Spiegel liegen sah. Ich setzte mich an den Tisch. Das war ja fast genauso wie mit meinem Lehrer zu Hause!

»Auto«, artikulierte ich.

Schwester Lioba lächelte und setzte sich neben mich.

»Prima hast du das gesagt.«

Dass sie mich lobte, sah ich an ihrem Lächeln. Jetzt sprach sie wieder, mehrere Wörter. Wieder verstand ich nur Auto, wiederholte es. Sie hatte allerdings gesagt: »Hol das Auto.« Ich begriff nicht, was sie hören wollte, auch nicht, warum ihr Lächeln verschwand und ihre Stirn Falten bekam. Warum lobte sie mich nicht mehr? Sie zeigte mir ein anderes Bild und sagte: »Ball.«

Ich schaute in den Spiegel, ließ meinen Hals und meine Brust vibrieren, schloss dabei meinen Mund, öffnete ihn schnell und legte meine Zungenspitze hinter die oberen Zähne.

»Nein, Peter, nicht Ba, sag Ball! Ba-ll!«

Sie zeigte mir mehrmals, wie ich das Wort aussprechen sollte, indem sie überdeutlich artikulierte. Ich versuchte, ihre Anweisungen zu befolgen und es ganz genau wie sie zu machen. Im Spiegel konnte ich keinen Unterschied erkennen. Warum schüttelte sie dann den Kopf und ließ mich dieses Wort immer und immer wieder sagen? Und sie schaute so streng! Bald tat mir der Hals weh. Beinahe wäre ich in Tränen ausgebrochen, weil es mir nicht gelang, das Wort richtig auszusprechen. In diesem Wort war ein Buchstabe, mit dem ich heute noch Schwierigkeiten habe. An diesem L war schon Herr Rössle mit mir gescheitert.

Endlich stand Schwester Lioba auf, die Artikulationsstunde war zu Ende. Ich durfte zurück ins Klassenzimmer und setzte mich wieder an meinen Tisch, aber ich hatte Angst, dass die anderen mich jetzt für blöd hielten. In der Pause stand ich allein in einer Ecke, als Felix angerannt kam und mich in die Seite boxte.

»He, Peter, fang mich doch!«, gebärdete er.

Da ich zögerte, rannte er weiter, drehte sich zu mir, klatschte lachend in die Hände und rannte davon. Ich schaute ihm bloß nach und konnte nicht glauben, dass er mich tatsächlich zum Mitspielen aufforderte! Beim Mittagessen lud er mich erneut ein, zwischen ihm und Boris zu sitzen. Das tat mir gut, trotzdem fand ich alles in der neuen Umgebung schrecklich.

Ich hatte ein solches Heimweh, dass ich an nichts anderes denken konnte. Auf gar keinen Fall wollte ich hier bleiben. Ich glaubte, dass ich meinen Willen bloß deutlich genug zu zeigen brauchte, damit die Schwestern ein Einsehen hatten.

»Ich will nach Hause«, erklärte ich Felix, indem ich ein Hausdach mit den Händen formte. Tränen liefen meine Wangen hinunter.

»Nicht weinen«, sagte Felix und legte den Arm um meine Schulter. »Wir sind Freunde. Noch vier Wochen, dann darfst du nach Hause.«

Er zeigte die Zahl vier, die verstand ich. Die Gebärde für »Woche« kannte ich aber nicht und dachte, er meinte »noch viermal schlafen, dann darfst du nach Hause«. Ich beruhigte mich etwas. Nur noch viermal schlafen! Das war zu ertragen.

Doch daraus wurde nichts. Ich hatte mich geirrt, und Felix auch. Nach Hause kam ich erst über drei Monate später. Aber in den ersten Tagen rechnete ich fest damit, dass meine Mutter mich abholen würde, und wartete die ganze Zeit auf sie. Ich stellte mir vor, wie Fräulein Lydia die Tür öffnete, meine Schulter antippte und ich meine Mutter im Türrahmen stehen sah. Ich stellte mir vor, wie ich mich in ihre Arme stürzte, um auf Nimmerwiedersehen zu verschwinden. Ich hatte doch nichts Böses getan. Warum war ich denn hier eingesperrt?

Mir kam Sankt Josef wie ein Gefängnis vor. Auf unserem Bauernhof konnte ich überall herumlaufen, auf Bäume klettern, Türen knallen, Steine werfen, in der Erde buddeln. Dort durfte ich so viel essen und trinken, wie ich wollte und wann ich wollte. Wenn mir etwas nicht schmeckte, nahm es die Mutter von meinem Teller und aß es selbst. Ich war bisher sehr verwöhnt worden. Nur im Kindergarten hatte ich erfahren, was es heißt, gemaßregelt zu werden. Aber die paar Stunden dort waren schnell vorbei gewesen, und danach durfte ich wieder nach Lust und Laune herumtollen. In der Gehörlosenschule durfte ich gar nichts. Alles war dort streng geregelt. Ich, der Neue, verstieß gegen die Regeln, weil ich sie nicht kannte. Auf den Gesichtern der Schwestern oder der Erzieherinnen las ich ständig Missfallen, musste eine Standpauke nach der anderen über mich ergehen lassen und schaute missmutig drein.

»Guck nicht so«, sagte Boris und imitierte meinen Ausdruck. »Sie mögen das nicht. Sag laut mit der Stimme: Ja, Fräulein Lydia.«

Eine Minute später kam die Erzieherin herein und sagte

etwas. Boris signalisierte, dass wir das Zimmer aufräumen sollten. Als sich Fräulein Lydia kurz darauf vor mich hinstellte und auf mich einredete, gab ich mir Mühe, sie freundlich anzuschauen, obwohl ich nichts verstand.

»Ja, Fräulein Lydia«, sagte ich, als sie fertig war.

Sie sah mich erstaunt an, lächelte und sagte etwas, was ich wieder nicht verstand. Ich blickte zu Boris hinüber, der mir mit einer Gebärde zu verstehen gab, dass ich gerade gelobt wurde. Auch sah ich aus den Augenwinkeln Felix' Bruder Florian, der ein Jahr älter war, eine Fratze machen, die unsere Erzieherin nicht sehen konnte. Kaum hatte sie das Zimmer verlassen, gebärdete Florian einen enormen Busen und brachte mich damit zum Lachen. Ich machte es sofort nach. Boris legte die Hand auf meine.

»Vorsicht«, sagte er, »lass dich nicht bei so etwas erwischen. Dieses Zeichen verstehen sogar die Schwestern!«

Ich bewunderte Florian, weil er frech und dabei so geschickt war, dass er fast immer den Bestrafungen entkam. Doch Boris mochte ich lieber. Mit der Zeit wurde er mir wie ein Bruder. Er war immer da für mich. Ohne seine Unterstützung, ohne die Freundschaft mit ihm und mit Felix wäre es mir noch viel schlechter ergangen.

Nach dem Mittagessen sollten wir Mittagsschlaf halten. Ich hasste das. Wir waren doch keine Babys mehr!

»Ich will nicht schlafen«, sagte ich zu Fräulein Lydia, als sie unsere Vorhänge zuzog. »Ich will raus, nach Hause!«

Wieder zeigte ich mein Hausdach.

»Du legst dich hin!«, sagte sie und zeigte mit einer herrischen Geste auf mein Bett.

Die anderen Jungen zogen sich aus und schlüpften in ihre Schlafanzüge. Boris bedeutete mir hinter Fräulein Lydias Rücken, dass ich lieber nicht weiter protestieren sollte. Bald lag auch ich im Bett, blieb aber wach. Nichts mehr lenkte mich von meinem Kummer ab. Eine solche Trauer stieg in mir auf, dass ich laut zu weinen begann. Fräulein Lydia kam zu mir. Sie war freundlich und bemühte sich, mich zu trösten. Als ihr das nicht gelang, legte sie den Finger auf die Lippen und zeigte auf die anderen Buben, die entweder wirklich schliefen oder sich schlafend stellten. Ich schluchzte in mein Kopfkissen.

Wir mussten jeden Tag eine Stunde ruhig liegen, ohne Lärm zu machen, und ich konnte mich auch in den nächsten Wochen nicht daran gewöhnen. Ich wurde von Mal zu Mal unruhiger, wälzte mich hin und her, turnte auf meinem Bett herum. Nachts war es genauso schlimm, wenn nicht noch schlimmer. Wir mussten zwischen sieben und acht ins Bett gehen, und das war viel zu früh für mich. Ich war nicht müde, draußen war es noch nicht mal dunkel! Wir lagen zu sechst in einem Zimmer und mussten still sein, weil die Erzieherinnen horchten, ob wir ruhig blieben. Einmal kam eine von ihnen hereingestürmt, machte das Licht wieder an und schaute unter unsere Betten.

»Sie hat einen Frosch quaken gehört«, gebärdete Felix.

Offenbar glaubte sie, dass einer von uns einen Frosch in den Schlafraum hereingeschmuggelt hatte. Da sie nichts fand, ging sie hinaus, ließ die Tür einen Spalt offen und lauschte. Kurz darauf stürzte sie erneut ins Zimmer. Diesmal kam sie direkt auf mich zu.

»Hör sofort damit auf!«, schrie sie wütend, »hör sofort auf, diese Geräusche mit dem Mund zu machen! Die anderen können nicht schlafen bei deinem Gequake.«

Ich erschrak sehr, zog die Decke bis über die Ohren und schloss die Augen. So blieb ich mucksmäuschenstill liegen. Wie hätte ich ihr erklären können, dass mir nicht bewusst war, welche Geräusche ich machte und wie laut sie waren? Ich konnte mich doch selbst nicht hören!

Ich hatte nur versucht, mich wach zu halten, indem ich meinen Körper oder meinen Mund ein bisschen bewegte, weil ich mich vor Albträumen fürchtete. In einem dieser Träume, der sich sehr häufig wiederholte, stürzte ich ins Bodenlose. Alles war finster, ich fiel, konnte mich nirgendwo festhalten. Dieses Stürzen in der Dunkelheit endete nie, dabei zerriss es mich vor Angst und vor Einsamkeit. Außer mir gab es niemanden mehr auf der ganzen Welt, keinen einzigen Menschen, der mich halten oder retten würde.

In einem anderen Traum sah ich bloß ein Gesicht, ein hartes Gesicht wie aus Stein gemeißelt. Es war jedoch keine Statue, sondern das Gesicht eines steinernen, bösen Menschen, der sich über mich beugte und näher kam, sodass ich nicht flüchten konnte. Oft wachte ich schreiend auf. Einige Male geriet ich dermaßen in Panik, dass ich ins Bett machte. Wenn ich die Nässe spürte, schämte ich mich sehr. Wäre mir das zu Hause passiert, hätte mich meine Mutter getröstet. Als Fräulein Lydia mein feuchtes Betttuch entdeckte, holte sie einen Kleiderbügel und schlug mir damit auf den Hintern. Es tat sehr weh.

»Ich will nach Hause, ich will weg hier, ich will zu meiner Mutter zurück«, weinte ich. »Ich will nach Hause!«

Nachdem sie mich auf diese Weise bestraft hatte, versuchte Fräulein Lydia mich zu trösten. Sie war nicht böse, sie war bloß eine traditionelle Erzieherin, die oft Ohrfeigen und Klapse austeilte. Sie schlug nur in Ausnahmefällen mit dem Kleiderbügel zu.

»Sankt Josef ist dein Zuhause«, sagte sie, »hör auf zu weinen, bald wird es dir hier sehr gut gefallen.«

Mein Zuhause? Niemals! Sankt Josef würde nie mein Zuhause werden! Ich gehörte nicht hierher! Warum verstand sie nicht, dass ich hier weg wollte? Warum holte sie nicht meine Mutter? War sie in Wirklichkeit vielleicht auch tot wie mein Opa?

An diesem Tag hatten wir Werkunterricht bei Schwester Roswitha, der Handarbeitslehrerin der Jungen. Wir sollten eine Collage aus bunten Papierfetzen gestalten. Ich konnte meine Tränen nicht zurückhalten, meine Blätter wurden nass. Schwester Roswitha sah, dass ich weinte, kam zu mir, berührte sanft meine Schulter.

»Was ist los, Peter?«, fragte sie und sah mich freundlich an.

»Ich will heim«, erklärte ich, weinte noch mehr.

Sie strich mir liebevoll über die Haare und sagte viele Dinge, die ich nicht verstand, doch ich fühlte mich etwas besser. Bei ihr empfand ich sogar ein wenig Geborgenheit, und als ich später erfuhr, dass sie das Dorf Griesingen kannte, fühlte ich mich weniger verloren. Alle Jungen mochten Schwester Roswitha. Wenn wir von ihr sprachen, rieben wir beide Hände aneinander, sie war die Schwester, »die etwas mit den Händen macht«. Sie hatte ein großes Herz, verstand unsere Nöte, und ich kann mich nicht daran erinnern, dass sie mich oder einen anderen je bestraft hätte. Nur eines mochte ich nicht an ihr: Sie wünschte sich immer, dass wir doch hören könnten.

Eines Tages gab es ein heftiges Gewitter während des Werkunterrichts. Ich achtete nicht besonders darauf, weil ich in meine Arbeit vertieft war. Plötzlich stand Schwester Roswitha vor mir.

»Hast du das gehört?«, fragte sie und zeigte auf meine Ohren. »Hast du den Donner gehört?«

»Nein, nichts gehört«, artikulierte ich mühevoll.

Erschütterungen hatte ich schon wahrgenommen, mit meinem ganzen Körper. Aber nicht mit den Ohren. Sie blickte mich traurig an, und ich fühlte, dass sie Mitleid mit mir hatte, wegen etwas, das mir doch gar nicht wehtat. Ich empfand ein dumpfes Unbehagen, das ich mir nicht erklären konnte.

Einige Wochen nach meiner Ankunft in Schwäbisch Gmünd geschah etwas, was mich ungemein freute: Schwester Lioba schob meinen Schreibtisch in die Mitte des vorderen Halbkreises. Sie war zufrieden, weil ich meinen Rückstand so schnell aufgeholt hatte. Ich war überglücklich, zwischen meinen Freunden zu sitzen und nicht in die schwächere Parallelklasse abgeschoben zu werden. Davor hatte ich mich gefürchtet.

»Du bist gut, aber du musst noch viel lernen!«, sagte sie.

5.
Zwischen zwei Welten

Mein Zuhause und meine Familie sah ich erst in den Weihnachtsferien wieder. Es war alles unverändert, das Dorf, der Bauernhof, meine Mutter, Monika und Oma Anna. Ich war völlig außer mir vor Freude, rannte in den Stall, um meinen Vater zu begrüßen, begrüßte sogar die Kühe, rannte zurück ins Haus und fand mein Zimmer und meine Spielsachen genauso, wie ich sie verlassen hatte. Nach Schwäbisch Gmünd wollte ich nie mehr zurück, das war mir klar. Es würde mir schon irgendwie gelingen, meine Mutter zu überzeugen, mich zu Hause zu behalten. Sie liebte mich, und wenn sie erfuhr, wie schlecht es mir dort ergangen war, würde sie mich gewiss nicht dorthin zurückschicken.

Leider konnte ich mit ihr nicht so kommunizieren, wie ich es mit Felix, Boris und den anderen Kindern in Schwäbisch Gmünd tat, und es gab ständig Missverständnisse zwischen uns.

»Du musst brav sein, Peter, du darfst die Schwestern nicht ärgern. Sie wissen, was für dich gut ist. Tu einfach, was sie dir sagen«, ermahnte sie mich. »Im Schulbericht steht, dass du trotzig reagierst und dich nicht anpassen willst. Gib dir doch ein bisschen mehr Mühe! Dann wird alles leichter und besser.«

Sie redete und redete. Ich verstand nichts oder nur einen sehr kleinen Teil, fühlte mich aber verraten, weil mir klar war, dass sie Partei für die anderen ergriff und nicht für mich. Ihr waren die falschen Sachen wichtig. Von meinen Nöten wollte sie nichts wissen. Sie war stolz darauf, dass es mit mir voranging, und lobte mich, weil ich viele neue Wörter gelernt hatte und sogar kurze Sätze sprach. Außerdem beeindruckten sie meine Hörgeräte.

In unserer Schule mussten alle Kinder auf beiden Ohren Hörgeräte tragen, egal ob sie etwas hörten oder nicht. Das war Pflicht. Im Prinzip war das auch gut gemeint. Da sich damals der Grad der Hörschäden nicht genau bestimmen ließ, hoffte man mit den Geräten die Hörnerven zu stimulieren und einen eventuell vorhandenen Rest an Gehör zu aktivieren. Manchen Kindern half es tatsächlich. Sie hörten ein wenig besser, was wiederum ihre Aussprache verbesserte. Ich dagegen merkte überhaupt keinen Unterschied. Mir waren diese Dinger bloß lästig. Zu Hause nahm ich sie ab, aber meine Mutter verlangte, dass ich sie trug. Die Krankenkasse hatte sie schließlich bezahlt, außerdem hoffte sie, dass wir uns durch diese Wundergeräte normal unterhalten könnten. Ich las die Enttäuschung auf ihrem Gesicht, als sie merkte, dass es nicht klappte. Doch sie gab die Hoffnung nicht auf. Für sie waren die Hörgeräte der sichtbare Beweis, dass man sich in Sankt Josef bestens um mich kümmerte.

Doch auch ohne Hörgerät hatte sich meine Fähigkeit, mit anderen zu kommunizieren, deutlich verbessert. Mit den neuen Sätzen aus Schwäbisch Gmünd konnte ich Kontakt mit Menschen aufnehmen, und das machte mir großen Spaß. Kurz vor den Ferien hatten wir geübt, »Guten Morgen« zu sagen, und ich begrüßte jeden, dem ich begegnete, mit einem lauten, fröhlichen »Guten Morgen«, auch unseren Pfarrer, der am Zaun vorbeilief. Er sah mich verdattert an.

»Es ist nicht mehr Morgen, Peter, es ist später Nachmittag, bald ist es Abend. Wenn du mich begrüßen möchtest, kannst du mir einen guten Abend wünschen!«, sagte er.

Ich jedenfalls verstand seine Reaktion nicht und hatte gar keine Lust mehr, ihn zu begrüßen. Den Gruß hatte ich doch richtig ausgesprochen, warum behandelte er mich, als hätte ich etwas Falsches gesagt? Ich wusste noch nicht, dass es für jede Tageszeit unterschiedliche Grußformeln gibt.

Die Weihnachtsfeiertage waren viel zu schnell vorbei. Als ich merkte, dass die Mutter Anstalten machte, erneut meinen Koffer zu packen, zerrte ich ihr die Kleider aus den Händen und steckte sie demonstrativ wieder in den Schrank.

»Nein, Peter, nein, du musst in die Schule«, sagte sie.

Ich tobte, weinte, kämpfte mir ihr, doch es war vergebens. Bald stand der gepackte Koffer neben der Tür. Ich war verzweifelt und beschloss, mich am nächsten Morgen so lange im Stall zu verstecken, bis der Mann, der mich abholen sollte, ohne mich davonfuhr.

»Ich will nicht«, erklärte ich Monika durch Gebärden.

Sie zuckte mit den Schultern.

»Du kommst Ostern wieder, das geht schnell.«

Sie tat so, als würde sie ein Osterei anmalen, und deutete mit den Händen Hasenohren an, sagte noch etwas anderes, aber ich passte nicht mehr auf. Ich dachte an meine Freunde und meine Schulkameraden aus Schwäbisch Gmünd. Mit ihnen war das Reden leicht und ich unterhielt mich so gerne mit ihnen! Zeno aus Griechenland erzählte mit Gebärden spannende Geschichten, Dirk konnte mich mit seinen Scherzen so zum Lachen bringen, dass mir der Bauch wehtat, deswegen wurde er »Witzbold« genannt. Seinen Namen gebärdeten wir, indem wir eine Clownnase andeuteten. Und plötzlich fehlten mir Boris und Felix sehr, vor allem Felix. Er war vor langer Zeit aus Kamerun nach Deutschland gekommen, stammte aus einer Großfamilie, in der mehrere Kinder gehörlos waren. Seine Eltern hatten ihn zusammen mit seinen älteren Geschwistern Florian und Elvira nach Schwäbisch Gmünd geschickt. Mit ihm unterhielt ich mich am liebsten. Felix' Gebärdenname war »der Fröhliche«, weil er fast immer gut gelaunt war. Man zeichnete ihn, indem man den Daumen unterhalb des Kinns drehte und ein fröhliches Gesicht dazu machte. Aber am letzten Schultag war er traurig gewesen. »Du bist glücklich, du darfst heute nach Hause. Zeno, Boris und die anderen fahren alle nach Hause, nur ich nicht. Afrika ist viel zu weit«, hatte er gebärdet.

Er war die ganze Zeit mit seinen Geschwistern und den Ordensfrauen im Internat geblieben. Auf einmal kam es mir weniger schrecklich vor, nach Schwäbisch Gmünd zurückfahren zu müssen. Felix war ja da und wartete auf mich. Bestimmt freute er sich auf meine Rückkehr. Wir hatten einander so viel zu erzählen!

Auch ich hatte einen Gebärdennamen bekommen, allerdings keinen sehr schmeichelhaften. Ich hieß »der mit den Segelohren«, man signalisierte meinen Namen, indem man mit der Hand das Ohr nach vorne klappte. In Wirklichkeit habe ich gar keine Segelohren, aber die Bügel meiner dicken Brille zusammen mit den doofen Hörgeräten schoben meine Ohrmuscheln vor. Ich war kein hübsches Kind, auf den alten Fotos sehe ich sogar ein wenig lächerlich aus. Damals war mir das egal, und ich fühlte mich durch diesen Namen nicht gekränkt. Es war ein Erkennungszeichen und keine Hänselei wie in meinem alten Kindergarten. Und auch die Hörgeräte akzeptierte ich schließlich, weil sie ein weiteres Erkennungszeichen in meinem neuen Umfeld waren.

Wer sie trug, war wie ich: taub. Mehr oder weniger, das spielte keine Rolle. Wer ein Hörgerät trug, war ein Mensch, mit dem ich in Kontakt treten konnte. Ein solcher Mensch benutzte auch seine Hände, um etwas zu sagen, und wenn ich Interesse signalisierte, würde er mir antworten. Ich war nicht mehr allein, nicht mehr isoliert in einer Umgebung, die ich nicht verstehen konnte und die mich nicht verstand. Es hatte sich eine neue Welt für mich eröffnet, die Welt der Gehörlosen.

Manche tauben Kinder, die nur unter Hörenden aufwachsen, sehen während ihrer ganzen Kindheit keinen einzigen erwachsenen gehörlosen Menschen. So erging es der Schauspielerin Emmanuelle Laborit, die im Film »Jenseits der Stille« die Rolle der Mutter spielt. In ihrer Autobiographie »Der Schrei der Möwe« erzählt sie, wie sie als Kind fest davon überzeugt war, dass sie als Gehörlose bald sterben würde, was ihr große Angst machte. Andere bilden sich ein, sie würden als Erwachsene wie durch ein Wunder irgendwann anfangen zu hören, und können sich mit ihrer Taubheit nicht abfinden. Da ich Urs und Heidi schon kannte, bevor ich in die Schule kam, wusste ich, dass es ältere Gehörlose gab. In Schwäbisch Gmünd staunte ich aber ständig darüber, dass es so viele waren.

1967 lebten in der schulischen Einrichtung Sankt Josef über hundertzwanzig Kinder aller Altersstufen, vom Kindergarten bis zur Hauptschule. Neben der Schule stand das so genannte »Bauernhaus«, wo erwachsene Gehörlose wohnten, die auf einem Bauernhof am Stadtrand arbeiteten. Dieser versorgte mit seinen Erzeugnissen die Küchen des Internats und Sankt Vinzenz', das Altersheim für Hörgeschädigte, das sich ein Stück weiter die Straße hinab befand. In Sankt Vinzenz gab es auch eine Näh- und Schneiderschule für gehörlose Mädchen und Frauen. Diese versteckten gern ihre Hörgeräte unter ihren Haaren, aber ich erkannte sie trotzdem. Wenn unsere Gruppe spazieren ging, entdeckte ich überall Menschen mit Hörgeräten. Es war herrlich! Bei ihnen brauchte ich nicht zu befürchten, dass sie sich über mich lustig machten oder mich ablehnten. Von ihnen konnte ich lernen.

Im Schulhof traute ich mich bald, auf größere Jungen zuzugehen. Wenn sie in Gruppen zusammen herumstanden, stellte ich mich dazu, wollte wissen, worüber sie sich unterhielten. Einer von ihnen hieß Viktor, sein Gebärdenname war »der Mädchenschwarm«. Er stand ständig im Mittelpunkt, und dann wurde nur noch über Mädchen geredet. Das fand ich nicht so spannend. Einen anderen Jungen, Bastian, mochte ich dagegen sehr. Ihn durfte ich fast immer mit Fragen löchern, die er geduldig beantwortete. Es machte ihm Spaß, mir die Welt zu erklären. Ein paar Jahre später, als ich etwas reifer war und auch gut gebärden konnte, unterhielten wir uns oft über Themen, die andere nicht interessierten, von der Politik bis zu Zeitreisen in fremde Galaxien.

Manchmal machten die älteren Jungen Witze über mich, und ich zog mich beleidigt zurück, aber nie fühlte ich mich ausgegrenzt, wie es mir meist mit Hörenden erging. Die gehörlosen Jungen blickten nicht auf mich herab, weil ich taub war, sie hielten mich nicht für dumm und zurückgeblieben. Manche mochten mich nicht, aber das war mir egal. Ich selbst mochte ja auch nicht jeden von ihnen.

Anfangs war ich in ihrer Gegenwart oft ungeschickt und merkte nicht, wann sie unter sich bleiben wollten. Es dauerte eine Weile, bis ich feinfühliger wurde und lernte, wann und vor allem wie ich mich in ein Gespräch einmischen durfte. Gehörlose haben ihre eigenen Umgangsregeln, die ich mir allmählich aneignete, indem ich beobachtete und nachahmte.

In diesem Umfeld lernte ich die Gebärdensprache spielend und sehr schnell. Die Lautsprache allerdings nicht. Auf dem Lehrplan stand fast jeden Tag der uns allen verhasste Artikulationsunterricht. Schließlich sollten wir ja auf ein Leben in der Welt der Hörenden vorbereitet werden. Wir mussten Stunden mal allein, mal zu zweit oder in der Gruppe vor dem großen Spiegel verbringen, um eine bestimmte Mundstellung zu beobachten und genau nachzuahmen, um die richtigen Klänge herauszubringen. Im zweiten Jahr kam der Unterricht mit Kopfhörern dazu. Ich setzte dieses Gerät auf, das Geräusche und Töne enorm verstärkte.

»Peter, wie oft hörst du das Klopfen?«, fragte Schwester Lioba.

Ich las die Frage von ihren Lippen ab, konzentrierte mich, nahm etwas wahr, einmal, zweimal, dreimal.

»Dreimal«, antwortete ich laut.

Schwester Lioba lobte mich, dabei hatte ich gar kein Klopfen gehört, sondern die Vibrationen am Ohrläppchen gespürt. Wenn wir in der Gruppe übten, schaute ich von den anderen ab, wenn ich aber allein war, half ich mir selbst. Mit der Zeit wurde ich immer sensibler für Schwingungen, lernte Töne zu erkennen und zu bilden, die Lautstärke meiner Stimme zu kontrollieren, indem ich Kehlkopf und Brust befühlte. So, wie ich heute spreche, habe ich ungefähr ab der dritten Klasse gesprochen.

Manchmal tat es richtig weh, weil Schwester Lioba mir mit ihren Fingern an den Hals griff oder den Kehlkopf drückte. Das taten die anderen Artikulationslehrer auch, nur nicht so hart wie sie. Ich hatte Angst vor ihr. Wenn ich nicht richtig antwortete, verlor sie manchmal die Geduld, schrie mich an oder schüttelte mich vor Wut, und ich weinte vor Verzweiflung. Nicht nur ich. Es geschah immer wieder, dass einer von uns heulend aus dem Artikulationsunterricht hinauslief. Die Lautsprache zu erlernen bedeutet für einen tauben Menschen eine Höchstleistung. Man gab uns jedoch deutlich zu verstehen, dass es uns niemals vollkommen gelingen würde. Das war niederschmetternd.

»Hörende sind viel besser als ihr. Sie kennen viel mehr Wörter als ihr, sie lernen alles viel schneller, sie wissen mehr. Ihr seid behinderte Kinder, deswegen müsst ihr euch viel mehr anstrengen, und trotzdem seid ihr nicht halb so viel wert wie die Hörenden.«

Ob jemand das so krude formuliert hat? Ich glaube nicht. Aber so kam es bei mir an. Ich hatte in all den Jahren das Gefühl, ein Ziel anzustreben, von dem man mir sagte, dass ich es nie erreichen würde, weil ich nun einmal behindert sei. Ich hasste es, wenn man mich mitleidig ansah und meine Fehler mit meiner Behinderung entschuldigte, aber das Bewusstsein, ein Versager zu sein, schmerzte mich am meisten.

In meinem zweiten Schuljahr lernte ich den taubblinden Bürstenmacher Franz kennen. Es war gerade Pause, wir stürmten alle hinaus in die milde Frühlingsluft und fingen an, fangen zu spielen. Aber mir wurde es bald zu warm.

»Ich habe keine Lust mehr, ich gehe lieber spazieren«, sagte ich zu Felix und Boris.

»Wir kommen mit«, signalisierten sie.

Wir schlenderten ziellos durch die Gegend bis zum Park des Altersheims für Gehörlose. Im Schatten eines hohen Baumes saß ein Mann auf einer Bank und arbeitete an etwas.

»Schauen wir, was er tut«, sagte ich zu meinen Freunden.

Ich war fasziniert, konnte die Augen nicht von dem Gesicht des alten Mannes nehmen, der uns offensichtlich nicht wahrnahm, obwohl wir vor ihm standen. Er strahlte so viel Zufriedenheit und Freude aus!

»Er macht etwas mit einem Stück Holz«, sagte Boris.

»Dieser Mann kann nicht sehen«, sagte ich, »und er ist taub.«

Da kamen zwei Frauen auf uns zu. Die Ältere lief am Arm der Jüngeren, die sehr hübsch war.

»Hallo, Kinder«, begrüßte uns die jüngere Frau in Gebärdensprache, »die Frau neben mir ist die Schwester des alten Mannes. Sie heißen Franz und Anna. Sie sind beide taubblind. Ich bin Vanessa.«

Sie führte Annas Hand zur Schulter ihrer Bruders, der seine Arbeit sofort unterbrach und nach den Händen seiner Schwester tastete. Ich sah gebannt zu. Die beiden berührten sanft ihre Hände und bewegten sie, als würden sie auf diese Weise miteinander sprechen. Es sah schön und harmonisch aus, wie ein Tanz. Dann nahm die junge Gehörlose die Hand von Franz, zeichnete darauf mit ihrem Zeigefinger Punkte, Striche, Kreise und Kreuze.

»Sie malt ihm auf die Hand«, sagte ich ganz aufgeregt zu Felix und Boris.

»Was tust du da?«, gebärdete Boris.

»Ich sage ihm, dass ihr da seid«, erklärte Vanessa. »Kommt näher und plaudert mit uns.«

Mir schien, dass Franz und Anna uns jetzt offenbar deutlich wahrnahmen, sie wandten uns ihre Köpfe zu, als luden sie uns tatsächlich zu einem Gespräch ein. Der alte Mann streckte seine Hände in meine Richtung aus, und ich hielt ihm meine zaghaft entgegen. Er berührte meine Hände vorsichtig und ließ mich ihn berühren. Er schien ein weiser, liebevoller Mann zu sein, und ich wollte ihn unbedingt kennen lernen.

»Du bist ein Kind. Bist du ein Bub oder ein Mädchen?«, gebärdete er plötzlich.

Hilfe suchend schaute ich zu Vanessa.

»Wenn er deine Hände hält und du gebärdest, versteht er dich sehr gut«, erklärte sie mir.

Plötzlich hatte ich gar keine Angst mehr. Ich gebärdete, dass ich Peter heiße.

»Bist du gehörlos?«

»Ja. Was bastelt du da?«

»Ich arbeite. Ich mache eine Bürste.«

Dieser alte Mann verstand mich tatsächlich! Ich weiß nicht mehr, worüber wir sprachen, aber an die Wärme, die zwischen uns strömte, erinnere ich mich heute noch. Ich war so versunken in diesen tiefen Austausch, dass ich erschrak, als mich Boris schubste.

»Wir kommen zu spät zum Unterricht!«

»Pause zu Ende, ich muss zurück, tschüss«, gebärdete ich in Franz' Händen und ließ sie los.

Wir verabschiedeten uns von Vanessa und Anna und rannten los. Ein paar Meter weiter signalisierte ich, dass ich etwas sagen wollte, und wir blieben stehen. Ich drehte mich zu Franz um, sah, dass Vanessa sich neben ihn gesetzt hatte und seine Hand hielt.

»Sie malt wieder in seine Hand!«, gebärdete ich aufgeregt. »Bald will ich ihn wieder besuchen, ich mag ihn.«

»Ja, ja, das kannst du schon tun, aber komm doch endlich!«

Wir schafften es gerade noch rechtzeitig in unser Klassenzimmer. Aufmerksam war ich in der nächsten Stunde nicht, weil ich ständig an die Begegnung mit dem taubblinden Bürstenmacher Franz denken musste. Ein Leben ohne Hören und Sehen – wie war das wohl? Und wie schaffte er es, trotz dieses schweren Schicksals so zufrieden zu sein? Denn dass er es war, daran bestand kein Zweifel. Sein Gesicht und seine Hände hatten es mir deutlich mitgeteilt, das verblüffte mich am allermeisten.

Mit meinen acht Jahren konnte ich nicht ahnen, dass ich selbst eines Tages erblinden würde. Meine Augen waren noch völlig in Ordnung. Ich musste zwar eine Brille tragen, aber Brillen waren nichts Besonderes, viele Leute trugen welche und konnten damit perfekt sehen.

Als ich zwölf, dreizehn Jahre später schon deutlich schlechter sah, ohne mir allerdings große Gedanken darüber zu machen, begegnete mir wieder eine taubblinde Frau. Auch sie schien ein recht erfülltes Leben zu führen und wirkte nicht unglücklich. Und wieder fragte ich mich, wie das möglich war. Um mit ihr sprechen zu können, lernte ich das Malen in der Hand als Tastalphabet nach Hieronymus Lorm kennen. »Das Lormen ist die einzige Art der Kommunikation für Taubblinde«, erklärte man mir damals. Ich hatte ganz vergessen, dass man auch die Gebärdensprache erfühlen konnte.

6.
Nachtblind

In der dritten Klasse habe ich kapituliert. Ich hörte auf zu
rebellieren, wurde nach außen hin ruhiger, gehorsam und
ernst. Ich hieß von da an mit Gebärdennamen »der Klu-
ge«, einerseits weil ich gelernt hatte, wie man Bestrafungen
entging, andererseits weil ich ein guter Schüler war. Ich
passte auf, stellte viele Fragen, machte bei Klassenarbeiten
keine Fehler. Wenn meine Kameraden etwas nicht verstanden hatten, fragten sie mich, und fast immer konnte ich es
ihnen erklären. Nur beim Sprechen tat ich mich nach wie
vor schwer. Ich hielt es für reine Zeitverschwendung, tau-
sendmal hintereinander Wörter zu wiederholen, die mir im
Grunde genommen fremd blieben. Die Gebärdensprache
war wirklich meine Muttersprache geworden, in der ich alles ausdrücken konnte, was ich wollte. Mit anderen Gehörlosen gab es eine reibungslose, natürliche Kommunikation,
in ihrer Gegenwart fühlte ich mich wohl. Wir waren eine
eingeschworene Gemeinschaft, und das Gebärden war unsere Geheimsprache.

Auf der anderen Seite standen die Hörenden mit ihrer
Lautsprache, und sie zwangen uns, sie zu benutzen, wenn
wir mit ihnen kommunizieren wollten. Doch sie konnten
uns das Gebärden nicht verbieten. Wir gebärdeten hinter ihrem Rücken, sobald sie wegschauten, beim Essen
und in unserer Freizeit. Da die meisten »taub« für unsere
Sprache waren oder nur einfachste Zeichen verstanden,

machten wir uns manchmal direkt vor ihren Nasen über sie lustig.

In einer Pause stellte sich ein Junge vor eine ältere Schwester, die gerade Pausenaufsicht hatte, und erzählte, dass ihr Gebiss am Vortag in das Plumpsklo eines Bauernhofes gefallen sei. Sie verstand nicht, warum wir alle lachten, lächelte aber freundlich dazu, dabei sah ich das Weiße in ihrem Mund aufblitzen.

»Das ist nicht wahr, schau doch, sie hat ihre Zähne«, protestierte ich.

»Der Bauer hat sie für sie herausgefischt«, erwiderte der Junge.

»Sie trägt sie wieder. Pfui, ist das eklig!«

»Hat sie das Gebiss sauber gemacht oder es einfach so wieder reingetan?«

Wir kugelten uns vor Lachen, keine zwei Meter von der armen Schwester Kosima entfernt, die weiter ahnungslos mild lächelte. Beim Mittagessen starrten wir sie wie gebannt an und hofften, dass ihr Gebiss herausfallen würde.

»Gleich landet es in der Suppenschüssel«, gebärdete Felix, und wir prusteten schon wieder los.

»Müsst ihr so laut sein?«, beklagte sich eine Erzieherin im Vorbeigehen. »Hört endlich damit auf, ihr müsst beten. Schwester Philomena wartet schon.«

Diese Schwester hatte ich sehr gern. Sie ging oft mit uns im Wald spazieren, und da sie die Tochter eines Försters war, konnte sie uns viel über die Bäume und die Waldtiere beibringen. Sie wusste auch, welche von den Gräsern am Wegesrand genießbar waren, und forderte uns auf, sie zu kosten. Und sie tollte mit uns auf Baumstämmen herum. Sie gehörte zu den jüngeren Schwestern und kam gut mit uns wilden Buben zurecht. Vor dem Essen wartete sie geduldig, bis sich alle Hände beruhigt hatten. Das dauerte oft lange, weil wir uns nach dem Unterricht viel zu sagen hatten. Erst wenn alles ruhig war, sprach sie langsam das Gebet, das wir laut nachsprachen. Es wurde damals viel gebetet, vor und nach den Mahlzeiten, vor jedem Unterrichtsbeginn.

Unsere Klassenlehrerin, Schwester Lioba, nannten wir »Schwester Zorn«, »die Jähzornige«, »die Aufbrausende«. Für das Wort »Zorn« formt die Hand eine Kralle und macht eine Drehbewegung vorne auf der Brust. Ich war auf der Hut vor Schwester Zorn, weil sie mich zutiefst gedemütigt hatte.

Das war im ersten Schuljahr geschehen, als sie einem Jungen und seinen Eltern unsere Wohngruppe zeigte. Der Junge war auf der normalen Schule gescheitert und sollte bei uns bleiben. Ich schaute ihn neugierig an und dachte, dass Schwester Lioba uns bekannt machen wollte, als sie mich zu sich rief. Ich näherte mich, artikulierte höflich »Guten Tag, Schwester Lioba«. Sie grüßte nicht zurück. »Binde seine Schuhbänder«, befahl sie mir und zeigte auf den Schuh des Jungen. Ich sah, dass die Schuhbänder offen waren. Zwar hatte ich verstanden, was sie von mir wollte, dennoch blickte ich verwirrt zu Felix, der mir signalisierte, ich sollte besser gehorchen. Den Eltern erklärte sie, dass ich bei meiner Ankunft in Sankt Josef auch keine Schuhbänder binden konnte und es hier gelernt hätte. Ich musste mich bücken und hinknien, um das zu demonstrieren. Es war schrecklich für mich!

Schwester Zorn war schon Ende fünfzig, eine kleine und hagere Frau mit harten Gesichtszügen, und sie war ungeheuer fromm. Fächer wie Rechnen, Erdkunde, Geschichte und Zeichnen unterrichtete sie sehr gut. Das waren eigentlich alles Fächer, in denen die Sprache nicht die zentrale Rolle spielte. Schwester Lioba benutzte viele Bilder, vermittelte uns ein spannendes und weit gefächertes Wissen über die Welt, und sie achtete darauf, dass auch die langsameren Schüler alles begriffen. Ich war schnell und konnte ein wenig tagträumen, wenn sie mit den anderen arbeitete. Doch ich behielt sie dabei immer im Auge. Wir alle fürchteten ihren Bambusstock. Sie schlug damit zu, wenn sie uns im Unterricht beim Gebärden erwischte, oft auch, wenn wir Fehler machten oder wenn sie einfach nur gereizt war.

Eines Tages rannte ich nach der Pause ins Klassenzimmer zurück, als mir die Brille im Treppenhaus hinunterfiel und im Untergeschoss landete. Hole ich sie, komme ich zu spät an und muss am Nachmittag nachsitzen, dachte ich. Besser, ich lasse die Brille liegen und bin pünktlich.

»Peter, wo ist deine Brille?«, fragte prompt Schwester Lioba.

Ich erklärte es ihr.

»Geh und hole sie!«, befahl sie, bestrafte mich aber nicht.

Ich hatte richtig gedacht. Bald kannte ich sie so gut, dass es mir meistens gelang, Schläge zu vermeiden. Aber es gab etwas, wogegen ich wehrlos war: Sie verglich uns ständig mit den Hörenden, hämmerte uns ein, dass wir ihnen nicht ebenbürtig waren. »Du wirst es nie schaffen, egal, wie sehr du dich anstrengst, du kannst es gar nicht schaffen, mit den Hörenden auf einer Ebene zu sein«, vermittelte sie mir durch ihre Worte und ihre ganze Haltung. Das fügte mir mehr Schäden zu als ihr Bambusstock. Mein Selbstbewusstsein hat sehr lange unter diesen Vergleichen gelitten.

Schwester Lioba galt als die strengste Lehrerin der Schule, aber sie war nicht die Einzige, die ungemein hart sein konnte. Einmal waren wir mit den größeren Jungen zusammen beim Schwimmen, als Florian Schwester Helena aus

Übermut nass spritzte. Rot vor Zorn verkündete sie, dass er am Abend seine Bestrafung bekommen würde. Nach dem Essen befahl sie einem Jungen aus der achten Klasse, Florian übers Knie zu legen. Dann befahl sie jedem von uns, vorzutreten und ihm auf den Po zu schlagen. Wer sich weigerte, sollte auch bestraft werden. Erstarrt stand ich zwischen den anderen Kindern. Ich konnte das nicht mit ansehen. Manche Kinder schlugen richtig fest zu, als würde es ihnen Spaß machen. Der arme Florian wurde von Schluchzern geschüttelt. Sicher war er frech gewesen, aber das bisschen Wasser hatte der Schwester doch nicht wehgetan. Ich wäre am liebsten davongerannt, traute mich aber nicht. Als ich an die Reihe kam, gab ich Florian nur einen Klaps und ging schnell weiter. Innerlich kochte ich vor Zorn.

Ich war immer ein offenes Kind gewesen, doch langsam wurde ich schweigsam und misstrauisch. Als ich wenige Tage später in der Badewanne ausrutschte und mir ein Stück vom Vorderzahn abbrach, erzählte ich meiner Erzieherin nichts davon, aus Angst, wie Florian bestraft zu werden. Ich hielt mir die Hand vor den Mund, damit es niemand merkte.

Ich kam auch nicht auf die Idee, dass ich mit einer der liebenswürdigen Schwestern darüber sprechen könnte. Philomena, Roswitha und viele andere waren herzensgute Menschen, die Kinder liebten und keineswegs versuchten, ihren Willen zu brechen. Dass sie immer da waren, Tag und Nacht, am Wochenende und in den Ferien, verlieh dem Haus eine warme, familiäre Atmosphäre, die man nur in Einrichtungen findet, in denen Betreuer und Schüler zusammenwohnen.

Zu der Zeit, als ich eingeschult wurde, begann ein grundlegender Wandel in den Erziehungsmethoden. Bis Ende der sechziger Jahre waren die Schüler in den meisten Internaten noch mit großer Härte behandelt worden. Das änderte sich nun allmählich. Nach und nach lockerten sich auch bei uns in Schwäbisch Gmünd die Internatsregeln. Wir durften öfter nach Hause fahren, nicht bloß dreimal im Jahr, sondern alle vier Wochen, später sogar jedes zweite Wochenende. Ich fuhr allein mit dem Zug zu meinen Eltern. Manchmal fand ich es aber auch ganz schön, die freien Tage in Sankt Josef mit meinen Freunden und den Schwestern zu verbringen.

Ich stand am Sonntag gern als Ministrant neben unserem Pfarrer. Bei der Einweihung des Altersheims St. Anna durch Bischof Dr. Leiprecht durfte ich auch Ministrant sein. Als ich den Bischof sah, empfand ich auf einmal eine große Ehrfurcht vor diesem besonderen Mann. Ich richtete mich kerzengerade auf und hielt meine Hände gefaltet. Bei der Predigt wussten der andere Ministrant und ich nicht, ob wir uns hinsetzen durften, also blieben wir neben dem Bischof stehen. Ich verharrte in meiner frommen und steifen Haltung, aber Bischof Leiprecht predigte so lange, dass mir der Rücken langsam wehtat. Ich beugte mich etwas nach vorne, um den Schmerz zu lindern. Dieser Gottesdienst wurde vom Fernsehen aufgenommen und am Abend in der Landesschau gezeigt. Einige Mitschüler, die die Aufzeichnung gesehen hatten, meinten danach zu mir, ich hätte total albern ausgesehen. Das war mir sehr peinlich.

In den Ferien lebte ich auf. Zu Hause auf unserem Bauernhof war ich frei und wild wie noch nie. Und ich hatte auch jemanden, mit dem ich mich richtig unterhalten konnte! Mein Schulfreund Felix kam öfter mit zu uns, weil er keine Verwandten in Deutschland hatte. Bei seinem ersten Besuch wusste bald das ganze Dorf, dass eine Ordensfrau einen Afrikaner zu den Hepps gebracht hatte. Viele Leute waren neugierig und besuchten uns, um ihn anzuschauen. Sie glotzten Felix dermaßen penetrant an, dass er Angst bekam und sich versteckte. Bald hatten sie sich jedoch an unseren Gast gewöhnt, und die Dorfkinder fragten meine Mutter, ob sie mit uns spielen dürften.

»Nur zu!«, sagte sie und freute sich, weil ich dadurch mehr Kontakt zu hörenden Kindern bekam.

Seit ich in Schwäbisch Gmünd war, hatte ich zu Hause fast nur mit meinen Kusinen Ulrike und Birgit gespielt, jetzt kamen Siegfried, Ottmar, Gerd und dessen ältere Schwester Elke dazu. Wir spielten miteinander in diesem Sommer besonders gern Indianer und Cowboys, tauschten Comic-Hefte mit Cowboy-Geschichten aus, bastelten uns selbst Bögen und Pfeile, übten Messerwerfen auf das Scheunentor. Dafür brauchte man nicht viele Worte. Mein Vater hatte mir im Tante-Emma-Laden ein tolles Messer gekauft, um das mich Ottmar sehr beneidete.

»Frag doch deinen Vater, ob er dir auch eins kauft«, sagte ich zu ihm.

Er zögerte.

»Komm, wir gehen mit«, sagte Felix.

So liefen wir alle zusammen zu seinem Vater, der jedoch nicht mit sich reden ließ.

»Ach, ich will eh kein Messer«, erklärte Ottmar plötzlich und tat so, als würde es ihn überhaupt nicht mehr interessieren.

Ich sah, dass er enttäuscht war, spürte, wie unangenehm es ihm war, dass wir Zeugen seiner Niederlage gewesen waren. Das konnte ich gut verstehen! Mich wunderte bloß, dass ich etwas bekommen hatte, was ein Hörender nicht haben durfte. Die anderen Kinder waren doch alle viel besser als wir tauben Behinderten! Oder waren sie es vielleicht doch nicht? Ich besaß eine elektrische Eisenbahn, eine Tischtennisplatte und ein neues Fahrrad, lauter teure

Dinge, die mir meine Eltern geschenkt hatten, obwohl sie wenig Geld hatten. Diese Gegenstände werteten mich auf, aber sie machten mich nicht glücklich.

Als ich zehn war, schenkte mir meine Mutter zu Weihnachten einen Wellensittich.

»Er heißt Tommy, gefällt er dir?«, fragte meine Mutter.

»Ja, sehr«, antwortete ich.

Er war wirklich sehr schön mit seinem blauen Gefieder. Ich sah ihm zu, wie er mit Hilfe seines Schnabels an den Gitterstäben entlangkletterte, als würde er nach einer Öffnung suchen. Plötzlich tat er mir unendlich Leid. Der arme Tommy in seinem Gefängnis!

»Lass ihn doch raus, Mama!« Schon machte ich mich an der Käfigtür zu schaffen.

»Nein, nein, er fliegt davon!«, warnte sie.

»Er muss fliegen. Er ist doch ein Vogel!«

»Das ist zu gefährlich. Draußen stirbt er.«

»Bitte, lass ihn im Haus fliegen«, verlangte ich.

Sie wollte nicht. Sie hatte Angst, dass er ihr entwich, wiederholte, dass er draußen sterben würde. Ich bat sie unzählige Male darum, ihn fliegen zu lassen, aber nie erlaubte sie es. Schließlich weigerte ich mich, Tommy zu pflegen, weil es mich nur traurig machte, ihn anzuschauen. Ich wagte nicht, ihn selbst frei fliegen zu lassen. Ich fühlte mich selbst wie ein Gefangener, der sich tausend Gefahren aussetzte, wenn er versuchte zu fliehen. »Draußen stirbt er« – den Satz hatte ich mir gemerkt. Mit solchen Aussagen wurden auch mir die Flügel gestutzt. Für mich war klar, was damit gemeint war: Nur hinter Gittern gab es ein Überleben. Gefüttert, sicher, aber gefangen. Das war keine schöne Aussicht, eigentlich war das gar keine Aussicht.

Einige Jahre später starb Tommy. Der Käfig verschwand auf den Speicher, und ich atmete auf.

Ähnlich erging es mir mit einer unserer Katzen. Ich war dabei gewesen, als sie geboren wurde, und fühlte ich mich ihr besonders verbunden. Sie wuchs erst wie alle anderen Katzen auf dem Hof auf, war ziemlich wild und ernährte sich von Mäusen. Als ich an einem Wochenende von der Schule nach Hause kam, staunte ich, weil meine Mutter ihr Milch gab.

»Sie hat sich verletzt«, erklärte sie, »schau, wie sie humpelt!«

Meine Lieblingskatze war lahm geworden. Sie konnte keine Mäuse mehr fangen und musste gefüttert werden. Es tat mir so Leid für sie!

»Ihr solltet ihr den Gnadenstoß geben!«, sagte ich.

Meine Mutter verstand das nicht. Sie fuhr fort, die behinderte Katze zu füttern, die allmählich zahm wurde. Bald ließ sie sich sogar streicheln. Als ich eines Tages eine verletzte Maus in der Falle fand, brachte ich sie zu der Humpelkatze, schaute zu, wie diese ihr das Genick brach und sie verspeiste. Es machte mich traurig, dass sie sich nicht mehr selbst ernähren konnte. Sie war zwar frei, aber nicht so wie die anderen Katzen. Sie war auf unsere Hilfe angewiesen, und ein solches Leben erschien mir wertlos. Damals konnte ich dieses Gefühl niemandem erklären. Später wurde meine Humpelkatze von einem Hund totgebissen, weil sie sich nicht schnell genug in Sicherheit bringen konnte. Ich weinte, als ich davon erfuhr, aber tief in mir war ich froh.

»Sie muss nicht mehr leiden«, sagte ich Felix, als er nach ihr fragte.

Er nickte. Er verstand sehr gut, was ich meinte. Bei ihm brauchte ich keine Erklärungen. Wir beide sehnten uns nach Freiheit, nach einem wilden Leben. Wir wollten nicht beschützt werden!

An einem schönen Sommertag, Felix und ich waren elf Jahre alt, fuhren wir zusammen mit Monika zu einem Weiher, der ein paar Kilometer von Griesingen entfernt war. Wir hatten einen Picknickkorb dabei, schwammen und tauchten nach Herzenslust, spielten Karten mit anderen Kindern, die wir kannten. Den ganzen Nachmittag verbrachten wir am Weiher.

Als die Sonne langsam unterging, lag ich neben Felix auf dem Handtuch. Ich war ein wenig müde, aber ich wollte nicht nach Hause. Fasziniert schaute ich zu, wie der blaue Himmel plötzlich leicht rosa wurde, dann kam ein grandioses Farbenspektakel, das gar nicht mehr aufhörte. Mittendrin glühte die goldene Scheibe der Sonne, drum herum schien alles in Flammen zu stehen, und ständig kamen neue Farben hinzu. Ich schaute direkt in die Sonne hinein, immer wieder und sehr lange, bis sie verschwand und es dunkel wurde.

»Wir fahren jetzt!«, beschloss Monika.

Ich sah so gut wie nichts mehr, sammelte tastend meine Sachen zusammen und hielt mich an Felix fest, bis wir unsere Fahrräder erreicht hatten. Ich hatte ihm mein neues Fahrrad geliehen, das vorne und hinten eine gute Beleuchtung hatte, und war selbst mit dem alten gefahren, das kein Licht hatte. Als ich mich daraufsetzte, merkte ich gleich, dass ich nicht damit fahren konnte.

»Kann ich das neue Fahrrad nehmen?«, gebärdete ich Richtung Felix.

In der Dunkelheit sah ich nur undeutlich den Umriss seines Körpers, nicht das, was er mir antwortete. Er stieg ab, gab mir das Fahrrad, nahm meins. Zaghaft stieg ich auf, drückte auf die Pedale, blieb gleich wieder stehen. Monika, die schon vorgefahren war, kehrte zurück.

»Was ist denn los? Warum kommt ihr nicht?«, fragte sie.

»Ich sehe nichts«, antwortete ich und brach in Tränen aus.

Meine Schwester erschrak sehr. Sie sagte, wir sollten die Fahrräder stehen lassen und zu Fuß gehen. Rasch fuhr sie los, um Hilfe zu holen. Felix und ich liefen allein weiter, bis ein Fahrzeug uns auf dem Feldweg entgegenkam. Es war mein Vater mit dem Traktor. Die Scheinwerfer waren so grell, dass sie mich blendeten. Ich war heilfroh, sie zu sehen, hatte ich doch große Angst gehabt, plötzlich blind geworden zu sein.

Am nächsten Tag konnte ich wieder normal sehen, sodass die Eltern beruhigt waren. Sie wussten nicht, dass ich nachts nichts mehr sah. Ich war mit einem Schlag nachtblind geworden.

Felix wusste es, meine Schulkameraden auch, die Lehrer und die Schwestern nicht. Bei einem Tagesausflug entdeckte es dann Schwester Lioba. Wir hatten den letzten Bus verpasst und mussten einige Kilometer zu Fuß am Straßenrand laufen. Es wurde schon dunkel.

»Ihr geht hintereinander, wegen der Autos«, befahl sie.

Ich sah nichts und bekam in der Dunkelheit Gleichgewichtsstörungen. Felix lief neben mir und ich hielt mich an seinem Arm fest.

»Ihr gehorcht schon wieder nicht! Hintereinander!«, befahl sie wütend.

»Peter kann nicht. Er sieht nichts«, erklärte Felix.

Erst wollte sie ihm nicht glauben, doch die anderen Kinder bestätigten es. Ich schwieg. Mir war das alles furchtbar peinlich. Ich dachte, dass sie mich bestrafen würde, aber sie reagierte völlig anders als erwartet. Sie stellte sich mitten auf der Straße auf, hielt einen Wagen an, bat den Fahrer, mich und zwei oder drei andere Kinder, die sehr müde waren, nach Schwäbisch Gmünd zurückzufahren. So fürsorglich hatte ich sie noch nie erlebt. Und am nächsten Tag begleitete sie mich zum Augenarzt.

»Ja, Peter ist nachtblind. Und an den Seiten sieht er weniger als bei der letzten Untersuchung«, sagte dieser.

Im Unterricht achtete sie darauf, dass ich sie stets gut im Blickfeld hatte. Öfter fragte sie, ob ich wirklich sah, was sie zeigte oder schrieb. Sie war an sich eine aufmerksame Person und sie mochte mich, weil ich intelligent war. Schwester Lioba bemühte sich auf ihre Weise, jeden guten Schüler zu fordern.

Zehn Jahre lang war sie meine Klassenlehrerin. Im vorletzten Schuljahr hatte ich keine Angst mehr vor ihr. Eines Tages nahm ich beim Artikulationsunterricht meine Hörgeräte ab und legte sie auf den Tisch.

»Setz sie sofort wieder auf«, befahl Schwester Lioba zornig.

Ich schüttelte den Kopf.

»Ich werde sie nie mehr tragen«, sagte ich. »Verstehen Sie denn endlich, dass ich NICHTS höre. Ich bin TAUB! Ich bin TAUB!«

Zu diesem Zeitpunkt war die Prügelstrafe längst verboten worden, und sie schlug nicht mehr zu, aber sie drohte mir die schlimmsten Strafen an. Ich blieb ganz ruhig, zuckte bloß mit den Achseln und wiederholte, dass ich die Hörgeräte nie mehr tragen würde. Dabei blieb es. Ein Jahr später wurden wir mit einem Hauptschulabschluss entlassen. Monate, bevor man uns in die Welt der Hörenden entließ, ließ uns Schwester Lioba tagtäglich einen Rosenkranz beten. Wir mussten dabei in der Hauskapelle niederknien. Es sollte uns vor all dem Bösen schützen, das draußen auf uns lauerte.

Schwester Lioba war schon Ende sechzig und übernahm keine neue Klasse mehr. Eine Zeit lang half sie noch in der

Schule den anderen Lehrern. Danach arbeitete sie bis ins hohe Alter in der Wäscherei des Altersheims Sankt Vinzenz, bevor sie sich schließlich ins Kloster Untermarchtal zurückzog. Dort ist sie vor kurzem gestorben. Ich bin ihr dankbar, dass sie mir viel Sachwissen beigebracht hat, aber bis heute kann ich es nicht akzeptieren, dass sie mich und die anderen mit ihren Vergleichen demütigte. »Es war früher nicht besser, und Gehörlose sind nicht von Natur aus dümmer als Hörende«, das hätte ich ihr gern gesagt.

7.
Erwachsen werden

Was sollte aus mir werden? Das hatte ich oft überlegt. In der Schule hatte man mir vorgeschlagen, die mittlere Reife zu machen und Zahntechniker zu werden. Doch dafür hätte ich vor der Ausbildung noch drei Jahre die Wirtschaftsschule für Gehörlose in Heidelberg besuchen müssen, und das wollte ich auf keinen Fall. Noch drei Jahre Schule! Ich könnte erst mit neunzehn meinen Schulabschluss machen, in diesem Alter haben Hörende schon das Abitur. Diese Ungleichheit gefiel mir gar nicht. Aber was sollte ich dann tun? Ich wollte so schnell wie möglich Geld verdienen, träumte davon, mir ein Auto zu kaufen und die Welt zu bereisen.

»Ich werde Metaller«, verkündete ich. »Mechaniker. Dann kann ich unterwegs meinen Wagen selbst reparieren.«

Mit der Unterstützung meiner Eltern schickte ich eine Bewerbung an die Firma Lindenmaier in Untersulmentingen bei Laupheim, eine große Firma, die Präzisionsteile für Autos herstellt und nur neun Kilometer von Griesingen entfernt ist. Aber ich bekam eine Absage.

»Und wenn du Steinmetz wirst?«, schlug mein Vater vor. »Im Nachbarort ist einer, der einen Lehrling sucht.«

»Was macht denn ein Steinmetz?«, fragte ich.

Mit meinen Freunden sprach ich oft über unsere Berufswünsche. Unter den Gehörlosen waren Holz- und Metallberufe beliebt, aber ich kannte keinen Einzigen, der Steinmetz war oder werden wollte.

»Er macht vor allem Grabsteine. Wir können ihn besuchen, dann siehst du es selbst«, erklärte mein Vater.

Grabsteine? Nein danke. Dazu hatte ich wirklich keine Lust. Ich wollte doch lieber Metaller werden. Wenn ich als Mechaniker keine Lehrstelle fand, gab es vielleicht einen anderen Metallberuf für mich. Mit meiner Mutter ging ich zum Arbeitsamt, um mich zu informieren.

»Wo gibt es die besten Aufstiegschancen?«, fragte ich.

Der Berater sah mich ungläubig an. Ich wusste genau, was er dachte: Vor mir sitzt ein Behinderter, der keine Ahnung von nichts hat und nichts kann, und der will gleich nach oben. Das schafft er nie! Aber er gab mir die Informationen, die ich haben wollte. Als Maschinenschlosser könnte ich später Techniker werden. Diese Perspektive schien mir fürs Erste ziemlich attraktiv. Erneut bewarb ich mich bei der Firma Lindenmaier, diesmal setzte sich ein Bekannter meiner Eltern für mich ein, und tatsächlich, man lud mich zu einem Vorstellungsgespräch ein. Meine Eltern kamen mit. Und gleich erhielt ich einen Dämpfer. Der Personalchef meinte, die Ausbildung zum Maschinenschlosser sei zu schwer für einen Gehörlosen, und schlug mir den Beruf des Teilezurichters vor.

»Das ist leichter, und die Ausbildung dauert nur zwei Jahre«, sagte er.

»Nimm das Angebot an, Peter. Hauptsache, du bekommst eine Lehrstelle«, rieten mir die Eltern.

Sie hatten Angst, dass ich ablehnte. Ich überlegte es mir. Es kränkte mich, dass der Personalchef mir die höhere Ausbildung nicht zutraute, aber gleichzeitig war mir klar, dass er mich noch nicht kannte. Und ich wollte arbeiten!

»Wenn ich erst Teilezurichter lerne und darin gut bin, kann ich dann wechseln und Maschinenschlosser werden?«, fragte ich ihn.

»Ja. Wir können mit dir nach einem Jahr einen neuen Ausbildungsvertrag machen. Dafür brauchst du aber ein sehr gutes Zwischenzeugnis.«

Ich zweifelte nicht daran, dass ich es schaffen würde, und unterschrieb den Vertrag. Voller Freude stürzte ich mich in die Sommerferien, die letzten langen Sommerferien. Die Schule war zu Ende, ich war frei, wenn auch nicht ganz, weil ich meinem Vater auf dem Hof helfen sollte. Aber bei den meisten Tätigkeiten waren nur meine Arme beschäftigt, nicht mein Kopf, sodass ich von meinem neuen Leben träumen konnte.

Im Sommer 1977 wurde ich sechzehn Jahre alt. Ich wollte unbedingt einen Moped-Führerschein haben, sah mich schon durch die Gegend brausen, zur Arbeit und zu Freunden, die in der Umgebung lebten. Ich wollte raus aus der dörflichen und familiären Enge. Oma Anna war 1974 gestorben, meine Schwester Monika hatte ihren Freund Heinz geheiratet und war in ein anderes Dorf in die Nähe von Ulm gezogen. Ich langweilte mich, allein in Griesingen mit den Eltern. Ich vermisste die Schule gar nicht, die Gemeinschaft der Gehörlosen dagegen schon. In Schwäbisch Gmünd war immer etwas los gewesen.

Als Zwölfjähriger war ich dort gar Zeuge einer Schießerei gewesen: Ich saß im Park mit anderen Jungen auf der Terrasse des Rokoko-Schlösschens, als um uns die Menschen in Panik gerieten. Einige rannten davon, andere warfen sich auf den Boden, weil sie Schüsse gehört hatten. Wir nicht. Wir waren die Einzigen, die seelenruhig sitzen blieben. Verständnislos beobachteten wir, wie ein Mann und eine Frau flüchteten und von Polizisten in Zivil verfolgt wurden. Sie holten die beiden ein und führten sie in Handschellen ab. Meine Dorffreunde hatte ich mit dieser Geschichte sehr beeindruckt. So etwas würde nie und nimmer in unserem verschlafenen Nest stattfinden. Wer ein Abenteuer erleben wollte, musste da raus. Weil die Busverbindungen miserabel waren, brauchte ich dringend ein Moped. Ich hatte es satt, immer nur mit dem Fahrrad zu fahren, und das alte Mofa meines Vaters war mir viel zu langsam.

In diesem Sommer verbrachte Felix wieder einen Teil der Ferien bei uns. Eines Tages trug mir mein Vater auf, mit dem Traktor den Anhänger von einem anderen Bauernhof abzuholen.

»Mach ich«, sagte ich und sprang auf den Traktor.

Felix nahm neben mir Platz. Beim Fahren konnte ich mich recht gut mit ihm unterhalten, indem ich mit der einen Hand lenkte und mit der anderen gebärdete. So redeten wir wie meist in dieser Zeit über unsere Pläne. Auch Felix begann im September eine Ausbildung als Werkzeugmacher in einer Münzprägerei bei Schwäbisch Gmünd. Wir waren beide traurig darüber, dass wir nicht mehr zusammenwohnen würden.

»In der Berufsschule sehen wir uns zwar, aber das sind nur ein paar Wochen im Jahr«, klagte ich.

»Und als Lehrlinge haben wir keine langen Ferien mehr. Wir müssen uns zwischendurch treffen.«

»Das tun wir. Wir besuchen uns. Wenn ich mein Moped habe, ist es leichter«, gebärdete ich. »Und wenn ich achtzehn bin, mache ich einen richtigen Führerschein und kaufe einen Bus, mit dem wir zusammen zelten fahren können. Nach Italien.«

Wir erreichten den anderen Bauernhof. Unser Anhänger stand vor der Scheune, ich sah ihn, aber nicht, dass das halb offene Scheunentor im Weg war. Ich hätte den Traktor manövrieren und rückwärts vorsichtig daran vorbeifahren sollen, doch ich war nicht wirklich bei der Sache. In Gedanken war ich schon am Mittelmeer, als ich das Scheunentor rammte und wahnsinnig erschrak. Das Tor war zerbrochen und hing schief in den Angeln. Der Bauer eilte herbei und war ziemlich wütend auf mich. Seine Frau rief meinen Vater an, der eine Viertelstunde später mit dem Mofa ankam. Er sah sich den Schaden an und tobte los.

»Du passt nie auf, dir kann man einfach nichts anvertrauen. Du hast kein Verantwortungsgefühl!«, schimpfte er.

Ich »hörte« zerknirscht zu, fühlte mich schuldig und versuchte nicht, mich zu verteidigen. Er hatte ja Recht, dachte ich damals. Heute ist mir und ihm allerdings bewusst, dass dieser Unfall nicht nur passiert war, weil ich unachtsam gewesen war, sondern auch weil ich nicht mehr richtig sehen konnte. Mein Gesichtsfeld hatte sich im Laufe der Zeit noch weiter verengt. Doch anders als die Nachtblindheit, die auf einmal gekommen war, schritt diese Verschlechterung meiner Sehfähigkeit langsam voran, so langsam, dass ich sie nicht wirklich wahrnahm und mich daran gewöhnte, die Mängel automatisch zu kompensieren.

Mein Vater warf mir mangelndes Interesse für die Arbeit vor, und damit hatte er wirklich Recht. Ich wollte kein Bauer werden.

»Deinen Moped-Führerschein kannst du vergessen«, sagte er mir am Abend. »Ich verbiete es dir! Du kannst doch nicht Moped fahren, wenn du mit dem Traktor bei Schrittgeschwindigkeit einen Unfall baust. Das kommt nicht in Frage!«

Ich weinte. Dieses Verbot ließ meine Träume wie Seifenblasen zerplatzen, denn ohne die Erlaubnis der Eltern lief gar nichts.

»Reg dich nicht so auf«, tröstete mich Felix. »In zwei Jahren bist du achtzehn und brauchst niemanden mehr zu fragen. Du musst halt ein wenig länger warten.«

»Immer soll ich warten! Ich will aber nicht mehr warten«, antwortete ich trotzig. »Ich will es jetzt! Wenn ich nicht darf, helfe ich meinem Vater nie mehr.«

Mein Vater blieb bei seiner Entscheidung, ich bei meiner. Nur wenn Not am Mann war, bei der Ernte oder wenn ein Gewitter drohte, half ich ihm doch, wenn auch nicht gern. Die Arbeit auf dem Bauernhof lag mir wirklich nicht.

Ab August fuhr ich täglich zum Betrieb. Mal tuckerte ich mit einem neuen Mofa, das ich frisiert hatte, damit es ein wenig schneller fuhr, mal nahm mich jemand aus dem Dorf mit, auf dem Rücksitz von seinem Moped oder mit dem Auto. In der Lehrwerkstatt waren über vierzig Auszubildende, darunter vierzehn in meinem Jahrgang und fünf, die auch Maschinenschlosser werden wollten. Ich war der einzige Gehörlose.

»Das ist Peter Hepp, und er ist taub«, stellte mich unser Lehrmeister Herr Meier den anderen Lehrlingen vor.

Alle starrten mich an. Das kannte ich schon. Ich hatte solche Situationen oft erlebt und fand es gut, dass sie gleich von meiner Gehörlosigkeit erfuhren. In der Pause machte ich einige Versuche, mit ihnen Kontakt aufzunehmen, leider klappte das überhaupt nicht. Ich hatte gelernt, Hochdeutsch von den Lippen zu lesen, die anderen Jungen sprachen aber alle Schwäbisch. Keiner gab sich Mühe, langsam und deutlich mit mir zu reden. Und wenn ich sprach, verstanden sie mich nicht. Ich musste immer aufschreiben, was ich von ihnen wollte, und sie bitten, das ebenfalls zu tun. Manchmal ahmten sie mich auch nach.

»Ha"o Arrmiinn, uo'isderrTsentrr'iirrboorrerr«, äffte mich Armin nach. Ich hatte ihn gefragt: »Hallo, Armin, wo ist der Zentrierbohrer?«

Er runzelte seine Stirn, ich wiederholte meine Frage. Wieder sagte er etwas, was ich von seinen Lippen las: »Zentrierbohrer, ach so!«, dann folgten Worte, die ich als »ii«, »wo«, »ii« las. Ich bat ihn, den Satz zu wiederholen, verstand wieder nur »ii« und »wo«, aber nicht, was es bedeutete. Ich zuckte die Schultern und gab auf. Am Abend fragte ich meine hörenden Dorffreunde, was Armin gemeint haben könnte. Die amüsierten sich sehr über meine Frage. Sie kannten mich und meine komische Sprechweise und wussten, wie man mit mir kommuniziert.

»Du musst Schwäbisch lernen, Peter. Der Armin hat ›ich weiß nicht‹ gesagt. Auf Schwäbisch heißt das ›i wois nit‹«, erklärte mir Holger und lachte.

Meine Sprechweise ist für Hörende immer erst befremdlich. Ich weiß das, und ich merke, dass ich etwas nicht perfekt ausgesprochen habe, wenn man mich bittet, das Gesagte zu wiederholen. Das liegt daran, dass ich zwar die einzelnen Vokale und Konsonanten richtig artikuliere, mit Ausnahme des L, aber mir fehlt die richtige Betonung, die Sprachmelodie. Ich habe den Klang der Wörter und Sätze nie gehört, es ist daher für mich und für alle Gehörlosen unmöglich, ihn zu imitieren. Ich weiß weder, welche Teile des Wortes wie betont werden, noch, ob sie höher oder tiefer gesprochen werden. Hörende denken keine Sekunde daran, wie sie richtig sprechen, sie wissen es einfach, ich nicht, und es gibt viel zu viele Nuancen in der Aussprache und der Betonung, als dass ich sie mir alle merken könnte. Würde ich es tun, würde ich nur auf die Form achten und vergessen, was ich sagen möchte. Viele Menschen sagen mir allerdings, dass sie sich schnell in meine Sprechweise »reingehört« haben. Die einzige Voraussetzung dafür dürfte der echte Wunsch nach Kommunikation sein.

Ob bei Lindenmaier, ob beim »Hirschen«, der Dorfwirtschaft, in der sich meine Clique traf, oder zu Hause, ich fühlte mich überall einsam, seit ich Schwäbisch Gmünd verlassen hatte. Ich wechselte ein paar nette Worte und erhielt die nötigsten Informationen, mehr nicht.

»Wie war es heute bei der Arbeit?«, fragte meine Mutter beim Essen.

»Gut«, antwortete ich. »Herr Meier ist mit mir zufrieden.«

Die Eltern waren es auch. Jeder aß still vor sich hin, danach reichte mir der Vater seine »Bildzeitung«, die ich von der ersten bis zur letzten Zeile las. Wir sahen zusammen fern, oder ich ging zum »Hirschen« ein Bier trinken, wie die anderen Jungen in meinem Alter.

»Kommst du morgen Fußball schauen?«, fragte Holger aus der Dorfclique. »Um drei geht es los. Und weißt du übrigens schon, dass die Bayern verloren haben?«

Ich freute mich über die paar Sätze und über jeden, der mich begrüßte, über Ottmar, der mir auf die Schulter klopfte und mir signalisierte, dass ich eine Runde Schafkopf mitspielen konnte. Ich war ein guter, aber kein leidenschaftlicher Spieler, es war ein Zeitvertreib und ein Beweis, dass ich irgendwie dazugehörte. Man akzeptierte mich, dafür war ich schon dankbar, aber meine Seele war trotzdem am Verdursten. Ich sehnte mich nach richtigen Gesprächen über wirklich wichtige Dinge, wie ich sie mit Felix oder anderen gehörlosen Freunden geführt hatte.

Anfang September 1977 war Arbeitgeberpräsident Hanns-Martin Schleyer von Terroristen entführt worden, die seine Leibwächter und seinen Chauffeur umgebracht hatten. Ich sah die Berichte im Fernsehen, las die »Bildzeitung« dazu, wünschte mir, ich könnte mit Gustav, einem Gehörlosen aus dem Bauernhaus in Schwäbisch Gmünd, über diese Ereignisse reden. Gustav war zwanzig Jahre älter als ich, arbeitete als Gärtner und redete gern mit mir. Er hatte mir oft Schlagzeilen erklärt oder Artikel über große Ereignisse der Weltpolitik zum Lesen gegeben. Von ihm hatte ich zum ersten Mal erfahren, dass es Terroristen in Deutschland gab. Sie schlugen wieder zu und töteten unschuldige Menschen. Ich verstand nicht, warum. Der Chauffeur von Hanns-Martin Schleyer hatte ihnen bestimmt nichts angetan. Die Terroristen forderten Millionen als Lösegeld und die Freilassung von politischen Gefangenen. Ich wusste nicht, was ich davon halten sollte. Unter den Hörenden, die ich kannte, wurde wenig darüber geredet, und wenn doch, dann auf eine Weise, die mir nicht half, mir eine eigene Meinung zu bilden.

1972 hatte ich im Fernsehen die schrecklichen Bilder vom Geiseldrama während der Olympischen Spiele in München gesehen, die Toten, die am Boden lagen, die maskierten Menschen mit Waffen in der Hand. Da mir zu Hause niemand erklärte, was das bedeutete, war ich diesen Bildern vollkommen ausgeliefert. Ich verstand sehr wohl, dass das kein Spielfilm war, sondern die Realität, die sich hundertfünfzig Kilometer von Griesingen entfernt abspielte. Die Fahnen wehten auf Halbmast, es gab keine Feier, ich war elf und hatte große Angst vor diesen bösen Menschen, die alles zerstört und grundlos getötet hatten. Später wurde uns in der Schule erklärt, dass ein Anschlag verübt worden war und die Toten israelische Sportler waren. Aber warum mussten sie sterben? Diese sinnlose Grausamkeit hatte mich zutiefst verunsichert.

Jetzt ging es wieder in allen Nachrichtensendungen nur um den Terror der RAF. Anfang Oktober wurde die Lufthansa-Maschine »Landshut« entführt und ihr Pilot erschossen, später stürmte die GSG9 das Flugzeug in Mogadischu und erschoss mehrere Geiseln. Am nächsten Tag fand man die Gefangenen in Stammheim tot, noch einen Tag später gaben die Entführer von Schleyer bekannt, dass sie ihn erschossen hatten.

Ich hätte so gern mit anderen Gehörlosen darüber geredet, aber meine Freunde lebten über ganz Baden-Württemberg verstreut. Damals gab es noch kein Bildtelefon, keine Handys und kein Internet. Briefe waren für Gehörlose die einzige Möglichkeit, mit Abwesenden zu kommunizieren. Aber wir schrieben ungern, weil keiner von uns ein gutes Verhältnis zur Schriftsprache hatte. Wir mussten einander sehen, um uns auszutauschen.

An einem Freitag traf sich eine ganze Clique beim Fußballtraining für Gehörlose in Stuttgart, danach saßen wir zusammen und unterhielten uns angeregt, als ein Junge hereinstürmte.

»Es ist etwas passiert«, gebärdete er aufgeregt, »etwas Schreckliches, ein Mord! Der Mörder hat gestanden. Er sitzt schon im Gefängnis.«

An der Gehörlosenschule in Heilbronn hatte ein Junge ein Mädchen mit der Schere erstochen. Ihre Leiche war am Morgen gefunden worden. In unserer Runde gab es ein paar Jungen, die an dieser Schule gewesen waren. Einer kannte den Täter und vermutete, dass es sich um ein Liebesdrama handelte. Ein zweites Mädchen war auch noch in die Geschichte involviert, aber was genau geschehen war, weiß ich nicht mehr. Ich hörte nicht mehr zu. Ein Gehörloser als Mörder! Ich fand das entsetzlich, und ich konnte einfach nicht glauben, dass einer von uns zum Verbrecher geworden war. Marcel, den ich vor kurzem kennen gelernt hatte, saß neben mir und schubste mich an.

»Du sagst nichts. Denkst du, dass es Folgen für uns alle haben wird?«, fragte er.

»Die Hörenden betrachten uns Behinderte eh als Verbrecher«, warf ein anderer verbittert ein und schlug mit der Faust auf den Tisch.

Was für eine aggressive Geste in diesem Zusammenhang! Ich kannte diesen Mann nicht, er saß zwar an unserem Tisch, allerdings etwas abseits, und hatte sich bisher nicht an dem Gespräch beteiligt. Mir war er nur aufgefallen, weil er verschlossen und zornig wirkte.

»Peter, was meinst du?«, fragte Adrian.

Er war in meiner Klasse gewesen, wir nannten ihn »Tierfreund«, weil seine Eltern ein Tierheim hatten und er reiten konnte. Auch Felix signalisierte, dass ich etwas zu dieser Geschichte sagen sollte. Ich war ratlos. Schließlich fing ich doch an zu gebärden.

»Ich glaube nicht, dass die Hörenden sich vor uns jetzt fürchten werden. Ein Liebesdrama ist eine private Angelegenheit, aber ich mache mir Gedanken über diesen Jungen. Wie hatte es so weit kommen können? Gab es denn niemanden, mit dem er über seine Sorgen reden konnte? Hatte er an der Gehörlosenschule keinen einzigen Freund, der ihm helfen konnte?«

»In der Not bist du immer allein. Da nutzen die Kumpels gar nichts«, erwiderte der verbitterte Mann.

»Freunde schon«, sagte Felix. »Peter und ich sind gute Freunde. Wir helfen einander.«

Wir lächelten uns an. Es stimmte. Wir konnten miteinander über alles reden. Wäre ich selbst wegen eines Mädchens unglücklich gewesen, hätte ich bei Felix Rat gesucht. Er hätte mich getröstet und mir Mut gemacht, genau wie ich, wenn er zu mir gekommen wäre. Und bei den Gehörlosentreffen hatte ich einige Jungen kennen gelernt, die mehr als bloße Kumpels für mich waren. Freunde, ich hatte Freunde!

Ich drehte mich um und wollte den verbitterten Mann nach seinem Namen fragen, als ich feststellte, dass er gerade gegangen war. Er selbst hat wohl keine Freunde und leidet darunter, dachte ich. Aber wer redet gern mit einem, der so schlechte Laune verbreitet?

Am nächsten Tag zeigte mir mein Vater den Artikel über den Mord in der »Bildzeitung«.

»Ich weiß das schon. Ich kenne die ganze Geschichte. Gestern nach dem Fußballtraining haben wir darüber gesprochen.«

Er staunte. »Wie ist denn das möglich? Ihr seid doch alle taub, wie konntet ihr denn so schnell davon erfahren?«

»Jemand war in der Gehörlosenschule und kam danach zum Fußballtraining«, sagte ich. »Unter Gehörlosen verbreiten sich Nachrichten wie ein Lauffeuer.«

So war es auch. Ich wusste immer, wann und wo weitere Treffen stattfanden, wer kommen würde, wer krank oder verreist war und ob man ein paar Neue erwartete. Auch wenn ich mich lange im Voraus auf die nächste Begegnung freute, vermisste ich die tägliche Kommunikation mit anderen Jugendlichen. Bei Lindenmaier arbeiteten zwei gehörlose Hilfsarbeiter, Ernst und Otto, mit denen ich mich manchmal beim Essen in der Kantine unterhielt. Beide waren etwa zwanzig Jahre älter als ich. In Griesingen gab es Urs und Heidi, mit denen ich gern plauderte, aber wenn ich Jungen in meinem Alter treffen wollte, musste ich zu Gehörlosen-Treffen fahren. In Ulm gab es zwei Gehörlosen-Vereine, manchmal wurden in Stuttgart, Friedrichshafen, Biberach oder woanders Disco-Abende organisiert. Ich konnte nur nicht oft hinfahren, weil ich als Lehrling nicht genug Geld verdiente, um mir Zug- und Busfahrten leisten zu können, und ich nicht immer jemanden fand, der mich mit dem Auto dorthin mitnahm.

Meine Nachtblindheit legte mir zusätzliche Fesseln an. Abends konnte ich nicht mehr ohne Begleitung weggehen. Ich brauchte jemanden, der mich nach Hause begleitete. Wenn in Ulm etwas Spannendes für Gehörlose organisiert wurde, musste ich schauen, ob Urs oder Heidi mich mitnehmen und zurückbringen konnten, wenn nicht, ob ich bei einem Ulmer Freund übernachten durfte. Das alles war furchtbar kompliziert, weswegen ich es oft vorzog, allein zu Hause zu bleiben oder zum »Hirschen« zu gehen und gegen die Einsamkeit zwei oder drei Biere zu trinken. Das half jedoch wenig.

Die Lindenmaier-Fabrik lag an der Riss. An einem Seitenarm des Flusses befand sich ein Stauwehr, ein Elektrizitätswerk. In den Pausen ging ich dorthin, setzte mich auf eine Holzbank am Ufer, um meine Butterbrote zu essen. Ich war gern da, beobachtete die Tiere im und am Wasser. Einmal stand ein Storch ganz in meiner Nähe, hob stolz seinen Kopf und schaute mich an. Er schien keine Angst vor mir zu haben. Es war sehr schön, ihn in der Mittagssonne zu beobachten.

Im Winter war es aber zu kalt, um draußen zu sitzen. Meine Kollegen saßen zusammen in der Kantine, lachten und gestikulierten, und ich fühlte mich ausgeschlossen. Im ersten Jahr gab es immer wieder Lehrlinge, die mich auslachten oder über mich redeten. Ich versuchte, sie zu ignorieren, aber wenn ich merkte, dass mich einer spöttisch anschaute oder mich nachmachte, erfüllte es mich mit Zorn. Eines Tages kaute Werner demonstrativ mit offenem Mund und machte dazu ein idiotisches Gesicht. Ich wusste genau, dass er mich wegen der Schmatzgeräusche verspottete, die ich beim Essen machte, weil ich mich selbst nicht hören konnte. Mich packte eine wahnsinnige Wut. Ich stürzte mich auf ihn, warf ihn zu Boden, und beinahe hätte es zwischen uns eine richtige Schlägerei gegeben, wenn Herr Meier nicht dazwischengegangen wäre.

»Du brauchst dich nicht zu wundern, dass Peter sauer wird. Hör auf, dich über ihn lustig zu machen«, sagte er zu Werner. Dann wandte er sich mir zu. »Und du beruhigst dich. Hier wird nicht geschlagen, kapiert? Redet halt miteinander!«

Ich nickte. Aber in Wirklichkeit hätte ich mir nur allzu gern mit der Kraft meiner Hände Respekt verschafft. Mit sechzehn, siebzehn Jahren war ich ein Fan von Karatefilmen. Von solchen wilden Kämpfen träumte ich manchmal, wenn die Arbeit zu eintönig wurde.

Bald gewöhnten sich die Kollegen an mich und ließen mich in Ruhe, auch merkten sie, dass ich nicht so dumm war, wie sie dachten. Im Pausenraum gab es Karten- und Brettspiele, und bei Mühle gewann ich fast immer. Ich wurde öfter herausgefordert, schaffte es einmal sogar, drei andere Lehrlinge zu besiegen. Es war ein Teilsieg. Durch ihn stieg ich zwar in der Achtung meiner Kollegen, doch ihre Freundschaft gewann ich nicht.

Mir war bei der Arbeit oft langweilig. Ich fühlte mich unterfordert, verstand schnell, was der Meister von mir wollte, und befolgte seine Anweisungen. Wenn ich fünfzig identische Schrauben an der Maschine herstellen musste, war ich bei den ersten fünf oder zehn noch konzentriert bei der Sache, dann fing ich an, vor mich hin zu träumen. Ich ließ einfach meine Gedanken treiben und dachte dabei auch über meinen Alltag nach, über die Dinge, die nicht so liefen, wie ich es mir wünschte, über Pannen und über ärgerliche Situationen, in die ich oft geriet.

An einem Samstagabend war ich mit meinen Dorffreunden in eine Disco gegangen, in der ich mich gar nicht wohl gefühlt hatte. Es war zu dunkel zum Lippenlesen, und die harten, blitzenden Lichter schmerzten in meinen Augen. Ich stand allein an der Theke, beobachtete die Leute um mich herum, schaute zu, wie sie tanzten und sich einander zuneigten, um trotz der Lautstärke zu verstehen, was der andere sagte. Durch die Vibrationen merkte ich selbst, dass die Musik sehr laut war. Unweit von mir stand ein Mädchen, das ein trauriges Gesicht machte. Sie kommt sich verloren vor, dachte ich. Ich nahm all meinen Mut zusammen und fragte sie, ob sie mit mir tanzen wollte. Dabei zeigte ich auf die Tanzfläche, weil ich nicht wusste, ob sie mich bei der Lautstärke hören konnte. Sie blickte mich überrascht an, nickte, folgte mir und tanzte ein paar Minuten mit. Dann ließ sie mich plötzlich stehen und verschwand.

Verärgert dachte ich mir, dass ich sie bestimmt kein zweites Mal fragen würde, wenn wir uns noch einmal begegneten. Warum war sie verschwunden, ohne etwas zu sagen, ohne ein Lächeln? Ich verstand das nicht. Vielleicht hatte sie keine Lust, mit einem tauben Jungen zu tanzen, oder vielleicht tanzte ich ihr nicht gut genug, aber das war doch kein Grund, so unhöflich zu sein! Warum ging sie dann in die Disco, wenn sie schlecht gelaunt war?

Dass es mit diesem Mädchen nicht geklappt hatte, machte mir nichts aus. Ich war nicht in sie verliebt, fand sie nicht mal sonderlich attraktiv oder interessant mit ihrem mürrischen Gesicht. Ich erinnerte mich daran, wie Felix und Boris sich schon in der Schule über mich lustig gemacht hatten, weil ich mich noch nie verliebt hatte. »Du bist ein Spätzünder«, sagten sie. »Ich bin bloß anspruchsvoll«, antwortete ich. »Bisher habe ich noch kein Mädchen gefunden, das hübsch und nett ist und Humor hat und sich für die gleichen Dinge interessiert wie ich. Die Richtige kommt bestimmt. Ich lass mir Zeit.«

Über solche Dinge dachte ich beim Arbeiten nach und wurde melancholisch. Warum war es so schwer, mit Hörenden zu kommunizieren? Das fragte ich mich gerade, als Herr Meier mir signalisierte, dass ich meine Maschine anhalten sollte.

»Komm her, ich will dir etwas zeigen!«, sagte er.

Erst da merkte ich, dass alle um mich sehr aufgeregt waren. Ein Lehrling, der an der Drehmaschine arbeitete, hatte die Sicherheitsvorschriften nicht genau beachtet und in seine Maschine einen über zwei Meter langen Metallstab von circa zwei Zentimeter Durchmesser falsch eingespannt. Die Stange war extrem verbogen worden, dabei hatte es einen Riesenknall gegeben, der die anderen sehr erschreckt hatte. Mich nicht. Ich hatte zwar eine heftige Vibration bemerkt, hatte kurz von meiner Arbeit aufgeschaut, jedoch nichts Ungewöhnliches sehen können und weitergearbeitet. Als ich die verbogene Stange sah, erschrak ich auch.

»Zum Glück ist niemand verletzt worden!«, sagte Herr Meier.

Er nutzte die Gelegenheit, um noch einmal auf die Sicherheitsvorschriften zu verweisen. Ich war froh, dass dieser Fehler nicht mir passiert war.

Mehrmals im Jahr hatte ich Blockunterricht an der Berufsschule der Paulinenpflege für Gehörlose und Hörgeschädigte, die sich in Winnenden bei Stuttgart befand. Es tat mir unendlich gut, wieder nur von Gehörlosen umgeben zu sein, von Menschen, die weder abweisend noch ängstlich schauten, wenn ich auf sie zuging und Kontakt aufnahm. Und ich war wieder mit Felix zusammen, der wie ich einen Metallberuf lernte. Ich genoss diese Zeit wie Ferien, trotz der Lernfächer, in welchen uns genauso viel abverlangt wurde wie den hörenden Lehrlingen in ihren Schulen.

Felix und ich hatten einander so viel zu erzählen, dass wir

uns auch während des Unterrichts am liebsten die ganze Zeit miteinander unterhalten hätten. Anders als ich hatte Felix Pech mit seiner Lehrstelle gehabt.

»Ich werde als billige Arbeitskraft missbraucht. Ständig stehe ich an der gleichen Stanzmaschine und präge Münzen. Ich lerne nichts!«

Außerdem verstand er sich mit seinem Chef nicht besonders.

»Nach der Ausbildung suchst du dir eine neue Stelle«, meinte ich.

»Ich gehe weg. Hier bin ich nicht glücklich. Weißt du, es ist noch schwieriger, weil ich schwarz bin«, sagte er. »Und ich habe hier niemanden, nur meine Geschwister.«

Seine Eltern fehlten ihm sehr. Ich versuchte ihn zu trösten. Dabei wurde mir bewusst, wie viel ich doch hatte: ein Zuhause, Eltern, die mich liebten und für mich da waren, einen Meister, der mich gerecht behandelte, keinen Unterschied zwischen mir und den anderen Lehrlingen machte und uns vieles beibrachte. Trotzdem fühlte ich mich auch oft nicht wohl in meiner Haut und hoffte auf bessere Zeiten. Ich konnte es nicht erwarten, endlich achtzehn zu werden.

Am Ende des ersten Ausbildungsjahres machte ich die theoretische und praktische Zwischenprüfung zusammen mit meinen hörenden Kollegen. Meine Ergebnisse waren gut. Herr Meier bestellte mich in sein Büro.

»Kann ich jetzt Maschinenschlosser werden?«, fragte ich.

»Ja«, antwortete er ohne Zögern. »Ich habe schon mit dem Personalchef geredet, damit er deinen Vertrag ändert.«

Dieser fragte mich, ob ich mir ganz sicher sei, der Herausforderung gewachsen zu sein.

»Na klar«, antwortete ich und unterschrieb den neuen Vertrag.

Doch obwohl ich mir sicher war, dass ich es schaffen würde, zweifelte ich daran, ob ich in diesem Beruf auf Dauer glücklich werden könnte. Ich fühlte mich unausgefüllt und hatte den Eindruck, dass etwas nicht stimmte. Immer wieder fragte ich mich, woran das wohl liegen könnte. Ich fand Tausende von Gründen, nur eins fand ich nicht: eine Quelle, die meine nagende Sehnsucht stillen konnte.

8.
Ein Vorgeschmack von Freiheit

Eines Abends stand vor dem »Hirschen« ein fremdes Motorrad, eine imposante Maschine, die ich mir genau anschaute. Da sie nicht neu war, dachte ich, jemand aus dem Dorf habe sie sich gebraucht gekauft. Ich war gespannt zu erfahren, wer das wohl war, und ging in die Wirtschaft. An der Theke stand ein fremder Mann in Lederkluft. Er war der Besitzer der dicken Honda.

»Tolle Maschine«, sagte ich, »wie schnell ist sie?«

Ich weiß nicht mehr, was er antwortete. Ich wollte ihm viele Fragen über ihn und sein Motorrad stellen, wollte erfahren, woher er kam und wohin er fuhr, aber schon bald war er es, der mir Fragen stellte.

»Du bist taub? Und was machst du so hier?«

»Arbeiten. Bei Lindenmaier. Ich werde Maschinenschlosser«, antwortete ich.

»Guter Beruf. Hast du auch ein Motorrad?«

»Nur ein Mofa. Das ist viel zu langsam.«

Ich machte ein angewidertes Gesicht. Ein Tag zuvor war ein Feldhase vor mir ein paar hundert Meter auf der Straße gelaufen, den hatte ich nicht mal einholen können!

»Das ist sicher schwer für dich bei der Arbeit, wenn du dich mit den anderen verständigen musst. Wo hast du sprechen gelernt?«, fragte der Fremde.

Ein Hörender, der sich für mich interessierte! Das war ein Erlebnis! Ich unterhielt mich sogar ziemlich gut mit ihm, sah meine Bekannten kommen und am Stammtisch Platz nehmen und winkte ihnen zu. Doch ich dachte nicht daran, zu ihnen zu gehen, weil es viel aufregender war, mit diesem Fremden zu reden. Irgendwann unterbrach uns der Wirt.

»Schau mal rüber, Peter, du wirst beim Kartenspiel gebraucht.«

Ich drehte mich um. Die anderen glotzten uns an. Ihnen war deutlich anzumerken, dass sie den Motorradfahrer nicht mochten. Dem entging das nicht. Es lag eine unangenehme Spannung in der Luft.

»Ich muss mich wohl zu ihnen setzen«, sagte ich dem Fremden.

»Schon verstanden.« Er warf ein paar Münzen auf die Theke, stieg vom Hocker. »Deine Kumpel sind …«

Ich hatte nicht verstanden, welches Wort er für meine Freunde verwendete, weil er sich Richtung Stammtisch drehte. Doch es kann nicht schmeichelhaft gewesen sein, denn zwei von ihnen sprangen zornig auf. Es gab eine heftige Rangelei, bis der Fremde schließlich das Feld räumte. Ich blickte ihm nach, sah ihn auf die Honda steigen und davonbrausen. Der wird sich sicher nicht mehr im Dorf blicken lassen, dachte ich traurig.

»Was hast du mit diesem Rocker zu schaffen?«, fragte mein Sitznachbar, nachdem ich am Stammtisch Platz genommen hatte.

»Wir haben nur geredet. Er war nett«, antwortete ich.

»Pass bloß auf, solche Typen suchen nur Streit! Du hast es selbst gesehen«, meinte ein anderer.

Ich hatte gesehen, wie meine Kumpel ihn provoziert und schließlich vertrieben hatten. Warum? Weil er ein

Fremder war? Weil sie neidisch auf seine Maschine waren? Oder weil er mit mir geredet hatte? Ich dachte an Felix, der nur wegen seiner Hautfarbe in Schwäbisch Gmünd aus einer Disco hinausgeprügelt worden war, und wurde wütend.

»Ich bin auch ein Rocker«, artikulierte ich, zeigte auf meine abgewetzte Jeansjacke, die mit Totenkopf-, Adler- und Piratenaufnähern geschmückt war.

»Ach, hör auf mit dem Quatsch! Spiel lieber mit uns eine Runde Schafkopf.«

»Keine Lust«, antwortete ich und bestellte mir ein neues Bier. Meine Gedanken waren bei dem Fremden auf der Honda. Wie viel kostete so eine Maschine? Ich selbst träumte eher von einem Chopper, von diesen Motorrädern mit dem hohen Lenker und dem tiefen Sitz. Wer einen Chopper fuhr, war frei und unabhängig, ein Rebell, der sich über die Regeln der Gesellschaft hinwegsetzte, aber kein Schlägertyp. Genau so fühlte ich mich im Grunde meiner Seele. Meine Jeansjacke war nur der Anfang, bald würde ich ein echter Rocker werden, ich würde gegen die Ungerechtigkeit protestieren und allen zeigen, dass mir dieses Leben, das ich in Deutschland führen musste, nicht passte. Erst brauchte ich eine Maschine, dann wollte ich damit zu Motorradtreffs fahren. Vielleicht würde ich dort diesem Hondamann wieder begegnen, der mir mit seiner freundlichen Neugierde das Herz geöffnet hatte.

Wen ich jetzt öfter traf, war mein neuer Freund Marcel. Er hieß mit Gebärdennamen »Der mit der gepflegten Frisur«, weil er großen Wert auf akkurat geschnittene Haare und ein elegantes Erscheinungsbild legte. Das gebärdet man, indem man mit einer Hand die Haare übers Ohr streicht. Marcel hatte die Wilhelmsdorfer Schule besucht, kannte Herrn Rössle, meinen ersten Artikulationslehrer, der auch Hobby-Fotograf war und seinen Schülern das Fotografieren beibrachte. Was Marcel sonst von dieser Schule berichtete, zeigte mir, dass es dort nicht anders war als in Schwäbisch Gmünd: Die Lehrer waren genauso streng, die Schüler mussten ebenfalls um jeden Preis die Lautsprache lernen. Ihm war es im Grunde nicht besser ergangen als mir. Marcel und ich verstanden uns auf Anhieb sehr gut. Wir beide sehnten uns nach Unternehmungen mit anderen Gehörlosen. Er war sehr aktiv und hatte einen Fußballverein für Gehörlose gegründet, den er zehn Jahre lang betreute, bis nicht mehr genug Nachwuchs da war.

Auf seiner Tausend-Kubik-Honda raste ich mit fast zweihundert Kilometern pro Stunde davon. Ich saß auf dem Rücksitz. Das war fantastisch, aber lieber wäre ich selbst gefahren! Mit achtzehn meldete ich mich in der Fahrschule in Ehingen an, um sowohl den Pkw- als auch den Motorradführerschein zu machen. Erst musste ich allerdings einen Test absolvieren, den ich wegen meiner Gleichgewichtsstörungen nicht bestand.

»Tut mir Leid«, sagte der Fahrlehrer. »Das geht nicht. Zu gefährlich.«

Wie alle anderen Fahrschüler musste ich außerdem zum Sehtest und versagte trotz meiner Brille. Ich hatte schon den Traum vom Motorradfahren begraben müssen, und nun sollte mir auch noch das Autofahren verboten werden, nur weil ich ein paar Zahlen falsch gelesen hatte. Nie im Leben würde ich das hinnehmen!

»Welche Zahlen waren denn falsch?«, fragte ich den Prüfer.

Er nannte sie mir. Ich merkte mir die ganzen Zahlenreihen, ging zu einer anderen Stelle, wiederholte den Sehtest, sagte die auswendig gelernten Zahlen auf und bekam meinen Schein. Der Weg war frei! Von meiner Nachtblindheit und meinen Gesichtsfeldverengungen wusste der Fahrlehrer nichts, und ich hütete mich davor, ihm dies unter die Nase zu reiben. Ich war der erste Gehörlose, den er unterrichtete, und er überlegte sich, wie er mir den Stoff vermitteln könnte.

»Die Theorie lerne ich aus den Büchern«, erklärte ich ihm, »und beim Fahren zeigen Sie mir Ihre Anweisungen mit Gesten.«

Es lief ganz gut, bis auf die Nachtfahrstunde, die Pflicht war. Ich hatte darauf geachtet, einen Termin am späten Nachmittag zu bekommen. Wir fuhren noch in der Dämmerung los, und ich hoffte, dass wir rechtzeitig vor Einbruch der totalen Dunkelheit zurück sein würden, doch das war nicht der Fall.

»Fahr noch ein Stück, fahr noch ein Stück«, bedeutete mir der Fahrlehrer.

Mir wurde ziemlich mulmig. Ich setzte den Blinker und hielt am Straßenrand.

»Ich kann Ihre Anweisungen nicht mehr erkennen«, sagte ich.

»Schon gut«, antwortete er. »Hauptsache, du siehst noch die Straße. Fahren wir zurück. Es reicht auch so.«

Ich musste mich ungeheuer konzentrieren, orientierte mich an den weißen Straßenmarkierungen und war heilfroh, dass ich die Gegend gut kannte. In einer Großstadt wäre es durch die vielen Lichter zwar heller, aber auch viel verwirrender gewesen. Als wir endlich aus dem Auto ausstiegen, war ich nass geschwitzt. Und auch mein Fahrlehrer sah aus, als hätte er bei dieser Fahrt ziemlich gelitten. Aber er sagte nichts. Er schien gar keine Bedenken wegen meiner Fahrtauglichkeit zu haben.

Ich bestand die theoretische und die praktische Fahrprüfung nach der gleichen Zahl von Stunden wie die meisten

Jungen, die ich kannte, und freute mich wie ein Schneekönig. Als ich dann meinen nagelneuen Führerschein endlich in der Hand hielt, entdeckte ich darin jedoch Auflagen, die mich zornig machten.

»Was soll das?«, fragte ich den Lehrer, »warum steht hier, dass ich nicht schneller als achtzig fahren darf? Und warum darf ich von meinem Heimatort aus nicht weiter als zwanzig Kilometer fahren?«

»Es ist nur für den Anfang«, antwortete er. »Wenn alles gut geht, kommst du in sechs Monaten wieder zum Amt, und das wird geändert.«

»Ich will, dass es sofort geändert wird!«, protestierte ich. »Das ist ungerecht, die anderen haben keine Auflagen, ich bin genauso gut gefahren wie sie.«

»Ich kann es nicht ändern und ich muss jetzt zu einem neuen Fahrschüler, der schon auf mich wartet.«

Der Fahrlehrer ging. Ich war sehr wütend, eilte mit großen Schritten zu Tante Irmgard, der Schwester meines Vaters. Sie war mir von all meinen Verwandten die liebste. Mit ihrem Mann Dieter hatte sie zwei Kinder, Beate und Ralf, beide etwa so alt wie ich. In Ehingen führte sie im Vergleich zu uns in Griesingen ein beinahe städtisches Leben. Es roch dort nicht nach Schweinestall, sie hatte moderne Möbel, kleidete sich modern, und in ihrer Wohnung hingen einige schöne Bilder, die ich mir gern anschaute, es waren Reproduktionen von Gemälden. Sie ging ins Kino und interessierte sich für fremde Länder. Und nicht nur das: Sie sprach langsam, achtete darauf, dass ich sie verstand, und sie verstand mich so gut, dass ich nicht alles fünf Mal wiederholen musste.

Ihr Mann und sie besaßen ein Auto. Sobald ich groß genug war, um mit dem Zug allein von Schwäbisch Gmünd nach Ehingen zu fahren, holte mich Tante Irmgard am

Bahnhof ab, oder sie brachte mich nach den Ferien zum Zug. So kam es, dass wir eine besondere Beziehung zueinander entwickelt hatten.

Meine Tante liebte das Leben. Wie schafft sie das?, fragte ich mich. Sie war Näherin, ihr Leben war genauso hart wie das der anderen Verwandten, aber sie schien ein zufriedener Mensch zu sein. Das beeindruckte mich sehr, und ich wäre gern so gewesen wie sie.

Als ich an diesem Tag in ihr Haus stürmte, sah sie gleich, wie zornig ich war, und glaubte erst, ich sei durchgefallen. Ich hielt ihr die Fahrerlaubnis, die für mich gar keine war, vor die Augen.

»O nein«, rief sie empört, »das darf nicht wahr sein! Was gibt der Prüfer als Grund an?«

»Es gibt keinen Grund.«

Wir blickten einander lange an, verstanden uns auch ohne Worte. Der wahre Grund war meine Taubheit, das wussten wir beide. Sie seufzte und streichelte mir kurz über die Schulter. Ihr Mitgefühl tat mir gut. Sie litt mit mir und versuchte nicht, mir einzureden, es sei trotzdem ganz toll, dass ich die Prüfung bestanden hatte.

»Zwanzig Kilometer. Das ist echt gemein«, sagte sie.

»Ich möchte diesen Wisch am liebsten in tausend Stücke zerreißen!«

Meine Kusine Beate kam ins Zimmer. Tante Irmgard zeigte ihr empört meinen Führerschein, danach rief sie meine Eltern an.

»Immerhin kann ich damit zur Arbeit fahren und Onkel Dieter und dich besuchen«, sagte ich. »Und noch verdiene ich nicht genug Geld fürs Benzin, um wirklich weit weg zu fahren!«

»Nimmst du mich dann mit?«, fragte Beate.

»Nix da, erst musst du die Schule fertig machen!«

»Was willst du dir für ein Auto kaufen?«, fragte sie.

»Irgendeine alte Gurke. Für die paar Kilometer reicht sogar eine Ente!«

Wir lachten. Tante Irmgard brachte Kaffee und Kuchen. Als ich nach Hause fuhr, war ich immer noch gekränkt, aber fest entschlossen, mir in sechs Monaten die volle Fahrerlaubnis zu holen. Das hatte man mir schließlich zugesagt.

Ich kaufte mir einen Opel Kadett Typ C mit nur 50 PS – wirklich kein besonders tolles Auto. Damit besuchte ich meine gehörlosen Freunde und Bekannten aus der Gegend. Ich fuhr tagsüber zu ihnen, wenn es noch hell war, und übernachtete bei ihnen, wenn es spät wurde. Da ich so viel unterwegs war, kostete es mich einiges, mich an die Auflagen von der Führerscheinstelle zu halten.

Weil ich nicht wusste, wohin mit meinem Tatendrang, trat ich dem Sportclub Griesingen bei. Mit meinen achtzehn Jahren kam ich in die Männer-Fußballmannschaft. Mir wäre die Jugendmannschaft lieber gewesen, denn dort trainierten einige Jungs aus meiner Clique mit, aber bei den erwachsenen Männern mitspielen zu dürfen bedeutete auch eine Aufwertung. Ich ging gerne zum Training. Nach zwei Stunden auf dem Rasen war ich endlich entspannt und hatte den ganzen Frust weggekickt. Danach saßen wir Spieler zusammen in der Wirtschaft, tranken Bier und kommentierten die Ergebnisse der Bundesliga. Unter Fußballfans spielt es keine Rolle, ob einer hört oder nicht. Hauptsache, man weiß über die Vereine Bescheid. Ich war bekannt als eingeschworener Bayern-Fan, andere Spieler waren für die Stuttgarter. So hatten wir jede Woche neuen Diskussionsstoff.

Ich spielte nur einmal bei einem richtigen Spiel mit. Kurz darauf stolperte ich beim Training über den Ball und stürzte. Es tat ziemlich weh. Irgendwie schaffte ich es, nach Hause zu kommen. Ich dachte, ich hätte mir nur den Knöchel verstaucht, aber mein Fuß wurde dicker und dicker. Schließlich bat ich einen Bekannten, mich ins Krankenhaus zu fahren. Man behielt mich gleich dort: Es war ein doppelter Bruch, der rechte Fuß musste operiert und die Knochen geschraubt werden. Ich lag ziemlich lange im Ehinger Kreiskrankenhaus, in dem ich geboren worden war. Tante Irmgard besuchte mich.

»Was für ein Pech«, sagte sie und fragte, ob sie mir etwas mitbringen sollte.

»Ja, gern, bring mir doch ein paar Flaschen Bier«, antwortete ich.

Das war nur zur Hälfte ein Scherz. Ich trank eben gern. Eine sehr nette Krankenschwester, die sich immer Zeit nahm, mit mir zu reden, half gerade dem Patienten im Nachbarbett beim Aufstehen. Sie warf mir einen Seitenblick zu, der tiefe Missbilligung ausdrückte. Bei uns im Dorf, bei der Arbeit, im Fußballverein, überall wurde Bier getrunken. Hätte einer Apfelsaft bestellt, wäre er ausgelacht worden. Eine Flasche auf ex zu trinken galt als Männlichkeitsbeweis, und wer die meisten Flaschen schaffte, erntete Bewunderung. Mit echten Säufern, die auch Schnaps in sich hineinschütteten, war man nachsichtig, solange sie sich zu benehmen wussten und niemanden wüst beschimpften oder Prügeleien anzettelten. Ich selbst trank nicht viel, aber ich war nahe dran, ein richtiger Saufkopf zu werden.

Den missbilligenden Blick der Krankenschwester verstand ich sofort. »Peter Hepp, ich finde es gar nicht gut, dass du Alkohol trinkst, und das nicht nur, weil du erst achtzehn bist, sondern weil ich grundsätzlich etwas gegen Alkohol habe!«, das wollte sie mir sagen.

Diese Haltung war mir neu und machte mich nachdenklich. Beim nächsten Besuch brachte mir Tante Irmgard tatsächlich einige Flaschen Bier mit, die ich bis zu meiner Entlassung allesamt geleert hatte. Aber bei jeder Flasche, die ich in die Hand nahm, dachte ich an diese Krankenschwester. Sie war weiterhin freundlich zu mir, doch etwas kühler und distanzierter. Und das nur, weil ich Alkohol trank? Vielleicht hatte sie ja Recht. Vielleicht sollte ich das Trinken eine Weile mal ganz lassen, obwohl das Bier mir bisher sicher nicht groß geschadet hatte. Gut, das stimmte nicht ganz. Im Krankenhaus war ich ziemlich fett geworden. Ich bin nicht groß, und die Waage, die bei meiner Einlieferung neunzig Kilo angezeigt hatte, zeigte bei meiner Entlassung sechsundneunzig Kilo. Der Arzt warnte mich, dass ich nicht noch mehr zunehmen dürfe.

»Das ist ein komplizierter Bruch. Es dauert lange, bis Ihre Knochen wieder zusammenwachsen und Sie wieder richtig laufen können. Passen Sie auf Ihr Gewicht auf. Sie sollten weniger essen.«

Er hatte nichts vom Trinken gesagt, trotzdem beschloss ich, meinen Alkoholkonsum zu reduzieren. Zu Hause trank ich kaum noch, eine Zeit lang hörte ich sogar ganz auf. Es fiel mir überhaupt nicht schwer. Wenn meine Kumpel mich besuchten, brachten sie meistens ein paar Flaschen Bier mit und wollten mit mir anstoßen, was ich widerstrebend tat.

»Du trinkst so langsam«, sagte Ottmar. »Schmeckt es dir nicht?«

»Ich mag nur keinen Bierbauch haben«, antwortete ich und zeigte auf meine füllige Leibesmitte.

Damit hatte ich die Lacher auf meiner Seite und brauchte nicht zu erklären, dass es noch andere Gründe für meine Zurückhaltung gab: Das Bier schmeckte mir, aber die Wirkung gefiel mir nicht mehr. Der Rausch, die künstliche Freude, die machten mich stumpf und hinterließen einen schalen Geschmack.

Eines Tages kam Holger und brachte mir ein Buch mit. Es hieß »Papillon« und war sehr dick. Ich schaute es misstrauisch an.

»Vielen Dank«, sagte ich, »aber ich glaube nicht, dass ich so etwas lesen kann. Das ist viel zu lang. Nimm es lieber wieder mit.«

Holger besuchte damals das Gymnasium. Ich dachte mir: Holger macht bald Abitur, er ist viel intelligenter als ich, und er kann so dicke Bücher lesen, aber für mich als Gehörlosen ist das viel zu schwer.

»Das Buch ist wirklich unheimlich spannend, Peter.«

»Worum geht es darin?«, fragte ich.

Holger begann zu erklären und redete wie ein Wasserfall. Bald merkte er, dass ich ihm nicht folgen konnte, und gab mir das Buch. Ich drehte es um, las die ersten Zeilen auf der Rückseite. Es ging um einen Mann, der wegen eines Mordes, den er nicht begangen hatte, zu lebenslanger Haft verurteilt wurde und über dreißig Jahre auf der Flucht war. Das klang nicht schlecht, aber das Buch hatte sechshundert eng bedruckte Seiten, und ich hatte noch nie ein ganzes Buch gelesen, immer nur Comics und die »Bildzeitung«. Allein die Menge an Wörtern, die zwischen den Buchdeckeln eingesperrt waren, machte mich schwindlig. Gehörlose haben einen begrenzten Wortschatz, gewiss wimmelte es darin von Begriffen, die viel zu hoch für mich waren.

»Was bedeutet Papillon?«, wollte ich von Holger wissen.

»Das ist Französisch. Papillon heißt Schmetterling, und der Mann wird so genannt, weil er …«

Wieder redete Holger vor Begeisterung zu schnell, und ich kam nicht mit. Auch noch Französisch, dachte ich. Eine Fremdsprache! Nie würde ich es schaffen. Entmutigt legte ich das Buch zur Seite und sagte ausweichend, ich würde es später versuchen. Als an diesem Abend nichts Interessantes im Fernsehen lief, nahm ich das Buch schließlich doch zur Hand. Ich begann zu lesen, und schon bald konnte ich nicht mehr aufhören. Bald wusste ich, warum der Held Schmetterling genannt wurde: Wie die Schmetterlinge war er nie da, wo man ihn vermutete.

So hat der gebrochene Fuß mein Leben geändert. Papillon hat mir ein Fenster zur weiten Welt geöffnet und meinen Kampfgeist geweckt. Das Buch war der Lebensbericht eines Mannes, der unschuldig Jahrzehnte in den schrecklichsten Gefängnissen eingesperrt gewesen war und dennoch nie seinen Überlebenswillen verloren hatte. Immer wieder war er ausgebrochen, hatte sich den Weg in die Freiheit erkämpft, und jede Zeile strotzte vor Energie. Das steckte mich an. Papillon war ein harter Kerl und ein Gangster, das wollte ich nicht werden, aber seine Kraft, sein Durchhaltevermögen, die konnte ich mir auch aneignen. Nach dieser Lektüre hörte ich auf, mich selbst zu bemitleiden und den Rest der Menschheit dafür verantwortlich zu machen, dass ich nicht glücklich war. Ich ging an Krücken, ich war taub, ich sah schlecht, und das war noch lange kein Grund zu resignieren! Ich musste nur mein Schicksal selbst in die Hand nehmen. Die Fesseln, die die Gesellschaft mir, dem Behinderten, anlegte, musste ich lösen, aber vor allem musste ich aus dem geistigen Käfig, in den ich mich selbst eingesperrt hatte, ausbrechen. »Peter Hepp, du kannst das«, sagte ich zu mir, »Peter Hepp, aus dir wird noch was. Jetzt fängt es erst an, richtig spannend zu werden!«

9.
Freiheit!

Ich wurde zum Büchernarr und las alles, was mir in die Hände fiel. In den Pausen bei der Arbeit verschlang ich Gruselromane, das entspannte mich. In den Ferien las ich gern dicke Wälzer, Abenteuerromane, Thriller und oft auch Sachbücher. Der Kalte Krieg zwischen Amerika und Russland faszinierte mich genauso wie das Auf und Ab der Innenpolitik. Die Bundestagswahlen standen bevor und ich wollte mir eine fundierte Meinung über die wichtigsten deutschen Politiker bilden, doch wenn diese im Fernsehen auftraten, konnte ich sie nicht einordnen. Ihre Gestik und ihre Mimik sagten mir nichts über sie, und ihre Reden wurden noch nicht wie heute in Gebärdensprache gedolmetscht. Die Zeitungen waren meine einzige Informationsquelle.

In einer Buchhandlung war ich auf Günter Wallraffs Bestseller »Der Aufmacher« gestoßen, in welchem er von seiner Zeit bei der »Bildzeitung« erzählte. Danach fasste ich dieses Blatt nicht mehr an. Stattdessen las ich die »Stuttgarter Nachrichten«, die mir allerdings zu bieder waren, und den »Spiegel«, den ich etwas langatmig fand. Am besten gefiel mir der »Stern« mit seiner Mischung von Bildern und Texten.

Bücher und Zeitschriften brachten mir die Welt der Hörenden näher. Mir schien, dass ich sie besser verstand, seit ich so viel las. Gleichzeitig war mir der Kontakt zu anderen Gehörlosen immer wichtiger geworden, aber meine besten

Freunde wohnten weiter entfernt als die zwanzig Kilometer, die mir genehmigt worden waren. Nach einem halben Jahr ging ich wieder zum Landratsamt.

»Können Sie diese Beschränkung bitte aufheben?«, sagte ich. »Die Probezeit ist um, und ich bin unfallfrei gefahren.«

Der Beamte nahm meinen Führerschein, ging damit in einen anderen Raum, kam nach drei Minuten zurück und gab ihn mir zurück. Ich warf einen Blick auf das Dokument und war entsetzt. Aus den zwanzig Kilometern hatte er dreißig gemacht!

»Wieso das?«, fragte ich, »warum bloß zehn Kilometer mehr? Was soll das? Dreißig Kilometer, das reicht mir nicht!«

»In sechs Monaten kommen Sie wieder, dann ändern wir das noch einmal«, sagte mir der Mann am Schalter.

»Können Sie mir das versprechen?«, fragte ich. »Geben Sie mir Ihr Wort?«

Er nickte, antwortete so etwas wie »Ja, ja, aber sicher«, und ich fuhr zähneknirschend davon.

»Sechs Monate warte ich, aber keinen Tag länger«, sagte ich zu meinen Eltern. »Sonst kriegen sie es mit mir zu tun!«

Ungefähr so lange würde meine Ausbildung noch dauern. Obwohl ich lange krankgeschrieben war, konnte ich meinen Rückstand relativ schnell aufholen. Eines Tages schrieb unser Meister ein paar mathematische Formeln an die Tafel. Ich erinnerte mich, dass wir im Unterricht in Schwäbisch Gmünd schon etwas Ähnliches gelernt hatten, konnte Herrn Meiers Erklärungen daher gut folgen. Mir erschien das alles leicht, aber als ich mich umschaute, sah ich, dass einige andere Lehrlinge völlig verständnislos dreinschauten. Der Meister wiederholte seine Erklärungen, trotzdem verstanden es viele offensichtlich nicht, sodass er noch einmal ganz von vorne beginnen musste.

Auf einmal hatte ich das Gefühl, als ob es in mir ganz hell würde, als würde es mir buchstäblich wie Schuppen von den Augen fallen: Ich, der Gehörlose, begriff etwas, was einige Hörende partout nicht kapierten! Nicht zu glauben! Dabei hatte man uns doch in Schwäbisch Gmünd immer gesagt, dass Hörende viel schwierigere Sachen als Gehörlose lernen könnten. »Hörende sind klüger!«, »Hörende können es besser!«, »Hörende lernen mehr!« – von solchen Aussagen hatte ich mich entmutigen lassen! Mir hatte es sich eingeprägt, dass wir Gehörlose irgendwie dumm wären, weil wir nicht so viele Wörter kannten und sie nicht so gut aussprachen. Und jetzt saß ich inmitten von hörenden Kollegen, die etwas nicht verstanden, was für mich ganz leicht war!

Bei dieser Entdeckung platzte ich fast vor Freude und lachte laut auf. Ich konnte mich kaum beherrschen, obwohl ich am Blick des Meisters sah, dass er nicht verstand, warum ich lachte. Das war mir egal, denn ich hatte es begriffen: Ich war taub, aber ich war deshalb nicht automatisch dümmer als Hörende. Es gab sogar Bereiche, in denen ich besser war. Was für eine Erleuchtung!

Meine beruflichen Pläne waren nun ziemlich konkret. Nach der Ausbildung wollte ich als Maschinenschlosser noch zwei Jahre bei Lindenmaier arbeiten und danach auf eine Technikerschule gehen. Davon gab es mehrere, in Heidelberg sogar eine, die speziell auf Gehörlose ausgerichtet war. Da wollte ich hin und ich hatte mir schon Prospekte schicken lassen. Diese Schule war teuer, aber ich ging davon aus, dass mir das Arbeitsamt diese Weiterbildung finanzieren würde.

Ich fühlte mich erwachsen und ziemlich stark. Aber ich wollte noch stärker werden. Da ich nach meinem Unfall nicht mehr Fußball spielen konnte, suchte ich mir eine Sportart aus, die meinen Fuß nicht allzu sehr belastete. In einem Ulmer Sportverein für Hörende versuchte ich es mit Ringen, was mir sehr gut gefiel. Zweimal pro Woche wurde trainiert, der Trainer stellte mir in Aussicht, dass ich bald an Wettkämpfen teilnehmen könnte. Dabei gab es jedoch ein Problem: Diese Wettkämpfe fanden immer am Samstag statt. Das hätte bedeutet, dass ich den Kontakt zu meinen gehörlosen Freunden allmählich verloren hätte, und das kam für mich nicht in Frage. Nach einiger Zeit gab ich das Ringen auf. Es fiel mir nicht leicht, aber meine Freunde waren mir wichtiger. Kommunikation stand für mich an erster Stelle.

Als die sechs Monate Wartezeit abgelaufen waren, nahm ich mir einen Tag frei und ging zum Landratsamt, um meinen Führerschein ändern zu lassen. Ich war guter Dinge und selbstsicher wie noch nie.

»Wenn Sie einverstanden sind, erweitern wir das auf fünfzig Kilometer«, sagte mir der Angestellte.

»Könnten Sie das bitte wiederholen?«, fragte ich fassungslos.

Es war derselbe Mann, bei dem ich ein halbes Jahr zuvor vorgesprochen hatte. Er wiederholte den Satz. Da explodierte ich.

»Nein! Ich bin überhaupt nicht damit einverstanden und werde hier bleiben, bis jemand mir erklärt, warum man mich so behandelt. Holen Sie Ihren Chef!«, verlangte ich.

Er blickte mich erschrocken an, als hätte er nicht erwartet, dass ich mich wehrte.

»Holen Sie Ihren Chef! Ich will eine richtige Begründung, und Sie geben mir keine, also will ich mit Ihrem Chef sprechen. Ich habe Zeit, ich kann warten.«

Ich setzte mich. Ich war fest entschlossen, mir mein Recht zu erkämpfen, egal, wie lange es dauerte. Diesmal würden sie mich nicht mit halben Erklärungen und vagen Versprechungen abspeisen. Der Beamte telefonierte herum. Als ich sah, dass er sich offenbar wirklich bemühte, beruhigte ich mich etwas. Schließlich winkte er mich zu sich.

»Ich habe eben erfahren, dass der Prüfer dafür verantwortlich war. Er meinte, wenn Sie weit weg fahren und einen Unfall haben, könnten Sie niemanden anrufen.«

Was für ein Blödsinn! Das durfte einfach nicht wahr sein! Hatte der Prüfer allen Ernstes geglaubt, dass meine Eltern immer sofort zur Stelle wären, wenn ich einen Unfall in ihrer Nähe hätte?

»Ich kenne hier beim Amt niemanden und kann mich trotzdem verständlich machen!«, sagte ich entrüstet.

»Ja, das schon. Sie wollten eine Begründung, jetzt haben Sie sie. Bitte gehen Sie, wir haben gleich Feierabend.«

»Diese Begründung akzeptiere ich nicht. Mein Führerschein muss geändert werden! Ich rühre mich nicht von der Stelle, solange das nicht geschehen ist.«

Das wiederholte ich ein Dutzend Male und blieb stur vor seinem Schalter stehen. Schließlich erschien der oberste Chef der Prüfstelle, hörte mir zu und schien meinen Standpunkt einzusehen.

»Trotzdem kann ich es nicht einfach so ändern. Aber ich schlage Ihnen etwas vor: Sind Sie einverstanden, die Prüfung mit mir als Prüfer zu wiederholen?«, fragte er.

»Ja, aber nur, wenn ich dafür nichts zahlen muss«, antwortete ich.

»So machen wir es.«

Wir vereinbarten einen Prüfungstermin in vierzehn Tagen, und ich war mir hundertprozentig sicher, dass ich die Prüfung problemlos bestehen würde. Als ich am Vortag nach der Arbeit nach Hause kam, wartete meine Mutter schon ganz aufgeregt auf mich.

»Sie haben angerufen, du brauchst morgen nicht zur Prüfung, es ist alles erledigt. Du bekommst deinen Führerschein, genau wie du ihn haben willst. Sie schicken ihn dir zu!«

Ich konnte es nicht fassen! Gewonnen, ich hatte gewonnen! Ich war frei, überall hinzufahren! Und ich hatte mir dieses Recht selbst erkämpft!

Kurz darauf schloss ich meine Ausbildung erfolgreich ab. Ab Herbst 1981 verdiente ich mehr Geld. Ich hatte einiges gespart, lieh mir etwas Geld von meinem Vater und kaufte mir einen gebrauchten VW-Bus mit Hubdach. Er war mit einem Gasherd und einer Gasheizung ausgestattet und hatte eine Spüle, aber weder Dusche noch Toilette. Ich war überglücklich, als mir der Vorbesitzer zeigte, dass fünf Leute darin schlafen konnten. Genau das wollte ich: meine Freunde mitnehmen, weit weg fahren und die Welt entdecken. Mich hatte die Reiselust gepackt.

In Westberlin hatte ich eine gehörlose Brieffreundin, Natalie, die ich Ostern 1982 besuchte. Da ich nur wenige Tage freihatte, nahm ich diesmal den Nachtzug und sah deshalb nichts von der DDR. Mich beschäftigte die Frage, ob aus unserer Brieffreundschaft mehr werden könnte. »Ja, verlieb dich doch endlich und bleib gleich bei ihr. Dann können wir im Sommer alle zu dir nach Berlin fahren!«, so hatten meine Freunde mit mir gescherzt. Die meisten waren mehr oder weniger fest liiert oder auf der Suche nach einem passenden Mädchen. Einer bekannte sich offen zu seiner Homosexualität. Unter ihnen kam ich mir manchmal wie ein Sonderling vor, weil ich in der Liebe unerfahren war. Seit ich nur noch wenig trank, hatte ich abgenommen. Ich machte sogar Hanteltraining, und man sagte mir oft, dass ich gut aussah. »Du bist nur zu schüchtern«, meinte Felix. »Wenn dir eine gefällt, musst du es ihr zeigen!« Es fehlte mir nicht an Gelegenheiten: Auf den Gehörlosentreffs lernte ich oft Mädchen kennen, verliebte mich aber nicht.

Leider war es bei Natalie auch nicht anders. Sie holte mich am Bahnhof ab, und ich sah auf den ersten Blick, dass es zwischen uns nicht funken würde. Sie hatte lange blonde Haare, war sehr hübsch, aber ganz anders als ich. Ein echter Großstadtmensch!

»Diese Häuser überall«, gebärdete ich ihr bei unserem ersten Stadtbummel, »findest du das nicht beengend?«

»Quatsch! Ich bin hier frei.«

»Mit dieser Mauer um die Stadt fühlst du dich frei? Ich fühle mich hier gefangen, ich möchte jederzeit hinausfahren können.«

»Ach was. Berlin ist so groß, du brauchst Jahre, um diese Stadt zu entdecken.«

Mir war alles fremd. Natalie nahm mich mit zu ihrer besten Freundin Aische, die Türkin war und in Kreuzberg in einem Wohnblock mit vielen Wohnungen lebte. Es war mein erster Kontakt mit einer muslimischen Familie. Wir wurden zum Essen eingeladen, und ich trat gleich ins Fettnäpfchen, als ich nach dem Brot griff. An den Blicken der anderen merkte ich, dass sich hier das Familienoberhaupt als Erster bedienen durfte, und nicht wie bei uns der Gast. Mit einem Lächeln der Entschuldigung reichte ich Aisches Mutter das Brot, und die Atmosphäre entspannte sich.

»Ich kenne eure Sitten nicht«, gebärdete ich zu Aische nach dem Essen. »Aber eure Kultur interessiert mich, bitte erzähle mir davon.«

»Lieber nicht«, antwortete sie und tat es doch.

Ihr Gesicht drückte große Trauer aus. Sie berichtete,

dass sie bei ihrer Familie bleiben und im Haushalt helfen musste. Sie fühlte sich gefangen.

»Mein jüngerer Bruder ist auch gehörlos und darf überallhin, nur ich darf nichts! Und es wird sich in Zukunft nichts daran ändern.«

»Du könntest einen netten Mann heiraten«, sagte ich.

Ihr kamen die Tränen. Natalie umarmte sie und warf mir einen bösen Blick zu. Was hatte ich denn nun schon wieder falsch gemacht?

»Welcher Mann heiratet denn eine gehörlose muslimische Frau? Auf dem türkischen Heiratsmarkt habe ich gar keine Chance! Und einen Deutschen würden meine Eltern nie akzeptieren. In der Türkei gibt es unzählige gehörlose Frauen, die als Dienerinnen ihrer Verwandten bis an ihr Lebensende schuften müssen«, erklärte Aische.

Das hatte ich nicht gewusst. Ich fühlte mich völlig hilflos. Am nächsten Tag fand eine türkische Hochzeit statt, zu der wir auch eingeladen waren. Ich saß mit Natalie und Aische an einem langen Tisch und war ziemlich verkrampft. Es gefiel mir nicht, wie die jungen Türken Natalie anmachten.

»Warum tun sie das? Sie sehen doch, dass ich hier mit dir zusammen bin.«

»Ihr seid aber nicht verheiratet«, erklärte Aische. »Dann dürfen sie das.«

»Heißt es, dass ich auch türkische Mädchen anmachen darf?«

»O nein, das ist gefährlich.«

Mir war alles sehr fremd, und es gab so viel zu schauen! Die Gäste hatten sich alle herausgeputzt, es wurde viel gegessen und auch getanzt, und dann gratulierten alle dem Brautpaar: Braut und Bräutigam hatten jeweils eine Schnur um die Taille gebunden, und die Gäste standen brav Schlange, um nach einer Umarmung oder einem Händedruck

Geldscheine hinter die Schnur zu klemmen oder Goldstücke in die Taschen des Bräutigams zu stecken. Auch ich schenkte einen Schein und kehrte mit Natalie und Aische zu unserem Tisch zurück.

»Gleich ziehen sie sich zurück. Die Familie geht mit. Sie warten, bis die beiden miteinander geschlafen haben, weil sie das Betttuch sehen wollen. Sie brauchen den Beweis, dass die Braut noch Jungfrau ist. So ist das bei uns.«

Aische blickte mich traurig an. Sie tat mir sehr Leid.

Am nächsten Tag gingen Natalie und ich zum Gehörlosenzentrum. Eine Berlinerin, die etwas älter war als ich, nannte mich »rote Kartoffel«.

»Wieso das?«, fragte ich etwas pikiert.

»Weil du vom Land kommst, das habe ich gleich gesehen«, sagte sie und zeigte auf meine Wangen.

Vielleicht hatte ich tatsächlich mehr Farbe als sie, aber ich wollte nicht als Landei betrachtet werden.

»Allein daran, wie du hier herumstehst, merke ich, dass du nicht aus der Stadt kommst«, fuhr sie fort zu gebärden. »Wo bist du her? Ach, aus Süddeutschland! Deswegen redest du so komisch, da unten sind die Leute so langsam.«

»Mag sein, aber langweilig sind wir nicht.«

Wir unterhielten uns heftig und ziemlich lange, andere Gehörlose mischten sich ein. Als ich aus den Augenwinkeln zufällig zwei Männer sah, die sich in aller Öffentlichkeit liebkosten und küssten, dachte ich mir, dass wir in der Tat in Süddeutschland noch nicht so weit waren wie in Berlin. Aber in einem waren wir uns einig: Ob Land oder Stadt, unter uns Gehörlosen herrschte das gleiche Heimatgefühl.

»Verstehe ich es richtig, dass Sie eine Fortbildung beantragen wollen?«, fragte mich der Beamte auf dem Arbeitsamt.

Er hatte doch alle Unterlagen vor sich, warum also fragte er?

»Ja. Ich arbeite schon anderthalb Jahre als Maschinenschlosser.«

»Aber warum wollen Sie denn wechseln? Das ist ein guter Beruf, und Sie haben einen sicheren Arbeitsplatz!«, sagte er.

»Ich fühle mich da unterfordert. Diese Arbeit langweilt mich. Ich habe diesen Beruf nur gewählt, weil man mir damals sagte, dass eine Fortbildung möglich sei.«

Der Beamte schüttelte den Kopf.

»Wenn Sie darauf bestehen, kann ich Ihre Unterlagen weiterleiten, aber das hat wenig Sinn.«

Sie können froh sein, dass Sie überhaupt eine Arbeit haben. Ihnen wird man diese Ausbildung bestimmt nicht finanzieren, weil Sie ja taub sind. So übersetzte ich im Stillen seine Worte und wurde allmählich sauer.

»Ich will aber eine Tätigkeit, bei der ich meine Intelligenz einsetzen kann!«, protestierte ich.

»Aber das können Sie doch in Ihrer Freizeit«, sagte der Mann. »Sie könnten zum Beispiel Schach spielen, wie wäre es denn damit?«

Schach ist kalt und ohne Herz, dachte ich, genau wie dieser Mann. Mit dem wollte ich nicht weiterreden. Von seiner Überheblichkeit hatte ich die Nase voll. Von ihm und von Deutschland.

Im Frühjahr machten Felix, Marcel, Daniel und ich mit meinem Bus eine Italien-Rundreise von Pisa über Florenz und Rom bis nach Neapel. Auf dem Rückweg machten wir noch einen Abstecher nach Venedig. Dort leisteten wir uns sogar eine Gondelfahrt durch die Kanäle. Als gewissenhafte Touristen teilten wir die Sehenswürdigkeiten zwischen uns auf:

Marcel und Daniel gingen in den Markusdom und ins Museum, während Felix und ich den Glockenturm am Markusplatz hinaufstiegen. Hoch oben befindet sich eine Glocke, an der zwei metallene Glöckner mit Hämmern stehen. Felix und ich waren bestens gelaunt, fotografierten einander in allerlei Posen. Ich stand unter der Glocke, als Felix gebärdete, dass sich die metallenen Glöckner bewegen ließen.

»Wirklich?«, fragte ich ungläubig.

»Doch! Schau doch selbst!«

Ich fasste den Arm des einen Glöckners an. Es stimmte.

»Soll ich läuten?«, scherzte ich.

»Nur zu!«, gebärdete Felix.

Ich schwenkte den Arm mit dem Hammer nach hinten, schob ihn leicht und vorsichtig auf die Glocke zurück, sodass der Hammer sie berührte. Ich spürte das Vibrieren des metallenen Armes und fragte Felix, ob er etwas hörte. Er schüttelte den Kopf und forderte mich auf, stärker zu schlagen. Ich tat es, spürte wieder die Vibration.

»Und jetzt?«, fragte ich.

Felix zeigte, dass er immer noch nichts hörte. Diesmal holte ich weiter aus, schlug kräftig auf die Glocke, und meine Hände zuckten vor Schmerz. Die heftige Vibration tat meinem Tastsinn weh! Felix lachte und deutete auf seine Ohren, dann auf die Leute, die inzwischen um uns herumstanden: Sie starrten mich entsetzt an. Ich blickte hinab auf den Markusplatz, sah viele winzige Gesichter, die nach oben schauten. Sie alle hatten meinen lauten Glockenschlag vernommen! O je, dachte ich, das hätte ich nicht tun dürfen. Aber übermütig, wie ich war, winkte ich ihnen noch zu, als wäre ich ein Star. Dann schubste ich Felix an.

»Lass uns hier verschwinden«, gebärdete ich. »Komm! Schnell runter!«

Auf halber Höhe der langen Treppe kamen uns Wächter entgegen, die an uns vorbeirannten. Zum Glück hatten sie uns nicht erwischt! Wenige Minuten später standen wir vor dem großen Portal des Dogenpalastes und wurden von einer Schülerinnengruppe prompt umzingelt. Die Mädchen waren zwischen sechzehn und achtzehn und wir genossen ihre Aufmerksamkeit. Wir wussten genau, warum sie uns umschwärmten: Wegen Felix' dunkler Hautfarbe hielten sie uns für Amerikaner. Das hatte ich schon oft erlebt, wenn ich mit ihm unterwegs war. Manchmal sprachen uns sogar echte Amerikaner auf Englisch an. Als die Mädchen aber hörten, dass wir Deutsche waren und gehörlos noch dazu, wandten sich die meisten enttäuscht ab. Einige blieben jedoch. Sie schrieben uns auf, dass sie aus Neapel kämen, und freuten sich, als wir ihnen zu verstehen gaben, dass wir ihre Stadt kannten. Sie machten eine Bildungsreise, und ich staunte darüber, dass ihre Schule Geld dafür hatte. In Süditalien war mir die große Armut der Menschen aufgefallen.

Im nächsten Frühjahr fuhr ich wieder mit dem Wohnmobil in Urlaub. Diesmal ging es mit meinen alten Freunden Adrian und Dirk nach Holland. Adrian, der »Tierfreund«, war inzwischen Goldschmied und Dirk, der »Witzbold«, Bauzeichner geworden. In Amsterdam besuchten wir das Rijks-Museum, schlenderten durch die Altstadt und gerieten aus Versehen in ein Viertel, wo man uns feindselig anschaute.

»Pass bloß auf deine Kamera auf«, warnte mich Dirk. »Damit fallen wir hier als Touristen auf, und diese Typen scheinen es auf uns abgesehen zu haben.«

»Lass uns zurück zum Bus gehen«, meinte Adrian, »mir gefällt das hier gar nicht. Das sind lauter Junkies.«

Meine Kamera hatte über tausend Mark gekostet, ich hielt sie etwas fester und bestand darauf, weiterzulaufen.

»Es ist Vormittag, uns wird man schon nichts antun. Außerdem will ich das sehen«, sagte ich zu meinen Freunden.

Adrian fühlte sich nur in der Natur wirklich wohl, und Dirk war im Vergleich zu mir eher ein braver Junge. Ich kannte Sankt Pauli in Hamburg, und in Berlin hatte mich Natalie durch ziemlich heruntergekommene Gegenden geführt. Vor Junkies fürchtete ich mich nicht. Eigentlich hatte ich vor gar nichts Angst, aber auf so etwas war ich doch nicht vorbereitet. Ein Mädchen stand an eine Mauer gelehnt und sah wie der Tod selbst aus, das Gesicht ausgehöhlt, der Teint nicht blass, sondern grau, und sie war so mager, dass die Kleidung wie ein Sack an ihr herunterhing. Sie sprach mit einem Mann, der mit einer dicken Goldkette und einem auffälligen, nagelneuen Anzug prahlte. Ich hielt ihn für ihren Dealer oder Zuhälter. Ein paar Meter weiter hockten weitere ausgemergelte Drogensüchtige im Dreck. Ein Mädchen bot uns Sex an. Es war so traurig, dass ich wegschaute.

»Sie findet bestimmt keinen, der mit ihr schläft. Das wäre ja so, als ob man mit einem Skelett schläft«, meinte Adrian.

Ich wollte jetzt auch raus aus diesem Elendsviertel und beschleunigte meine Schritte. Das Ende der Straße war schon in Sicht, als mich etwas zwang, anzuhalten und ein paar Schritte zurückzugehen. Es war ein Bild im Schaufenster eines Sexshops, das ich im Vorbeigehen gesehen hatte. Das Bild eines nackten Kindes mit schmerzverzerrten Zügen. Und es gab Dutzende solcher Fotos! Auf ihnen sah man Jungen und Mädchen zwischen acht und zwölf Jahren in allen möglichen Stellungen angeboten, auf manchen wurden sie von Erwachsenen missbraucht, deren Gesichter verdeckt oder abgeschnitten waren. In mir stieg ein unglaublicher Hass auf gegen diese gesichtslosen Menschen. Wenn mir einer da in die Hände gefallen wäre, hätte ich ihn auf der Stelle zusammengeschlagen.

»Komm jetzt endlich! Wir haben genug von diesem Platz, wir bleiben keine Minute länger hier. Das ist grauenhaft!«
Meine Freunde liefen davon. Ich folgte ihnen.

»Wenn ich hören könnte, würde ich Polizist werden, um solche Verbrecher zu jagen«, sagte ich.

»Es gibt aber keine gehörlosen Polizisten«, wandte Adrian ein. »Und als Gehörloser bist du eh ausgeliefert. Auch wenn man so klug ist wie du, Peter. Du kannst ein Riesengehirn haben und stark sein wie ein Weltmeister im Boxen, als Gehörloser nutzt dir das alles nichts.«

Ich hätte gern widersprochen, aber ich tat es nicht, weil ich mich in diesem Moment genau wie sie meiner Gehörlosigkeit ausgeliefert fühlte. Es war wie in meinen Albträumen, als würde ich in ein tiefes Loch fallen und nirgends Halt finden. Ich blieb stehen, blickte zurück.

»Es muss doch einen Weg geben«, gebärdete ich.

»Beten kannst du, das ist alles«, meinte Adrian.

»Das hilft auch nichts«, sagte Dirk. »Wir müssen uns damit abfinden.«

Ich zuckte mit den Schultern. Auf unserer Italienreise hatten wir uns den Vatikan angeschaut. Er war eine der vielen Sehenswürdigkeiten gewesen, die wir auf dem Programm hatten. An dem Tag war es regnerisch und kalt gewesen, sodass wir keine Lust hatten, ans Meer zu fahren. Kaum standen wir auf dem Petersplatz, hörte es auf zu regnen, die Wolkendecke riss auf, und eine herrliche Sonne wärmte uns. »Das ist die Belohnung für den Besuch dieses frommen Ortes«, hatte ich gesagt, aber das war ein Scherz gewesen. Mit der Religion hatte ich nicht mehr viel am Hut, seit ich die Schule verlassen hatte. Ich war weder dagegen noch dafür. Das interessierte mich einfach nicht.

Es musste einen Weg geben. Darüber grübelte ich noch Stunden später, als ich wieder am Steuer saß und Richtung

Belgien fuhr. Wenn mir damals jemand gesagt hätte, dass ich meinen Weg im Glauben finden würde, hätte ich diesen Menschen sicher einen Spinner genannt.

10.
Eine große Unruhe in mir

»Ich halte es nicht mehr lange hier aus«, sagte ich zu meinen Freunden. »Wenn sich in den nächsten zwei Jahren nichts in meinem Leben ändert, haue ich ab. Ich wandere aus!«

Wohin? Keine Ahnung. Ich war zweiundzwanzig und hatte keinen konkreten Plan, nur das nagende Gefühl, am falschen Ort zu sein und den falschen Beruf zu haben. Ich wohnte noch in Griesingen bei meinen Eltern, hatte mich aber innerlich von ihnen entfernt. Mich bedrückte die schleppende Kommunikation zwischen uns, mich bedrückte überhaupt die schleppende Kommunikation mit allen Hörenden, wobei ich mir selbst keine Mühe gab, sie zu verbessern. Mir fiel nichts ein, worüber ich mit meinen Eltern reden könnte. Ich war kaum zu Hause. Mein Vater ließ mich in Ruhe, aber meine Mutter versuchte mich zu halten.

»Du bist immer unterwegs«, klagte sie, »man sieht dich gar nicht mehr. Du hast hier auch Freunde. Im Laden fragt jeder, wie es dir geht.«

»Und wenn ich da bin, gucken sie mich bloß mitleidig an«, antwortete ich gereizt. »Sie sollen mich fragen, nicht dich. Und ich weiß nicht, was du willst. Ich fahre jeden Montagabend nach Ehingen zum Kegeln, mit Mark, Jörg, Holger, Melanie und Julia …«

Ich listete noch einige Namen auf. Es war eine große Clique aus Gleichaltrigen, die sich im Gasthaus »Sonne«

traf. Die Männer arbeiteten fast alle als Metaller wie ich, die Frauen hatten eher typische Frauenberufe wie Arzthelferin, Bürokauffrau oder Verkäuferin. Beim Kegeln war ich der Schlechteste von allen, aber am Tisch wurden oft ernste Themen aufgegriffen, und da gelang es mir meist, genug Brocken aufzuschnappen, um zu erfassen, worum es ging. Außerdem hatte ich mit Melanie und Beate manchmal gute Gespräche. Die beiden bemühten sich immer, deutlich zu sprechen, damit ich ihre Lippen lesen konnte. Melanie kannte das von ihrer Großmutter, die im Alter ertaubt war.

»Nächstes Wochenende ist Dorffest«, sagte meine Mutter, »komm doch mit.«

»Keine Zeit. Ich habe etwas anderes vor.«

Ich hatte immer etwas anderes vor. Meist war ich mit Gehörlosen zusammen, in Stuttgart, Würzburg, Heilbronn, Schwäbisch Gmünd, Friedrichshafen oder in München, und ich übernachtete oft bei Freunden. Ich begleitete unsere Ulmer Fußballmannschaft zu den Spielen, die in ganz Baden-Württemberg stattfanden, und ich übernahm mehrere Aufgaben im Gehörlosenverein. Ich hatte begonnen, mich aktiv für unsere Belange einzusetzen. Das war für mich ein Ausgleich zu der Fabrikarbeit, die mich anödete.

»Ich muss aus diesem Beruf raus. Nie und niemals halte ich diesen Job noch vierzig Jahre aus!«, sagte ich meinen Freunden bei einem abendlichen Treff des Ulmer Gehörlosenvereins. »Aber was soll ich tun?«

»Du könntest studieren«, riet mir Marcel. »Ja, du könntest nach Amerika fliegen und in Gallaudet studieren.«

Gallaudet. Jeder von uns kannte diesen Namen, der alle Augen in der Runde aufleuchten ließ. Ein Paradies für Gehörlose, ein Ort, wo keiner von uns diskriminiert wird, im Gegenteil. Gallaudet ist weltweit die einzige Universität für

Gehörlose. Auf dem großen Campus in der Nähe von Washington leben und arbeiten mehrere Tausend Studenten, Dozenten, Angestellte, die alle, ob hörend oder taub, miteinander gebärden. Wer nur die Lautsprache beherrscht, kommt sich in Gallaudet verloren vor, wie in einem fremden Land, weil dort alle Menschen gebärden – in den Vorlesungen, bei den Prüfungen, im Supermarkt, in den Restaurants. Mich faszinierte der Gedanke, dass Gehörlose einen Universitätsabschluss machen und sogar einen Doktortitel erwerben konnten, ohne auch nur ein Wort in Lautsprache sagen zu müssen.

»Ich würde mir das gern anschauen. Eines Tages fliege ich bestimmt hin. Aber studieren? Wenn ich nur wüsste, welches Fach, würde ich alles dransetzen, um es möglich zu machen.«

»Studiere doch Jura«, schlug Marcel vor. »Wir brauchen Juristen, die unsere Rechte vertreten.«

»Es stimmt, wir brauchen sie, aber ich habe keine Juristenseele.«

»Du bist doch gut in Mathe, mach doch einen Doktor in Mathematik«, sagte ein anderer.

Ich schüttelte den Kopf. Ich hatte auch keine Mathematikerseele, konnte mir ein Leben nur mit Zahlen und Formeln nicht vorstellen. Aber diese Diskussion trug mit vielen anderen dazu bei, meine Gedanken zu klären. Am Abend war ich schon weiter. Ich wusste immerhin, dass ich nicht die nächsten zehn Jahre studieren wollte, sondern am liebsten gleich etwas Neues anpacken würde. Ein paar Wochen später konnte ich sogar die Richtung formulieren.

»Ich möchte mit Menschen zu tun haben«, sagte ich zu Felix.

»Ja, das passt zu dir«, signalisierte er. »Aber was willst du werden? Lehrer oder Sozialarbeiter?«

Ich überlegte nicht, ob ich es schaffen würde und wie viel ich noch lernen müsste, um einen dieser Berufe zu ergreifen. Ich horchte nur nach innen, auf mein Gefühl.

»Nein, nicht Sozialarbeiter«, antwortete ich, »und Lehrer, wie soll das gehen? Wenn ich in Gebärdensprache unterrichten könnte, dann vielleicht.«

»Dir fällt schon noch etwas ein«, sagte Felix.

Nirgends in Deutschland oder in den europäischen Ländern, die ich kannte, gab es taube Lehrer. Nirgends wurde in Gebärdensprache unterrichtet. Überall trichterte man den Schülern die Lautsprache ein und bestrafte sie, wenn sie gebärdeten, genau wie man es mit mir getan hatte. Aber das war nicht immer so gewesen!

Im September 1880 hatte in Mailand ein internationaler Kongress der Gehörlosenlehrer stattgefunden, auf dem folgender Beschluss gefasst wurde: »*In der Überzeugung der unbestrittenen Überlegenheit der Lautsprache gegenüber der Gebärdensprache, insofern jene die Taubstummen dem Verkehr mit der hörenden Welt wiedergibt und ihnen ein tieferes Eindringen in den Geist der Sprache ermöglicht, erklärt der Kongress, dass die Anwendung der Lautsprache bei dem Unterricht und in der Erziehung der Taubstummen der Gebärdensprache vorzuziehen sei.*« Vor diesem Kongress hatte man in den Taubstummen-Anstalten, wie man damals die Gehörlosenschulen nannte, die so genannte gemischte Methode angewendet, also Gebärden- und Lautsprache zusammen. Nach dem Kongress wurden sogar taube Lehrer und Betreuer entlassen. Zehn Jahre später hatten die deutschen Taubstummenvereine Unterschriften gesammelt und eine Petition an Kaiser Wilhelm II. geschickt, in der sie ihn untertänigst baten, die Diskussion wieder aufzunehmen und die Gebärden- neben der Lautsprache verwenden zu lassen. Doch ohne Erfolg.

128

Generationen von Gehörlosen hatte man per Beschluss ihrer Muttersprache beraubt, nicht aus Boshaftigkeit, sondern in der Annahme, zu ihrem Wohl zu handeln. Die Lautsprache sollte ihnen einen besseren Zugang zur Gesellschaft und zur Bildung ermöglichen. Die einzigen Länder, die beim Mailänder Kongress dagegen gestimmt hatten, waren die USA und Schweden. Und gerade in diesen Ländern schienen die Gehörlosen besonders kämpferisch zu sein und ihre Interessen erfolgreich zu vertreten.

Eines Abends im Frühjahr 1983 fand ich meinen Vater allein am Tisch sitzend. Er schien auf mich gewartet zu haben.

»Ich habe mir etwas überlegt«, sagte er. »Unser Grundstück ist groß genug, früher oder später wird es dir gehören, aber wir können jetzt einen Teil vom Garten abtrennen, und ich baue dir ein Haus darauf. Da kannst du selbständig leben, und wenn du heiratest …«

»Das habe ich nicht vor, jedenfalls nicht jetzt«, antwortete ich. »Nein danke, ich will kein Haus. Und schon gar nicht hier.«

»Wie du willst. Schade. Es hätte mich gefreut. Wenn du deine Meinung später änderst, sag mir Bescheid. Das Angebot steht. Solange ich mit diesen Händen noch arbeiten kann …«

Er zeigte mir seine rauen Maurerhände. Ich glaube, dass er wirklich enttäuscht war. Er wäre stolz darauf gewesen, für seinen Sohn ein Haus zu bauen. Auf dem Land tun Väter das für ihre Söhne. Sie überlassen ihnen etwas Stabiles, eine solide Grundlage, damit sie eine Familie gründen können, damit das Leben weitergeht. Ich bin sicher, dass mir mein Vater ein wunderbares Haus gebaut hätte. Er ist ein guter Maurer. Ich sah aber nur den Versuch, mich an Griesingen zu binden, und lehnte sein Angebot in einer Weise ab, die ihn kränken musste. Er liebte sein Heimatdorf, ich schimpfte gegen den Gestank von Gülle und Schweinestall, machte alles nieder, was ihm lieb und teuer war, nur weil ich frustriert war. Mein Vater konnte nichts dafür, aber ich hatte ständig das Gefühl, auf der Stelle zu treten. Außerdem war Heiraten ein Reizthema für mich.

In der Kegelclique hatte fast jeder einen festen Partner, mit dem er Heirats- und Zukunftspläne schmiedete. Auch unter den Gehörlosen waren etliche verliebt und gebunden. Nur ich galt immer und überall als ewiger Junggeselle und zweifelte daran, dass ich je eine Frau finden würde!

Im Sommer darauf fuhr ich mit Daniel und Adrian für drei Wochen nach Spanien und Marokko. Auch Daniel kannte ich aus Schwäbisch Gmünd, wobei wir erst jetzt Freunde wurden. In einem Reiseführer hatte ich gelesen, dass zu Mariä Himmelfahrt in Elche bei Alicante ein großes Fest mit einer Prozession stattfinden würde. Es schien ein besonderes Mysterienspiel aus dem Mittelalter zu sein, das seit dem 13. Jahrhundert aufgeführt wurde, und ich organisierte unsere Fahrt so, dass wir rechtzeitig in Elche sein würden.

Als wir ankamen, dachte ich nicht mehr an dieses Fest. Wir fuhren auf einen Campingplatz, alberten am Swimmingpool herum und scherzten den ganzen Tag. Gegen Abend fielen uns drei gehörlose Spanier auf, zwei Frauen und ein Mann, mit denen wir uns bald rege unterhielten. Jedes Land hat zwar eine eigene Gebärdensprache, aber die meisten Gehörlosen sind es gewohnt, sich mit Gestik und Mimik zu verständigen. Außerdem sind sie geradezu kommunikationssüchtig und suchen sofort das Gespräch mit anderen Gehörlosen.

»Macht ihr auch Urlaub hier?«, wollte ich von den Spaniern wissen.

»Wir machen eine kleine Pause hier. Wir kühlen uns nur ein wenig ab und fahren bald nach Hause zurück«, antwortete mir eine der Spanierinnen.

Sie war sehr hübsch und gefiel mir. Und sie schien sich auch für mich zu interessieren, denn sie ließ mich nicht aus den Augen. Behutsam begann ich ein wenig mit ihr zu flirten. Wir sprachen über unsere Arbeit, verglichen die Situation der Gehörlosen in Spanien und Deutschland, schließlich erzählte ich ihr, wie langweilig es in meinem Kuhdorf war.

»Das kenne ich!«, gebärdete meine Carmen, die tatsächlich so hieß, aufgeregt. »Ich komme auch vom Dorf, aber ich ziehe bald an die Küste, da ist es besser!«

»Und wo wohnst du jetzt?«, fragte ich.

Wir tauschten Adressen aus, dabei merkte ich, dass der junge Spanier verärgert zu sein schien. War er ihr Freund? Ich zog mich etwas zurück und las Enttäuschung in den Augen von Carmen. Bald machten sich die drei Spanier auf den Weg, und wir zogen los, um die Altstadt von Elche zu besichtigen. Viel Blumenschmuck hing an den Häusern und halb verwelkte Blüten lagen auf den Straßen. Plötzlich stand vor uns eine große Statue der Heiligen Jungfrau, die mit Blumen und Palmen geschmückt war.

»Du liebe Zeit, das Fest! Wir haben das Fest vergessen. Heute ist ja Mariä Himmelfahrt!«, sagte ich zu meinen Freunden.

»Halb so schlimm. Wir hatten einen schönen Tag, das ist das Wichtigste«, meinte Adrian.

»Warum guckst du so bestürzt? Du hast dafür ein nettes Mädchen kennen gelernt. Das passiert dir doch nicht jeden Tag. Ich habe gesehen, dass sie dir gefällt. Endlich!«

Daniel neckte mich weiter, doch ich achtete nicht auf ihn. Ich war ziemlich durcheinander, und ich schämte mich ein wenig. Mir war klar, dass hier in Elche etwas Ernstes, sehr Wichtiges für die Menschen stattgefunden hatte. Von weit weg waren sie hergepilgert, um Mariä Himmelfahrt zu zelebrieren. Die Männer hatten die Jungfrau durch die Stadt getragen und die ganze Stadtbevölkerung war dabei gewesen. Nur wir hatten nichts Besseres zu tun gehabt, als uns am Pool zu vergnügen. Ich spürte einen Anflug von Wehmut, eine vage Sehnsucht, die nichts mit Carmen zu tun hatte, konnte mir nicht erklären, was mit mir geschah.

Ich sehnte mich nach Gott, wusste es bloß noch nicht.

Ein halbes Jahr später bat mich Felix um einen Gefallen.

»Mein Auto ist in der Werkstatt und ich habe Schwester Philomena versprochen, sie zum Kloster Untermarchtal zu bringen, wo Schwester Kosima ihr goldenes Professjubiläum feiert«, erklärte er mir. »Kannst du mir helfen? Fahr doch mit!«

»Warum nicht? Schwester Philomena mag ich gern«, antwortete ich.

Sie war unsere letzte Gruppenschwester im Internat gewesen und leitete jetzt einen katholischen Kindergarten in Geislingen an der Steige. Felix war mit ihr und mit einigen anderen Schwestern in Kontakt geblieben. Sie waren für ihn ein wenig wie eine Familie. Ich hatte sie sehr lange nicht mehr gesehen und freute mich, sie zu treffen. Als wir Schwester Philomena abholen wollten, bat sie uns herein. Wir berichteten einander, wie es uns in der Zwischenzeit ergangen war, tauschten Nachrichten über andere Schwestern und damalige Schüler aus, wie in solchen Situationen üblich. Doch ich wurde von einem Buch abgelenkt, das auf dem Tisch lag. Es trug den Titel »Das Geheimnis des Lebens«. Dieser Titel war mir unheimlich.

»Peter, wie geht es dir bei deiner Arbeit?«, fragte Schwester Philomena.

»Nicht gut«, sagte ich.

Nach und nach erzählte ich ihr alles. Sie hörte aufmerksam zu.

»Wenn ich nach vorne blicke, sehe ich nichts. Es ist, als wäre meine Zukunft im Nebel verborgen. Trotzdem würde ich gerne Pläne machen.«

»Es ist oft so, dass man sich von der Zukunft nur ein verschwommenes Bild machen kann«, meinte sie, »bleib dran, es ist gut, dass du suchst. Gib nicht auf!«

Sie lächelte, als wüsste sie, wovon sie sprach. Doch ich verstand nicht, was sie damit meinte. Weil wir zum Kloster Untermarchtal weiterfahren mussten, hatte ich keine Gelegenheit, genauer nachzufragen. Ich erschrak, als ich Schwester Kosima sah, so alt und zerbrechlich war sie geworden. Sie war extra für uns aus ihrem Krankenbett aufgestanden, kam lächelnd und mit offenen Armen auf uns zu, strahlte vor Freude. Ich freute mich auch und fragte mich, wie sie es schaffte, trotz ihrer Schmerzen und ihrer großen Schwäche eine solche Zufriedenheit auszustrahlen. Offensichtlich war sie mit sich selbst und der Welt im Reinen.

»Schwester Kosima hat ein Geheimnis, das ich gern kennen möchte«, sagte ich auf dem Rückweg zu Felix.

»Was meinst du damit?«, fragte er.

»Sie ist glücklich, obwohl ihr Leben bald zu Ende ist. Ich dagegen stehe am Anfang, und bin es nicht. Ich sehe keine Zukunft vor mir.«

»Du machst dir zu viele Gedanken. Nimm's ein wenig lockerer, Mann. Was zerbrichst du dir den Kopf über Dinge, die du nicht wissen kannst? Ich kenne meine Zukunft doch auch nicht.«

Ich dachte an das Buch, das ich bei Schwester Philomena gesehen hatte. »Das Geheimnis des Lebens« – vielleicht hätte ich darin eine Antwort gefunden. Ob ich dieses Geheimnis je allein entschlüsseln würde?

Ostern fuhren Marcel, Adrian, Boris, Gerd und ich mit meinem Bus nach England. Gerds Namensgebärde ist »Hasenzähne«, weil er große, auffallend weiße Zähne hat. Er war in Schwäbisch Gmünd eine Klasse unter mir gewesen und reiste zum ersten Mal mit. Wir fuhren erst bis Stonehenge, schauten uns unterwegs ein Museum mit alten Kriegsschiffen und einige Schlösser an. London hatten wir uns als Höhepunkt für den Schluss aufgehoben. Am letzten Abend bummelten wir durch das Vergnügungsviertel Soho, ich hatte mich bei Boris untergehakt, weil ich wegen meiner Nachtblindheit nur die bunten Lichtreklamen sah. Wo die anderen drei waren, wusste ich nicht.

Plötzlich wurde ich heftig angerempelt, hielt mich an Boris fest, um nicht zu stürzen, und wurde gegen eine Mauer gedrückt. Ich spürte um mich eine große Anspannung, fast als gäbe es eine Schlägerei. Selbst blieb ich erstaunlich ruhig und fragte nur, was los war. Aber in der Dunkelheit konnte ich eine gebärdete Antwort nicht sehen. Seltsamerweise hatte ich keine Angst, dass mir oder uns etwas Schlimmes passierte. Als alles vorbei war, suchten meine Freunde nach einem helleren Ort, um mir zu erzählen, was geschehen war. Kurz darauf saßen wir in einem kleinen Restaurant.

»Du bist eben überfallen worden«, berichtete Boris. »Also eigentlich wir, aber ich bin mir sicher, dass der Typ es auf dich und deine Kamera abgesehen hatte. Er hat sich auf dich gestürzt, uns dabei beide beinahe auf den Boden geworfen, und ich konnte nichts tun, weil du dich an mich geklammert hattest!«

»Und wir liefen direkt hinter euch. Wir waren nur ein

paar Meter zurück, aber zu weit, um eingreifen zu können«, rief Gerd.

»Klar, der hat sich gedacht, den Blinden da, den schnappe ich mir. Seine Kumpels sind taub und bei den Behinderten riskiere ich nicht viel. Leichte Beute halt!«

»Der Dieb kam von der Seite und rempelte euch an. Und dann tauchte wie aus dem Nichts ein anderer Mann auf, der sich dazwischengestellt, ihn von euch weggerissen und verjagt hat.«

»Und wo ist dieser Mann jetzt? Ich möchte mich bei ihm bedanken«, sagte ich. »Warum habt ihr ihn nicht eingeladen, mit uns hierher zu kommen?«

Die anderen sahen einander betreten an.

»Er war auf einmal weg. Wie vom Erdboden verschluckt. Keine Ahnung, wie er so schnell verschwinden konnte.«

»Das war dein Schutzengel, Peter!«, sagte Gerd.

Das war als Scherz gemeint. Keiner von den Jungen glaubte an so etwas. Ich lächelte. Einen Schutzengel, der mich nachts begleitete, schien ich schon länger an meiner Seite zu haben. Schon zweimal wäre ich beinahe von einem Auto angefahren worden, das in letzter Sekunde angehalten hatte. Vielleicht hatte ich einfach nur Glück gehabt. Aber mir war die Vorstellung von einem Schutzengel lieber. Wenn ich es mir recht überlegte, fühlte ich mich wirklich beschützt. Als sei jemand da, der sich um mich kümmerte. Das war ein gutes Gefühl.

Nach unserer Rückkehr wollten wir gemeinsam unseren Sommerurlaub planen. Aber in meiner Firma hieß es, dass nur die Familienväter im Sommer Urlaub nehmen durften.

»Was für ein Pech«, sagte ich zu Marcel. »Wir können nicht zusammen fahren.«

Wir waren alle enttäuscht. Ich wusste nicht recht, was ich unternehmen sollte. Meine Freunde hatten entweder im Juli oder im August frei, und ich musste zwischen Juni und September wählen.

Da fiel mir etwas ein.

»Pfarrer Hoffmann organisiert doch Freizeiten. Im Juni leitet er eine Bildungsreise nach Ungarn, und ich könnte da mitfahren.«

»Du magst aber keine Gruppenreisen«, sagte Marcel.

»Da hast du Recht. Es fahren bestimmt nur alte Leute mit.«

»Und ein Pfarrer als Reiseleiter! Na ja, Hauptsache, du bist mit Gehörlosen zusammen«, meinte er. »Das ist auf jeden Fall besser, als allein Urlaub zu machen.«

Auf die Idee wäre ich nicht gekommen. Im Urlaub wollte ich Menschen um mich haben, mit denen ich die Reiseerlebnisse teilen konnte. Abgesehen davon wollte ich meinen Schutzengel, wenn es ihn denn gab, nicht überfordern. Wie wäre ich nachts, blind wie ein Maulwurf, allein unterwegs zurechtgekommen? Bei Anbruch der Dunkelheit brauchte ich einfach eine Begleitung.

Pfarrer Hoffmann kannte ich schon. Er war seit Jahrzehnten hauptamtlich für Gehörlose, Blinde und Taubblinde in Baden zuständig und machte gute Arbeit. Er selbst war Hörender und konnte ein wenig gebärden; er verwendete die so genannte LBG, die »Lautsprache begleitenden Gebärden«, eine Erfindung von Hörenden, die keine besonders differenzierte Kommunikation erlaubte. Aber alles in allem konnte man sich mit ihm gut unterhalten.

»Und weißt du was?«, sagte Adrian, »mit Pfarrer Hoffmann fahren nicht nur alte Leute mit, sondern auch Mädchen! Bestimmt sind welche dabei. Es ist eine gute Gelegenheit, ein paar von ihnen kennen zu lernen.«

Er rieb sich die Hände. In den achtziger Jahren waren gehörlose Mädchen und Frauen noch nicht so selbständig, wie sie es heute sind. In den Großstädten und in Norddeutschland waren sie vielleicht schon damals unabhängiger als bei uns im Süden. Die zwanzigjährigen Mädchen, die wir kannten, durften fast nie mit Jungen in Urlaub fahren, auch dann nicht, wenn sie mit einem Jungen fest befreundet waren und ihn heiraten wollten. Manche logen und erzählten, dass sie mit einer Freundin verreisten, wenn sie mit ihrem Freund zusammen sein wollten. Oder sie machten Gruppenreisen. Wenn ein Pfarrer dabei war, vertrauten die Eltern darauf, dass dieser ständig auf sie aufpasste. Das war natürlich nicht der Fall.

»Dann fahr du doch mit«, erwiderte ich.

»Lieber nicht«, antwortete Adrian. »Du fährst, und wenn du ein nettes Mädchen triffst, stellst du es mir danach vor.«

»Keine Chance. Die behalte ich dann für mich!«

Ich war noch nie Richtung Osten gefahren. Bei Pfarrer Hoffmann erkundigte ich mich nach dem Programm der Reise und meldete mich erst an, als er mir bestätigte, dass ich nicht der einzige jüngere Teilnehmer sei.

Der Bus fuhr in Freiburg los und hielt in Ulm an, um mich und einige andere Gehörlose aus der Gegend einsteigen zu lassen. Pfarrer Hoffmann machte uns mit den Mitreisenden bekannt. Es waren tatsächlich ein paar junge Frauen dabei, die mich erstaunt beäugten. Damals sah ich noch wie ein Rocker aus mit meinen Jeans und meinen langen, wilden Haaren.

»Ich heiße Sofi«, stellte sich ein Mädchen vor und machte dabei einen Knicks vor mir, als wären wir in der Tanzschule.

Was für ein Landei, dachte ich, so altmodisch und so

137

brav angezogen! Mich interessierte dieser Typ Frau überhaupt nicht, und ich beschloss, mich den anderen Mädchen zuzuwenden, die moderner und flotter als Sofi aussahen. Während der Reise setzte ich mich mal neben die eine, mal neben die andere. Ich sprach mit jeder von ihnen, nur nicht mit Sofi.

In Wien schauten wir uns Schloss Schönbrunn und den Prater an. Dann fuhren wir weiter nach Budapest und machten eine Donaufahrt nach Esztergom. Im Großen und Ganzen gefiel mir diese Reise, aber im Laufe der Tage kam es zu Spannungen zwischen mir und Pfarrer Hoffmann. Dieser forderte uns immer wieder auf, an Gottesdiensten teilzunehmen.

»Mich interessiert das nicht«, teilte ich ihm offen mit.

Das akzeptierte er nicht.

»Wir treffen uns alle um acht in der Kirche zur Morgenmesse«, sagte er, als wir gerade in Eger, östlich von Budapest, Halt machten. »Peter, du kommst auch!«

Es war der Abend vor Fronleichnam, und Pfarrer Hoffmann sollte am nächsten Tag den Gottesdienst in einer schönen Zisterzienserkirche aus dem 18. Jahrhundert halten.

Sofi saß zufällig neben mir. Sie nickte eifrig, als wollte sie Pfarrer Hoffmann bestätigen, dass sie pünktlich da sein würde. Mir war sie einfach zu ernst und zu fromm. Ich ignorierte sie und unterhielt mich ausschließlich mit meiner anderen Nachbarin. Am nächsten Morgen wachte ich auf. Es war schon zu spät für den Gottesdienst. Ich duschte ausgiebig und ging hinunter ins Esszimmer. Dort traf ich auf die anderen, die aus der Kirche zurückkamen. Pfarrer Hoffmann war sauer.

»Du kannst jetzt allein frühstücken«, sagte er.

Mir war das egal. Ich aß in aller Seelenruhe. Auch wenn

ich allein an meinem Tisch saß, konnte ich mit den anderen im Raum in Gebärdensprache rumblödeln.

Anschließend fuhren wir weiter durch die Puszta nach Kecskemet, wo wir uns mit einer anderen Touristengruppe ungarische Reiterspiele ansahen. Am selben Abend setzte sich Sofi im Restaurant wieder neben mich, und diesmal sprach sie mich an.

»Wie findest du das Essen? Mir schmeckt es«, sagte sie.

Beinahe hätte ich mich verschluckt, so überrascht war ich. Und sie hörte nicht auf, mit mir zu reden! Diese junge Frau, die ich auf den ersten Blick als konventionell und brav eingeschätzt hatte, ergriff selbst die Initiative und zeigte mir deutlich, dass sie mich interessant fand. Ich hatte bisher nur Frauen kennen gelernt, die darauf warteten, dass die Männer den ersten Schritt machten. Mir gefiel ihr selbstbewusstes Auftreten. Am gleichen Abend verwandelte sich meine anfängliche Abneigung in Zuneigung, und schon zwei Tage später war ich total in sie verliebt. Wir standen zusammen am Ufer des Balaton-Sees, und ich machte mir Gedanken über die Zukunft – über Sofis und meine Zukunft. Ich war ja noch nie verliebt gewesen und entsprechend naiv. Wir hatten einander nicht einmal geküsst, als ich schon plante, Sofi zu heiraten. »Das ist die richtige Frau für dich!«, sagte ich zu mir selbst, als ich nachts vor Aufregung nicht einschlafen konnte. »Endlich hast du sie gefunden, jetzt wird alles gut.« Ich sah buchstäblich den Rest meines Lebens durch eine rosa Brille. Sofi war ein halbes Jahr älter als ich, es würde sicher noch eine Zeit dauern, bis es so weit war, aber im Herzen feierte ich schon Hochzeit mit dieser wunderbaren Frau. Und ich freute mich auf die Kinder, die wir zusammen haben würden.

Erst musste ich dafür sorgen, dass wir in Kontakt blieben, um unsere Beziehung zu vertiefen, denn unsere Reise neigte sich dem Ende zu. Das schien mir jedoch gar kein Problem zu sein. Schließlich hatte ich ein Auto, und so weit weg wohnte Sofi nicht. Was sind schon hundertfünfzig Kilometer, wenn man verliebt ist?

Genau eine Woche vor meinem dreiundzwanzigsten Geburtstag machten wir auf dem Rückweg in Rosenheim Halt. Ich weiß nicht mehr, was wir tagsüber unternahmen, mir ist nur die Nacht in Erinnerung geblieben.

»Kommst du später noch in mein Hotelzimmer?«, sagte Sofi zu mir, als wir allein waren.

Ich hatte ein Zimmer im Nebengebäude, sie eins im Haupthaus. Ich war wahnsinnig aufgeregt, wollte ihr unbedingt etwas schenken. Da alle Läden schon geschlossen waren, schlich ich mich in den Garten und stahl ein paar Rosen für sie. Mit meinem Strauß stand ich vor ihrer Tür, so unvorstellbar glücklich, dass mein Herz Freudensprünge in meiner Brust machte. Ich hätte dieses Glücksgefühl gerne länger ausgekostet, aber ich hatte Angst, dass mich jemand im Flur vor Sofis Tür entdecken könnte. Also klopfte ich. Sie öffnete gleich, als hätte sie auf mich gewartet, nahm meine Rosen und nickte kurz, aber sie freute sich nicht darüber. Ihre Augen waren düster.

»Warum siehst du so ernst aus?«, fragte ich sie, »ist etwas Schlimmes geschehen?«

»Nein, gar nicht«, antwortete sie.

Sofi war schwerhörig. Sie sprach viel, gebärdete aber nicht besonders gut. Sie begann zu reden, versuchte, mir etwas zu erklären, was ich nicht verstand. Ich blickte sie an und erschrak über ihren veränderten Gesichtsausdruck. Wenige Stunden zuvor hatten wir noch zusammen herumgealbert und gelacht. Was war denn auf einmal mit ihr los?

»Schreib es doch auf«, bat ich. »Hier, nimm diesen Zettel!«

Sie schrieb in großen Buchstaben: »Bitte verlass mich!«

»Wie bitte? Ich liebe dich doch!«, erwiderte ich.

»Es gibt viele hübsche Frauen«, schrieb sie. »Such dir eine andere aus.«

Ich sah sie verdattert an. Sie riss das Blatt weg, nahm einen neuen Zettel. »Ich will Ordensschwester werden«, schrieb sie.

Das war zu viel für mich. Ich begann zu weinen. Als ich mich ein wenig beruhigt hatte, versuchte ich, mit ihr zu reden.

»Sofi, bitte überleg es dir, ich möchte dich heiraten und eine Familie gründen.«

»Ich suche nach Vollkommenheit«, schrieb sie.

»Aber auch die Familie ist heilig«, unterbrach ich.

»Gib es auf, Peter, es hat keinen Sinn. Ich werde als Ordensfrau im Kloster leben. Ich möchte Franziskanerin werden. Glaube mir, du kannst mich nicht umstimmen. Ich bin überzeugt, dass es Gottes Wille ist.«

Mit gesenktem Kopf verließ ich ihr Zimmer. Am nächsten Tag fuhren wir nach Hause, in Ulm trennten wir uns.

»Darf ich dir schreiben?«, fragte ich.

Sofi nickte. Am Abend saß ich wieder allein in Griesingen und dachte, dass vielleicht noch nicht alles verloren war.

11.
Ein steiniger Weg

»Warum willst du mich nicht?«, schrieb ich. »Hat es etwas damit zu tun, dass ich während der Reise nicht fromm war und nicht zum Gottesdienst gegangen bin? Bitte antworte schnell, ich muss es unbedingt wissen!«

Aber Sofi ließ sich Zeit. Als endlich ihr Brief eintraf, riss ich ungeduldig den Umschlag auf. »Nein, das ist nicht der Grund. Es hat nichts mit dir zu tun, versteh es doch. Ich habe gebetet und Gott um Rat gefragt, und auf einmal sah ich meinen Weg ganz klar vor mir: Ich muss Franziskanerin werden, ich möchte in Armut leben, den Menschen helfen und dienen«, las ich und schrieb umgehend zurück. »Aber Sofi, du kannst Menschen anders helfen, du musst dafür nicht ins Kloster gehen. Für dich als Christin gibt es Tausende von Möglichkeiten, und wenn du in Armut leben möchtest, können wir das gemeinsam tun. Ich habe nichts dagegen. Schau dich doch um, viele Christen sind verheiratet und dienen Gott auf ihre Weise. Bitte, bitte überlege es dir noch einmal!«

So ging es Wochen hin und her zwischen uns. Ich kämpfte um sie, schwankte zwischen Hoffnung und Trauer, war aber zwischendurch auch sehr aufgebracht. In einem Brief deutete ich an, dass Pfarrer Hoffmann wahrscheinlich auf sie eingeredet hätte, damit sie sich von mir trennte, weil er eine schlechte Meinung von mir hatte. Ich warf ihr vor, dass sie sich von ihm beeinflussen ließ. »Das stimmt nicht«, antwortete sie, »und hör auf, so gehässig zu sein, sonst schreibe ich dir nicht mehr.«

Im September besuchte ich sie. Ich hoffte, dass wir uns bei diesem Wiedersehen einander annähern würden. Aber Sofi weigerte sich, mit mir über ihre Entscheidung zu diskutieren.

»Du kannst mich davon nicht abbringen«, sagte sie. »Mir tut nur eins Leid: dass ich nicht gleich ins Kloster gehen darf. Ich muss erst meine Ausbildung beenden.«

Noch ein Jahr musste sie auf die Schule für Hauswirtschaftslehre gehen. So lange hatte ich also noch Zeit, ihr klar zu machen, dass ich sie wirklich liebte und es ernst mit ihr meinte. Wir setzten unseren Briefwechsel fort. Manchmal machten mich ihre distanzierten Antworten so wütend, dass ich harte und taktlose Briefe schrieb. Unter anderem warf ich ihr vor, Angst vor der Ehe zu haben, und schrieb, dass jemand, den wir beide schätzten, gesagt habe, sie sei trotz ihres Alters noch ein Kind. Zum Teil war ich aber nur verzweifelt und flehte sie an, mich anzuhören. »Wenn du mich nicht lieben kannst, Sofi, dann werde ohne mich glücklich. Aber bitte gehe nicht ins Kloster! Ich sehe dich nicht als Ordensschwester. Es passt nicht zu dir.« Mit solchen Sätzen trat ich ihr zu nahe. Schließlich brach sie den Kontakt zu mir ab. Das tat mir sehr weh.

Gleich nach der Rückkehr aus Ungarn hatte ich mir eine Bibel besorgt, weil ich verstehen wollte, was Sofi zu ihrer Entscheidung bewogen hatte. Seit meiner Schulentlassung waren sieben Jahre vergangen, in denen ich mich nie mit Gott auseinander gesetzt hatte. Jetzt haderte ich mit Ihm. In meiner Verbitterung verlangte ich von Ihm Rechenschaft. »Wieso tust Du mir das an?«, fragte ich voller Groll, »wieso lässt Du mich diese Frau kennen lernen, um sie mir gleich wieder wegzunehmen? Womit habe ich das verdient? Werde ich bestraft, weil ich mich von der Kirche innerlich entfernt habe? Was ist das für ein Glaube, der zwei Menschen trennt, die miteinander glücklich sein könnten?«

In dieser verzweifelten Stimmung öffnete ich die Bibel und begann, sie von Anfang an zu lesen. Schon bei den ersten Worten, die Gott sprach, vergaß ich meinen Groll: »Es werde Licht.« Dieser Satz war mir bestimmt schon Hunderte von Malen in geschriebener oder gesprochener Form während meiner Schulzeit begegnet, auch in den Kirchen, die ich besichtigt hatte, aber mir war, als würde ich ihn zum ersten Mal wahrnehmen. Mir ging tatsächlich ein Licht auf. Nicht nur mit meinem Verstand, sondern mit meinem ganzen Wesen begriff ich plötzlich, was er bedeutet: Gott will nicht, dass Seine Schöpfung und somit auch wir Menschen in der Finsternis leben. Ich las weiter, stieß immer wieder auf dieses Licht, das mich faszinierte. War es nicht genau das, wonach ich selbst suchte?

Sehr bald schon hatte meine Beschäftigung mit der Religion nichts mehr mit Sofi zu tun. Ich stellte mir grundsätzliche Fragen, die weder sie noch uns, sondern mich allein betrafen. Was war Glaube? Was bedeutete er für mich? Ich hatte als Kind unzählige Vaterunser und Rosenkränze gebetet, hatte als Ministrant neben dem Priester gestanden. Aber war das echter Glaube oder bloß eine Frömmigkeit, die man mir beigebracht hatte? Wie sah es jetzt in mir aus? Was fühlte ich in meinem Innersten?

Fromm war ich schon lange nicht mehr, auch wenn ich mich von Gott innerlich nie wirklich abgewendet hatte. Ich betete nicht regelmäßig, ging nicht mehr zur heiligen Messe, weil ich keinen Sinn darin sah. Die Priester predigten in der Lautsprache. Meist standen sie so weit von den Gläubigen entfernt, dass man nicht mal von der ersten Reihe aus ihre Lippen lesen konnte, und sie sprachen oft auch mit dem Rücken zur Gemeinde. Für uns Gehörlose bedeutete der Besuch eines Gottesdienstes, dass wir eine Stunde still sitzen bleiben mussten und kaum etwas von der Predigt verstanden. Priester, die in Gebärdensprache predigten, kannte ich nicht. Aber Christsein ging über den Besuch des Gottesdienstes hinaus. Es war eine Lebenshaltung, nicht bloß eine Reihe von frommen Übungen.

In einer Bibliothek lieh ich mir ein paar Bücher über das Leben der Heiligen aus, allerdings las ich absichtlich nichts über Franz von Assisi und Therese von Lisieux, weil Sofi beide in ihren Briefen besonders oft erwähnt hatte. Ich entdeckte aber andere Heilige, deren ungewöhnliche Geschichten mich sofort faszinierten, besonders die des Pfarrer von Ars und die von Don Bosco, der vor etwa hundertfünfzig Jahren unzählige Jugendliche um sich versammelt hatte. Und je tiefer ich in diese Materie eindrang, desto klarer wurde es mir: Ein neuer Weg eröffnete sich mir. Ich sah nicht genau, wohin er mich führte, aber ich wollte ihn gehen.

Im Johannes-Evangelium las ich, was Jesus zu den Pharisäern sagt: »Ich bin das Licht der Welt. Wer mir nachfolgt, wird nicht in der Finsternis umhergehen, sondern wird das Licht des Lebens haben.« (Joh 8,12) Diese Worte wurden mir zum Leitfaden, sind heute noch die Kernsätze meines Glaubens. »Wer mir nachfolgt« – genau das wollte ich tun: Ihm nachfolgen! Wie, das würde sich schon finden.

Mein neues Leben begann ohne Pauken und Trompeten, ganz leise. An einem Samstagnachmittag im Oktober 1984 legte ich eine Generalbeichte bei Pfarrer Hoffmann ab, meine erste Beichte nach sieben Jahren. Ich durfte die Last der Sünde loswerden, fühlte eine große Erleichterung und tiefe Dankbarkeit, als sei ich nach einer langen Reise nach Hause zurückgekehrt.

Gleich danach fuhr ich mit ein paar Freunden nach Rottenburg am Neckar zum Herbstball des dortigen Gehörlosenvereins. Ich erzählte niemandem, dass ich meinen Glauben wieder gefunden hatte, weil ich wusste, dass einige in dieser Runde der Religion sehr skeptisch gegenüberstanden. Nach dem Fest übernachteten wir in Rottenburg. Am nächsten Morgen, als alle noch schliefen, schlich ich mich aus dem Bus, um den Gottesdienst im Dom zu besuchen. Nach sieben Jahren empfing ich den Leib Christi zum ersten Mal wieder.

Langsam verließ ich den Dom. Eine Viertelstunde später war ich wieder bei meinen Freunden, die ungeduldig um den Bus herumstanden und auf mich warteten.

»Wo hast du dich denn herumgetrieben?«, fragte Marcel. »Wir haben dich überall gesucht.«

Ich konnte nicht antworten, denn ich war noch viel zu ergriffen von der Zeremonie, an der ich eben teilgenommen hatte.

»Schaut mal, wie Peter strahlt, bestimmt war er mit einem Mädchen zusammen«, warf Adrian ein.

»Aber mit welchem?«

»Es tut mir Leid, dass ich euch habe warten lassen. Was haltet ihr von einem Frühstück in Tübingen?«, schlug ich vor, um das Thema zu wechseln, »da gibt es doch nette Studentenkneipen.«

Eine Woche später fand in Heidenheim wieder eine Gehörlosenfeier statt, die bis zwei Uhr morgens dauerte. Wir fuhren mit Rudolfs Wagen zur Wohnung von Marcel, wo wir übernachten sollten. Ich war in nachdenklicher Stimmung. An dem Abend hatten ehemalige Schulkameraden schmutzige Witze erzählt, die mich früher selbst zum Lachen gebracht hatten. Aber jetzt waren mir diese Zoten unangenehm. Ich hatte jedoch nichts gesagt.

»Weißt du, wann morgen Gottesdienst ist?«, fragte ich Marcel, der neben mir saß. »Ich möchte gerne hingehen.«

Er wusste es nicht, ging selbst nie in die Kirche. Ich sah, dass er etwas zu Rudolf gebärdete, und dieser hielt bald an. Marcel sprang aus dem Auto, und im Scheinwerferlicht sah ich ihn zum Ortsschild laufen. Neben den Ortsschildern stand ein Schild, das die Gottesdienste ankündigte.

»Um neun«, sagte er. »Ist das dein Ernst, willst du wirklich hin?«

»Ja«, antwortete ich.

Ich wollte es nicht mehr verheimlichen. Die Nachricht, dass Peter Hepp fromm geworden war, verbreitete sich unter den Gehörlosen wie ein Lauffeuer. Einige fragten mich, ob es stimmte. Ich bejahte, hatte aber kein Bedürfnis, weiter darüber zu diskutieren, und wechselte das Thema. Eines Tages besuchte mich Marcel. Er kam unter der Woche, was sehr ungewöhnlich war, weil wir weit voneinander entfernt wohnten und beide am nächsten Morgen sehr früh arbeiten mussten. Ich ahnte schon, warum er kam. Er war einer meiner besten Freunde und hatte nie einen Hehl aus seiner negativen Einstellung zur Religion gemacht: Für ihn gab es keinen Gott, wer daran glaubte, war verblendet. Alles, was auf der Welt existierte, ließ sich wissenschaftlich erklären. Meine Rückkehr zur Kirche schockierte ihn. Es war für ihn unvorstellbar, dass ich mich just in diese Richtung entwickeln würde. Deswegen hatte er etwas Zeit verstreichen lassen, bevor er mir seine Gedanken und Gefühle mitteilte.

»Jeder spricht darüber, ich habe es selbst gesehen, trotzdem kann ich es nicht glauben. Ist es wahr, dass du neuerdings regelmäßig in die Kirche gehst?«

»Ja, das stimmt. Ich merke, dass du etwas dagegen hast.«

147

»Ist es wegen Sofi, dass du von heute auf morgen diese Wendung um 180 Grad gemacht hast?«, fragte er zornig. »Glaubst du, sie kommt dann wieder zu dir zurück?«

»Nein. Ich vermisse sie schon, aber mit ihr hat es nur wenig zu tun. Marcel, du weißt selbst, wie lange ich mich schon unwohl fühle und nach etwas anderem suche.«

Er begann, wütend umherzugebärden, ließ mir keine Chance, meinen Standpunkt darzustellen.

»Und das hast du jetzt in der Kirche gefunden? Du tust mir echt Leid, Peter, und eins sage ich dir: Du kannst von mir aus Apostel werden, wenn es dir Spaß macht, mich wirst du nicht bekehren. Ich mag keine Priester, ich glaube nicht an Gott!«

»Wer verlangt das? Ich jedenfalls nicht. Du bist mein Freund und du bist ein freier Mensch. Ich möchte wirklich niemanden bekehren, ich bin nur froh, dass ich meinen Weg gefunden habe.«

»Wie kannst du vergessen, was man uns mit der ewigen Beterei angetan hat? Kennst du nicht genug Gehörlose, die in kirchlichen Institutionen unterdrückt werden? Du hast es am eigenen Leib erfahren, du liest Zeitungen. Du weißt, wie intolerant und rückständig die Katholiken sind, die anderen sind auch nicht besser. Was willst du bei denen?«

»Das kann ich dir noch nicht sagen. Es fühlt sich nur richtig an, ich werde allmählich ruhiger.«

»Schön für dich. Diesen Weg kannst du von jetzt an allein gehen oder dir neue Freunde suchen. Ich bin nicht mehr dabei.«

Marcel ging. Wir sahen uns zwar immer wieder, weil wir in denselben Kreisen verkehrten, aber die alte Vertrautheit war verschwunden. Das traf mich hart. Ich hatte eine heftige Diskussion und sogar einen Streit erwartet, aber nicht das Ende unserer Freundschaft.

Unter den Gehörlosen waren auch andere, die Schwierigkeiten mit meinem Wandel hatten. Manche gingen mir aus dem Weg, andere beobachteten mich mit Misstrauen, als hätten sie Angst, dass ich bei unseren Treffen zu beten anfinge oder ständig ein ernstes Gesicht machte und belehrende Sprüche von mir gäbe. Doch diese Art von Frömmigkeit lag mir überhaupt nicht, im Gegenteil. Nach außen änderte sich mein Verhalten kaum. Nur wenn jemand diskriminierende Witze in meiner Gegenwart erzählte, protestierte ich jetzt offen dagegen. Sonst lachte ich gern nach wie vor mit und ließ keine Gelegenheit aus, mit meinen Freunden etwas zu unternehmen. Genau wie Marcel gingen einige alte Bekannte auf Abstand, doch ich fand bald neue Freunde. Viele von ihnen hatten gemerkt, dass man mit mir gut reden konnte.

Sofi war noch präsent in meinen Gedanken. Wenn ich gemeinsame Bekannte traf, erkundigte ich mich nach ihr. Es schien ihr gut zu gehen und sie wollte immer noch Ordensfrau werden. Mehr erfuhr ich nicht über sie. Weihnachten 1984 näherte sich, und ich wünschte mir nichts anderes, als dass wieder ein Kontakt zwischen uns zustande käme. Aber wie? Ich hatte sie mit meinen taktlosen Briefen bombardiert, die letzten hatte sie mir ungeöffnet zurückgeschickt. Ich dachte, dass sie das bestimmt wieder tun würde, wenn sie meine Handschrift auf einem Umschlag erkannte. So beschloss ich, Schwester Philomena um Vermittlung zu bitten.

»Sagen Sie ihr bitte, dass ich es bereue, wenn ich sie verletzt haben sollte.«

Ich weiß nicht mehr, ob sie mit Sofi sprach oder ihr schrieb, jedenfalls blieb mein Wunsch unerfüllt. Ein paar Wochen später machte ich einen neuen Versuch und besuchte Pfarrer Hoffmann.

»Ich will mich unbedingt mit ihr versöhnen«, sagte ich

zu ihm, »was kann ich dafür tun? Ich brauche dringend einen Rat von Ihnen.«

»Ich rate dir zu warten, Peter. Lass ihr Zeit. Es kann schon sein, dass sie eines Tages ihre Meinung ändert.«

»Warten, warten, wie lange noch? Können Sie nicht mit ihr reden und ihr erklären, dass ich mich geändert habe?«

»Wenn du darauf bestehst, spreche ich mit ihr. Aber du weißt, wie es im Vaterunser heißt: Dein Wille geschehe ...«

Ich wollte gerade sagen: »Ja, bitte, sprechen Sie mit Sofi«, als ich plötzlich innehielt. Die Worte »Dein Wille geschehe« lösten in meinem Inneren etwas aus, es war, als würden sich auf einmal jede Verbitterung und jede Verkrampfung lösen, als wäre mir ein Stein vom Herzen genommen worden. Ich fuhr befreit nach Hause, spürte eine große Gelassenheit. Von da an konnte ich Sofi loslassen und versuchte nicht mehr, mit ihr in Kontakt zu treten.

Eines Abends war ich bei unserem Fußballverein in einem Vorort von Ulm, als Hans-Jörg erzählte, es gäbe in der Bahnhofsunterführung eine gehörlose Bettlerin.

»Und das ist keine alte Frau, sondern jemand in unserem Alter«, erzählte Ansgar, »ich habe sie auch schon gesehen.«

»Und hast du mit ihr geredet?«, fragte ich.

Betroffen schaute er mich an.

»Nein. Sie hält den Kopf immer gesenkt. Ich habe nicht den Eindruck, dass sie reden möchte.«

»Vielleicht kennen wir sie. Lasst uns zu ihr gehen.«

Ich war auf einmal hellwach. Wir drei machten uns gleich auf den Weg zur Bahnhofsunterführung. Tatsächlich hockte dort auf dem Boden eine unförmige Gestalt, deren Gesicht ich hinter den langen, strähnigen Haaren nicht sehen konnte. Ich tippte der Frau leicht auf die Schulter, um sie nicht zu erschrecken. Sie hob den Kopf, sah mich verängstigt an und hob den vor ihr liegenden Pappkarton hoch. Darauf stand: »Taubstumm, bitte um Spende!« Gleich versteckte sie ihr Gesicht wieder, als schämte sie sich, aber ich hatte sie erkannt. Die Bettlerin war eine ehemalige Schulkameradin, die vor mir Schwäbisch Gmünd verlassen hatte.

»Antje! Ich bin Peter, kennst du mich noch?«

»Geh weg, bitte, geh weg«, gebärdete sie und blickte sich nervös um. »Lass mich in Ruhe!«

Einige Passanten blieben stehen und beobachteten das Geschehen. Ansgar meinte, wir sollten ihr etwas Geld geben und wieder gehen. Hans-Jörg zückte schon seine Brieftasche.

»Wir tun dir nichts, Antje. Erzähl mir, was geschehen ist. Vielleicht kann ich dir helfen.«

»Niemand kann mir helfen, hau ab«, antwortete sie.

Schließlich gelang es mir, einen Teil ihrer Geschichte zu erfahren. Sie war mit einem Mann verheiratet, der trank und sie zum Betteln schickte, weil das Geld vorne und hinten nicht reichte.

»Er holt mich gleich ab, und wenn er euch da sieht, schlägt er mich zusammen. Bitte, geht doch endlich! Und kommt nie wieder her!«

Sie schien große Angst zu haben.

»Schon gut, wir gehen. Aber ich möchte dir helfen. Ich werde überlegen, was ich für dich tun kann«, gebärdete ich.

Ich kannte einen Sozialarbeiter, der sich für Gehörlose einsetzte. Mit dem nahm ich Kontakt auf und bat ihn, sich um Antje zu kümmern. Bei ihm war sie in guten Händen, er half ihr, von diesem gewalttätigen Mann loszukommen und eine Arbeit zu finden.

Kurz darauf wurde ich selbst direkt um Hilfe gebeten. Ein Gehörloser namens Raimund war nach einer schlimmen Schlägerei wegen Körperverletzung vom Gericht entmündigt und zu einer hohen Geldstrafe verurteilt worden. Er war vorher schon hoch verschuldet gewesen und hatte durch seine Neigung zu Gewalttätigkeiten alle seine Freunde verloren. Ich hatte öfter von ihm gehört, als seine Geschwister, die mit ihm zusammenlebten, mich deswegen ansprachen.

»Wir wohnen im Augenblick bei Freunden, weil er so durchgedreht ist, dass wir uns nicht mehr nach Hause trauen. Kannst du nicht versuchen, ihn irgendwie zur Vernunft zu bringen? Sonst endet er noch im Gefängnis oder bringt in seiner Wut jemanden um.«

»Ich werde ihn besuchen«, versprach ich den beiden. »Ich habe gerade ein paar Tage frei.«

Als ich Raimund traf, wirkte er erstaunlich umgänglich. Wir spazierten durch den Wald, machten zusammen Sport. Das half Raimund, Vertrauen zu mir zu fassen. Bald begann er von selbst, über seine Probleme zu reden. Er war sehr aufgebracht wegen des Urteils und wetterte über seinen Vormund und über seine Geschwister. Eigentlich stand er mit der ganzen Welt auf Kriegsfuß.

»Niemand hat Respekt vor mir, die Leute behandeln mich wie Dreck«, gebärdete er wütend.

»Du irrst dich. Ich respektiere dich, und deine Geschwister tun es auch«, erklärte ich ihm. »Du hast mehr Freunde unter den Gehörlosen, als du meinst.«

»Ja, und wo sind sie denn jetzt?«

»Sie haben Angst vor dir. Stimmt es, dass du mit Gegenständen wirfst?«

»Manchmal. Wenn ich sauer bin, koche ich schnell über ...«

Wir wanderten bis Schwäbisch Gmünd. Dort liefen wir bis zum Münster, in dem gerade eine Priesterweihe stattfand. Wir schauten eine Weile zu und gingen wieder, als Raimund sich schließlich zu langweilen begann. Kaum waren wir draußen, gebärdete er, dass er eigentlich nicht zornig, sondern viel eher verzweifelt war wegen der hohen Geldstrafe, die er zahlen musste.

»Ich hatte vorher schon einen Riesenberg an Schulden, und das kommt jetzt auch noch dazu! Wie soll ich das je abzahlen? Das dauert doch Jahre!«

»Das stimmt schon. Aber wichtiger als das Geld scheint es mir zu sein, dass du die Menschen, die dich mögen und unterstützen wollen, besser behandelst. Sie können nichts dafür, dass du in diese Lage geraten bist.«

Schuld daran war sein übermäßiger Alkoholkonsum, das wussten wir beide. Aber er konnte es überhaupt nicht leiden, wenn man ihm sagte, dass er weniger trinken sollte. Das hatte er mir eindeutig gezeigt. Ich begleitete ihn zurück zu seiner Wohnung und verabschiedete mich von ihm.

»Danke für deinen Besuch«, sagte er. »Du kannst meinen Geschwistern ausrichten, dass sie wiederkommen sollen. Ich werde mir Mühe geben. Übrigens, Peter, du solltest selbst Priester werden, du hast das Zeug dazu.«

Ich lachte. »Danke für den Rat. Ich werde es mir überlegen. Aber ich glaube nicht, dass es eine gute Idee ist. Sonst muss ich vielleicht eines Tages auch so eine lange Predigt halten, und das mag ich nicht.«

Mir gefiel eine andere Art von Gottesdienst. In Geislingen hatte ich Schwester Philomena mit ihrer Kindergartengruppe gesehen. Sie benutzte einfache Symbole, stellte eine Schale mit Wasser auf ein Tuch, zündete eine Kerze an und erzählte den Kindern von Jesus. Das hatte mich zutiefst gerührt.

Raimund war nicht der Einzige, der meinte, ich sollte Priester werden.

»Du beschäftigst dich mit dem Glauben, und wir hätten gern jemanden, der das Evangelium in Gebärdensprache verkündet«, sagten mir einige Gehörlose bei einer anderen Gelegenheit. »Kannst du nicht Priester werden?«

Ich horchte nach innen, fühlte mich aber nicht zum Priester berufen.

»Mir liegt es nicht, Menschen zu belehren. Ich möchte ihnen lieber helfen.«

»Dann solltest du eben Diakon werden«, sagte ein Freund, der sich gut in der Kirche auskannte. »Ein Diakon für Gehörlose. Das ist eine Art Seelsorger, der auch Gottesdienste plant, sich aber vor allem um seine Mitmenschen kümmert, wenn sie Probleme haben. Er besucht sie, hört ihnen zu und gibt Ratschläge, ungefähr so, wie du das jetzt schon tust. Das ist ein echter Beruf.«

Diakon! Ich las gerade die Geschichte vom heiligen Franziskus von Assisi, der auch Diakon gewesen war! Meinen Mitmenschen zu dienen, anstatt Maschinen zu bedienen, das war doch ein herrlicher Gedanke!

12.
Erste Entscheidungen

Endlich lichtete sich der Nebel! Innerlich sah ich meine Zukunft klarer und klarer vor mir, außen dagegen erschien mir alles immer verschwommener. Grelles Sonnenlicht blendete mich so, dass ich nichts mehr erkennen konnte. Und wie damals, als ich das Scheunentor mit dem Traktor gerammt hatte, geschah es öfter, dass ich Hindernisse übersah, die sich am Rande meines Gesichtsfelds befanden.

»Bist du blind? Schau doch hin!«, schimpfte ein Kollege, den ich im Pausenraum aus Versehen angerempelt hatte, weil ich ihn übersehen hatte, obwohl er fast neben mir stand. »Pass doch auf, fast hätte ich den ganzen Kaffee ausgeschüttet!«

»Entschuldigung«, sagte ich, »tut mir wirklich Leid. Ich war in Gedanken woanders.«

Es war nur ein kleiner Vorfall, aber diese Vorfälle häuften sich, und mir war inzwischen bewusst, dass sich meine Sehkraft verschlechtert hatte. Ich kompensierte diesen Mangel, so gut ich konnte, durch erhöhte Aufmerksamkeit. Obwohl bisher zum Glück nichts Gravierendes passiert war, war mir das alles sehr unheimlich. Mir machte das Autofahren keinen Spaß mehr. Es strengte mich nur noch an, weil ich mich sehr konzentrieren musste, um die Fahrzeuge, die von den Seiten kamen, rechtzeitig zu sehen. Ich fuhr noch langsamer und vorsichtiger, als ich es vorher schon getan hatte. Schließlich ließ ich mir einen Termin in der Tübinger Augenklinik geben. Das Ergebnis der Untersuchung war niederschmetternd, überraschte mich aber nicht: Mein Gesichtsfeld hatte sich noch weiter verengt.

»Wenn Sie Autofahrer sind«, sagte der Arzt, »sollten Sie Ihren Führerschein abgeben. Je früher, desto besser.«

Nach Hause durfte ich noch fahren. »Das ist deine letzte Fahrt«, sagte ich zu mir, »also genieße sie.« Aber das gelang mir nicht, obwohl um diese Uhrzeit nicht viel Verkehr auf den Straßen war, fuhr ich auf einen Parkplatz, um ein wenig nachzudenken und für mich zu sein, bevor ich meinen Eltern die Hiobsbotschaft überbrachte.

Ich war gleichzeitig traurig und gefasst. Meinen Führerschein hatte ich mir schwer erkämpft, ich war kreuz und quer durch Europa gereist, hatte jede Fahrt ausgekostet und es geliebt, selbst hinter dem Steuer zu sitzen. Es ist schön gewesen, dachte ich, nichts davon möchte ich missen, aber jetzt ist dieses Kapitel meines Lebens abgeschlossen und ein neues beginnt. Vielleicht steckt ja ein tieferer Sinn dahinter, welcher, das wird sich zeigen. Als ich wieder losfuhr, sah ich einen Wanderer mit einem Rucksack, der in den Wald marschierte, und ich musste lächeln. Zu Fuß gehen war auch eine Möglichkeit!

Meine Eltern wussten nichts von meinen Augenproblemen und reagierten entsetzt, als ich ihnen von der Untersuchung erzählte. Ich bemühte mich, sie zu beruhigen.

»Es ist alles halb so schlimm. Das Fahrverbot ist doch nur aus Sicherheitsgründen ausgesprochen worden. Ich möchte weder mich noch andere Leute gefährden. Meinen Bus werde ich eben verkaufen.«

»Aber wenn du so schlecht siehst, ist es da nicht gefährlich für dich, an den Maschinen in der Fabrik zu arbeiten?«, fragte meine Mutter.

»Mach dir keine Sorgen, ich passe schon auf. Und wenn das nicht mehr geht, finde ich etwas anderes. Ich habe schon angefangen zu suchen«, antwortete ich.

»Was hat der Arzt noch gesagt?«, fragte mein Vater, »bleiben deine Augen jetzt so oder werden sie noch schlechter?«

»Er kann das nicht sagen.«

»Und Medikamente hat er dir keine gegeben?«

Ich schüttelte den Kopf. Keine Medikamente und keine Operation würden mir helfen. Selbstverständlich hatte ich den Arzt danach gefragt, aber er hatte mir keine Hoffnung machen können. Im Inneren meiner Augen starben Zellen ab, manche Stellen meiner Netzhaut waren schon schwer geschädigt, und diese Zerstörung war endgültig. Tote Zellen konnten sich nicht regenerieren.

Bald wusste es jeder, der mich kannte: die Verwandten, die Clique in Griesingen und meine gehörlosen Freunde. Viele sagten mir, wie Leid es ihnen tat. Andere gaben Ratschläge oder boten ihre Hilfe an. Das machte mir ein wenig Mut, denn so gelassen, wie ich mich äußerlich gab, war ich doch nicht. Die Einschränkung meiner Bewegungsfreiheit war ein herber Rückschlag. Ich war so zuversichtlich gewesen und hatte mich so sicher auf meinem neuen Weg gefühlt. Und jetzt drohte er in einer Sackgasse zu enden! Im Geiste Jesu wollte ich den Gehörlosen helfen, die überall in Süddeutschland verstreut lebten, aber jetzt konnte ich sie nicht mehr besuchen. »Wenn du Hilfe brauchst, sag Bescheid. Ich fahre dich, wohin du möchtest«, hatten mir etliche Leute angeboten, darunter auch welche, von denen ich es nicht erwartet hätte. In Notfällen würde ich sicher darauf zurückgreifen, aber auf die Dauer war das keine Lösung. Den Plan, Diakon zu werden, musste ich aufgeben, bevor ich überhaupt die ersten Schritte in diese Richtung gemacht hatte. Was nun?

Ich suchte nach einer Antwort in der Spiritualität des heiligen Franziskus. »Je mehr im Menschen der Eigenwille abnimmt, desto mehr wächst in ihm der Gehorsam für Gottes Wort«, steht im Johannes-Evangelium. Das leuchtete mir ein. Franziskus jedoch verlangte von den Brüdern absoluten Gehorsam, auch Priestern gegenüber, die sündigten oder in Saus und Braus lebten. Das gefiel mir gar nicht! Ich fragte mich, ob bedingungsloses Gehorchen heute noch sinnvoll sei, und war mir nicht sicher, ob ich richtig verstand, was damit gemeint war. Auf einer Tagung sprach ich darüber mit einem Benediktiner.

»Du beschäftigst dich mit dem heiligen Franziskus? Das ist ja wunderbar!«, rief er und stellte mir jede Menge Fragen über meine Behinderung und meinen Werdegang, anstatt meine zu beantworten.

»Ich möchte bloß verstehen, was mit diesem Gehorsam gemeint ist …«, versuchte ich erneut.

Er warf einen Blick auf seine Uhr.

»Lass uns zur Tagung zurückgehen, es ist Zeit! Wir können später noch darüber reden. Du solltest selbst Priester werden«, fügte er hinzu. »Ich sehe selten junge Männer, die sich so intensiv mit dem Glauben auseinander setzen wie du.«

Ernüchtert ging ich davon. Dieser Pater hatte kein einziges Wort über mein Problem verloren. War es naiv von mir gewesen, von ihm geistige Führung zu erwarten? Oder vermessen? Hatte er überhaupt verstanden, wie ernst es mir war? Kurz darauf erfuhr ich von der Möglichkeit, bei Wangen im »Klösterle« mit Franziskanermönchen zusammenzuleben. Das schien mir eine gute Idee zu sein, wenn auch nicht deshalb, weil ich selbst Mönch werden wollte. Dazu fühlte ich mich nicht berufen. Ich erhoffte mir von den Brüdern echte Antworten auf meine Fragen, wollte in der Abgeschiedenheit auch über meinen weiteren Weg nachdenken.

An einem Sonntag fuhr ich dorthin, um mir das »Klösterle« erst einmal anzusehen. Wie der Name schon sagt, ist es kein großes Kloster, sondern eine kleine Gemeinschaft von fünf Brüdern. Ihr »Guardian« oder Vorsteher war damals Pater Bruno. An diesem Tag hielt er einen Gottesdienst für Gehörlose, den ich vom Anfang bis zum Ende gespannt verfolgte, weil die Predigt auf einem großen Bildschirm über Overhead-Projektor übertragen wurde. Wenn ich etwas nicht von den Lippen ablesen konnte, las ich es auf der Leinwand. Pater Bruno sprach über das Sterben des Weizenkornes, daran erinnere ich mich heute noch.

»Zum ersten Mal erlebe ich den Einsatz von Technik in einem Gottesdienst. Ich bin hellauf begeistert«, sagte ich danach zu Pater Bruno. »Ich bin Peter Hepp und ich habe Ihnen geschrieben ...«

»Ich habe deinen Brief gelesen. Du möchtest also bei uns bleiben?«

Pater Bruno lud mich zum Mittagessen mit den Brüdern ein. Ich versuchte, meine Motive zu erklären, und musste alles mehrmals wiederholen, weil die Brüder Schwierigkeiten mit meiner Lautsprache hatten.

»Es gefällt mir sehr gut bei euch«, sagte ich nach dem Essen. »Darf ich einige Wochen mit euch zusammenleben?«

Pater Bruno fragte die anderen Mönche nach ihrer Meinung. Sie schienen einverstanden zu sein.

»Wir möchten dich gern erst als Gast für drei Wochen aufnehmen«, meinte Pater Bruno, »aber es gibt ein Verständigungsproblem zwischen dir und den Brüdern. Kannst du vorher ein wenig besser sprechen lernen?«

Ob er diesen Wunsch äußerte, weil er mich schon als echten Bruder betrachtete? Daran dachte ich in dem Moment nicht, ich freute mich einfach über die Zusage und fragte in Schwäbisch Gmünd nach, ob eine Schwester Zeit hätte, mir bei der Verbesserung meiner Lautsprache zu helfen. Zufällig hatte ein anderer Mann, der selbst schon lange Mönch werden wollte, ebenfalls um Nachhilfeunterricht in Lautsprache gebeten. Drei bis vier Stunden am Tag drückten Georg und ich zusammen wieder die Schulbank. Schwester Vera und Schwester Romana unterrichteten uns in Deutsch und in Religion, und wir lasen wichtige Stellen aus der Bibel laut vor. Oft bat mich Georg, ihm diese Stellen in Gebärdensprache zu übersetzen, und freute sich, als er sie endlich verstand. Er tat sich mit allem Geschriebenen sehr schwer.

»Ähnlich geht es vielen meiner Bekannten«, sagte ich zu der Schuldirektorin, Schwester Ruth, nach einer solchen Stunde. »Ich möchte gern wissen, warum, denn der Text war eigentlich ganz einfach.«

»Es liegt daran, dass die meisten Gehörlosen spracharme Menschen sind«, erklärte sie mir. »Sie können einzelne Wörter sprechen oder schreiben, aber nicht das Wesen der Sprache erfassen, den Zusammenhang zwischen den Wörtern und ihre tiefere Bedeutung.«

»Aber ich kann das! Wie ist das möglich?«, fragte ich. »Kommt es daher, dass ich viele Bücher lese? Ich fühle mich ganz und gar nicht spracharm.«

»Das bist du auch nicht. Aber du bist eine Ausnahme. Du scheinst eine große Begabung zu haben, Peter, denn du hast einen Zugang zu der Sprachwelt der Hörenden gefunden.«

»Und ich kann sie den Gehörlosen näher bringen, weil ich einen Zugang zu ihrer Sprachwelt habe. Ich kann von der einen in die andere Welt wechseln …«

Das war meine Berufung! Ich würde die Heilige Schrift,

das Evangelium, den Gehörlosen zugänglich machen! Mir liefen Tränen die Wangen hinunter, als ich das begriff. Die Nacht darauf verbrachte ich betend in der Hauskapelle.

Dieser Sommer 1985 war eine Zeit der Entscheidungen. Nach drei Wochen im »Klösterle« hatte ich erkannt, dass ich nicht Franziskaner werden konnte, weil ich bei den Gehörlosen bleiben wollte. Da wurde ich gebraucht! In welcher Form, das wusste ich noch nicht. Aber ich war mir sicher, dass sich etwas ergeben würde, so sicher, dass ich meinen Arbeitsplatz bei Lindenmaier zum Jahresende kündigte.

»Es ist jetzt Schluss mit den Maschinen«, erklärte ich meiner Familie, »und macht euch bitte keine Sorgen um mich. Gott zeigt mir den richtigen Weg.«

Auf einem Franziskus-Fest hatte ich Pfarrer Paul Huber kennen gelernt, den Superior des Klosters Heiligenbronns. Schon bei unserem Treffen hatte ich gespürt, dass er »mein« Priester sein würde, derjenige, der mich weiterführen könnte. Seine Art gefiel mir ebenso wie seine Sprache. In klaren, einfachen Worten übersetzte er für die Gehörlosen einen Vortrag von Jean Vanier aus dem Französischen. Darin ging es um die Institution der »Arche«, deren Ziel es ist, Gemeinschaften zu bilden, in welchen behinderte und nicht behinderte Menschen im Geist des Evangeliums zusammenleben. Das könnte etwas für mich sein, dachte ich und sprach Pfarrer Huber darauf an. Als Bruder duzte ich ihn gleich.

»Ich möchte gern mit dir reden«, sagte ich.

»Jetzt geht es nicht, aber komm doch nach Heiligenbronn zum Fest der Gehörlosen«, antwortete er. »Da haben wir Zeit für ein Gespräch.«

Wenige Wochen später fuhr ich mit meinem Freund

Achim nach Heiligenbronn. Er hatte dort seine Schulzeit verbracht. Paul Huber freute sich, mich zu sehen. Ich fiel gleich mit der Tür ins Haus.

»Ich möchte den Gehörlosen helfen und Diakon werden«, platzte ich heraus.

Paul Huber nickte. »Ich verstehe. Aber ich weiß nicht, ob das möglich ist. In der Bibel steht, dass ein behindert geborener Mensch nicht geweiht werden kann.«

Er zitierte eine Stelle aus dem Dritten Buch Moses, 21, die Zeilen 17-23, die ich später nachlas. In der Tat steht darin, dass jemand, der einen Fehler oder irgendeine Missbildung hat, nicht hertreten darf, um die Speise seines Gottes zu opfern. Demnach durfte ich als Tauber nicht Diakon werden. Ich nahm dies zur Kenntnis, ohne mich darüber zu ärgern, wie ich es vermutlich ein Jahr zuvor noch getan hätte. Ich war im Frieden mit mir, staunte bloß darüber, dass die Kirche ein solches Verbot aussprach. Jesus selbst hatte die Behinderten doch geliebt und sie den anderen Menschen gleichgestellt.

»Es gibt andere Möglichkeiten für dich«, fuhr er fort. »Du könntest als Laienbruder bei uns leben. Hier sind Behinderte, Gehörlose und Blinde, die Hilfe brauchen. Soll ich unsere Generaloberin fragen, ob sie eine Arbeit für dich hat?«

Ich sagte sofort zu. In Heiligenbronn gab es viele verschiedene Einrichtungen, vom Kindergarten bis zum Altersheim, und auch mehrere Werkstätten, die bis 1991 von den Franziskanerinnen betreut wurden. Weil die Arbeit wuchs und die Zahl der Ordensfrauen abnahm, konnten diese die vielfältigen Aufgaben nicht allein bewältigen. Etliche Stellen mussten von Laien übernommen werden, von Erziehern und Arbeitstherapeuten. Mir schien es eine große, offene Gemeinschaft von Gläubigen zu sein, und die

Aussicht, als Bruder unter ihnen zu leben und zu arbeiten, machte mich selig. Am selben Tag lernte ich die Generaloberin Mutter Benedicta kennen, die mich fragte, ob ich mir vorstellen könnte, mich als Korbmacher ausbilden zu lassen.

»Die Schwester, die als Meisterin diese Werkstatt leitet, ist schon alt und möchte bald in Rente gehen. Wir brauchen einen neuen Meister. Bist du an einer solchen Arbeit interessiert?«, fragte sie.

»Daran habe ich noch nie gedacht«, antwortete ich, »aber warum nicht?«

In fünf Jahren konnte ich es bis zum Meister schaffen. Das war nun wirklich eine langfristige Zukunftsperspektive! Anfang Januar 1986 sollte ich umziehen, um mit der neuen Arbeit zu beginnen. Ich freute mich darüber, dass mein Schicksal fast von allein Formen annahm, seit ich den Dingen ihren Lauf ließ. Dennoch: Korbmacher war ein handwerklicher Beruf und nicht das, was ich mir vorgestellt hatte. Die Idee, Diakon zu werden, faszinierte mich nach wie vor. War es vermessen zu glauben, ich sei dazu berufen? »Wenn es Gottes Wille ist, wird Er dir schon einen Weg zeigen«, sagte ich mir. »Jetzt machst du erst mal das, was Paul Huber und Mutter Benedicta dir vorgeschlagen haben.« Diese Art von Gehorsam fiel mir leicht.

Kurz vor Weihnachten bekam ich zwei Briefe. Der erste kam aus Heiligenbronn. Mir wurde mitgeteilt, dass ich leider nicht gleich umziehen könne, weil man noch kein Zimmer für mich habe. Ich solle mich ein paar Wochen gedulden. Die Handschrift auf dem zweiten Brief erkannte ich sofort. Er war von Sofi. An sie dachte ich nur noch selten. Es war über ein Jahr her, dass wir uns das letzte Mal geschrieben hatten.

»Lieber Peter«, las ich, »man hat mir erzählt, wie sehr du dich in den letzten Monaten verändert hast. Ich freue mich sehr für dich und möchte dich gerne wiedersehen.«

Ich seufzte. Diese Worte nahmen mir die herrliche Seelenruhe, die ich in den letzten Wochen genossen hatte. Ich spürte, wie meine Gefühle für Sofi wieder erwachten, und fragte mich sogar, ob wir nicht doch heiraten sollten. Aber eigentlich wollte ich als Bruder in Keuschheit und Armut leben. Oder nicht? Ich schrieb postwendend zurück, dass auch ich sie wiedersehen wollte.

Den Silvesterabend verbrachten wir dann zusammen mit ihrer Mutter, die sich begeistert über meinen neuen Lebenswandel äußerte. Nur der Bart, den ich mir wie die Franziskanermönche wachsen ließ, gefiel ihr nicht. Um Mitternacht standen wir dann alle auf, um einander ein gesegnetes neues Jahr zu wünschen. Sofi und ich schauten uns verlegen an, als ihre Mutter uns beide gleichzeitig umarmte, als wären wir schon ein Paar.

Am 1. Januar 1986 fuhr ich mit dem Zug nach Hause zurück. Ich war ziemlich durcheinander. Trunken vor Liebe malte ich mir eine Zukunft mit Sofi in Heiligenbronn aus, ich sah uns sozusagen als Franziskanerfamilie: Ich würde in der Korbmacherwerkstatt arbeiten und sie sich um unsere Kinder kümmern. Kaum angekommen, machte ich ihr einen schriftlichen Heiratsantrag. Wenige Tage später starb mein Onkel, der Bruder meines Vaters. Er war keine sechzig Jahre alt geworden. Diese traurige Nachricht holte mich auf die Erde zurück. Sollte ich Sofi wirklich heiraten? Ist es das, was Gott für mich vorgesehen hat? Darüber meditierte ich eine ganze Nacht.

Am nächsten Morgen hatte ich eine Entscheidung getroffen. »Liebe Sofi«, schrieb ich ihr, »es tut mir Leid, bitte verzeih mir. Vergiss meinen letzten Brief, ich muss diesen

Antrag zurückziehen. Ich bin deiner nicht würdig. Es ist besser, wenn ich allein bleibe.« Sie war verletzt, schrieb mir aber zurück, dass sie mir alles Gute wünschte. Seitdem ist es bis heute still zwischen uns geblieben.

13.
Der richtige Platz für mich

Die Kirche, in der ich getauft wurde, heißt St. Leodegar. Sie ist eine typisch süddeutsche Kirche mit Zwiebelturm und groß genug für unser Dorf. Anfang der achtziger Jahre musste das Dach erneuert werden. Es wurde abgetragen und die neue, mit Kupferblech ummantelte Zwiebel wurde mit einem riesigen Lastwagen angeliefert. Nun sollte sie mit einem Kran auf den Turm gehoben werden. Das war ein großes Ereignis für die Griesinger. Ich stand mitten unter ihnen und war sehr stolz auf meinen Vater, der mit einigen anderen Männern oben auf dem Turm war, um die Zwiebel in die richtige Stellung zu bringen. Ich beneidete ihn auch ein wenig, weil ihm kein bisschen schwindlig war und er selbstsicher auf Dächern in jeder Höhe arbeiten konnte. An diesem Tag wäre ich selbst zu gern da oben gewesen! Angst hatte ich keine, aber bei meinen Gleichgewichtsstörungen durfte ich an solche Kletterpartien leider nicht einmal denken. Das neue Dach wurde mit Stahlseilen befestigt, der Riesenkran hob es langsam hoch und alle hielten den Atem an. Bald hing die rot glänzende Zwiebel in der Luft, der Kranarm schwenkte zur Seite, die Zwiebel senkte sich etwas und kam in Reichweite der Männer. Ich bewunderte meinen Vater, der geschickt danach griff, ebenso wie die anderen Männer und den Kranführer, denen es auf Anhieb glückte, die Zwiebel perfekt aufzusetzen. Danach wurde gefeiert.

Jahrelang war ich nicht mehr bei einem normalen Gottesdienst in St. Leodegar gewesen. Nur bei einigen Trauungen, Taufen oder Trauerfeiern hatte ich die Kirche von innen gesehen. Nach meiner Rückkehr zum Glauben war ich fast immer zu Kirchen in der Umgebung gefahren, doch seit ich nicht mehr fahren durfte, ging ich regelmäßig in unsere Dorfkirche. Es war bei uns noch Mitte der achtziger Jahre üblich, dass die Gläubigen in der Kirche nach Alter und Geschlecht getrennt saßen. Links war es immer voll, dort nahmen die Frauen Platz, vorne die jungen Mädchen, hinter ihnen die erwachsenen und in den letzten Reihen die alten Frauen. Rechts sah es anders aus: Die Jungen, die jünger als fünfzehn Jahre waren, saßen vorne; die mittleren und die letzten Reihen blieben ziemlich leer, bis auf einige gehbehinderte alte Männer. Die anderen hatten ihren angestammten Platz oben auf der Empore, und ich setzte mich zu ihnen, wie es sich gehörte. Ich war aber meistens der einzige Mann, der von der Empore abstieg, um die Kommunion zu empfangen. Jedes Mal musste ich an den Bankreihen entlanggehen und hatte das Gefühl, dabei von vielen Augenpaaren angestarrt zu werden. In diesem heiligen Augenblick der Versenkung war mir das unangenehm. Wenn ich betete, wollte ich für mich sein, und das gelang mir besser in Kirchen, wo mich niemand kannte.

Die große Barockkirche St. Blasius in Ehingen gefiel mir gut. Weil am Sonntagmorgen kein Bus dorthin fuhr, beschloss ich, zu Fuß zu gehen. Bald pilgerte ich bei jedem Wetter zum Gottesdienst nach Ehingen, lief über eine Stunde zurück nach Hause. Ich begann, immer längere Strecken zu wandern. Der Februar war schon vorbei, aber die Zusage von Heiligenbronn ließ noch auf sich warten. Ich hatte nichts zu tun, um mich abzulenken, und wurde langsam unruhig. Ich bin ein ungeduldiger Mensch, aber ich wollte nicht nachfragen und drängeln. Also zügelte ich meine Ungeduld, so gut ich konnte. Das gleichmäßige Gehen half mir dabei. Wenn ich durch die Natur lief, fühlte ich mich als Teil der Schöpfung und vertraute darauf, dass sich bald alles zum Guten wenden würde und ich demnächst nach Heiligenbronn umziehen könnte. Im März fragte ich dann bei Schwester Benedicta nach, ob ich über Ostern als Gast für ein paar Tage kommen dürfe, und erhielt umgehend einen Brief, in dem sie mich herzlich einlud.

Ich beschloss, einen Teil des Weges zu wandern, und fuhr an einem Donnerstag mit der Bahn bis Beuron. Ostern war früh in diesem Jahr und fiel auf die letzten Märztage. Auf den Bergen und an Stellen, wo keine Sonne hinkam, lag noch Schnee. Ich hatte meinen Rucksack dabei, wanderte gemütlich erst Richtung Rottweil und verbrachte die erste Nacht in meinem Zelt. Es war noch ziemlich kühl, trotzdem schlief ich bestens. Mir gefiel es, allein unterwegs zu sein und mich auf dieser Weise meinem Ziel zu nähern. Erst vor etwas über hundert Jahren hatte man in Heiligenbronn eine Heilstätte für Blinde und Gehörlose gegründet, als Wallfahrtsort war es aber schon viel länger bekannt. 1350 hatte man dort eine Quelle entdeckt, in der ein Bild der Mutter Gottes lag. Nach dieser Quelle war der Ort benannt worden. Das Gnadenbild wurde in der Kirche aufgestellt, und die Menschen begannen, dorthin zu pilgern, um Trost und Heilung zu suchen. Das große Wallfahrtsfest findet in jedem Jahr am 8. September statt, zu Mariä Geburt. Seit Jahrhunderten waren Tausende und Abertausende von Menschen zu Fuß nach Heiligenbronn gepilgert, und in diesem Jahr schloss ich mich ihnen an.

Zwei Tage später erreichte ich mein Ziel. Es war der Samstag vor Palmsonntag. Ich meldete mich bei der Pforte an. Die Schwester begutachtete mich misstrauisch, vermutlich weil ich in meiner Wandererkluft ziemlich abgerissen aussah. Meine Schuhe waren verdreckt, am Fuß hatte ich eine Blase, die geplatzt war, und das Blut war sogar durch das Leder gesickert. Mir taten die Füße weh. Ich sagte zur Pfortenschwester: »Ich bin Peter Hepp.«

»Ach so«, sagte sie. »Dann ist alles in Ordnung.«

Sie rief eine andere Schwester, die mich zu dem Haus brachte, wo die gehörlosen Männer wohnten. Unten waren die Gästezimmer, und eines davon wies sie mir zu.

Am nächsten Tag erschien ich dann geduscht, gekämmt und in einem Anzug, den ich im Rucksack dabeihatte, zum Palmsonntags-Gottesdienst. Ich begrüßte die Schwestern und las Erstaunen in ihren Augen, als hätten sie mich nicht gleich wiedererkannt. Ich war glücklich. In Heiligenbronn fühlte ich mich zu Hause, und ich wünschte mir, von allen angenommen zu werden. Umso mehr freute es mich, als ich erfuhr, dass Mutter Benedicta mich sehen wollte. Ich hatte ihr einen Brief geschrieben und ihr darin erklärt, dass ich in diesen zwei Wochen wie die Schwestern leben und arbeiten wollte.

»Das ist ein ungewöhnlicher Wunsch für einen Gast«, meinte sie.

»Ich möchte nicht faul herumliegen, sondern etwas tun. Ursprünglich hatte ich ja gehofft, in der Korbmacherwerkstatt arbeiten zu können.«

»Diese Stelle ist schon besetzt. Ein Lehrer von der Gehörlosenschule hat diese Arbeit übernommen und macht jetzt die Ausbildung als Korbmacher.«

Das war also der Grund, warum man mich nicht mehr gebraucht hatte. Aber stur, wie ich bin, ließ ich nicht locker. »Ich möchte mich trotzdem nützlich machen. Gibt es denn einen anderen Platz, an dem jemand wie ich gebraucht wird?«

169

Sie sah mich nachdenklich an. »In der Blindenwerkstatt können wir durchaus Hilfe gebrauchen. Die Betreuerin ist krank«, sagte sie.

Es war mutig von ihr, einen Gehörlosen zu den Blinden zu schicken. Aber wenn sie mir das zutraute, würde ich es schon schaffen, dachte ich. Am Montagmorgen begab ich mich also in die Blindenwerkstatt. Schwester Ute, die Leiterin, wunderte sich zwar, aber sie zeigte mir die Werkstatt und erklärte mir alles, was dort erledigt werden musste.

Es gab mehrere Abteilungen, darunter eine Bürstenmacherei und eine Montageabteilung. Die Werkstatt erhielt die Aufträge und die Teile, die montiert werden mussten. Die Feinarbeit machten die Frauen, und die Männer übernahmen alles, was körperliche Kraft erforderte. Bei den Betreuern herrschte großer Personalmangel. Für die kranke Erzieherin waren bisher Schwestern eingesprungen, die aber andere Verpflichtungen hatten. Mir erschienen die Aufgaben überschaubar und nicht sehr kompliziert.

Ich machte mich sofort an die Arbeit. Nach wenigen Tagen kannte ich mich schon gut aus. Wenn ich Fragen hatte, wandte ich mich an Schwester Ute, die sie gern beantwortete. Die blinden Frauen mochten mich. Sie sprachen über mich. Ich konnte es zwar nicht hören, aber ich sah es an ihren Gesichtern, und manchmal konnte ich es auch auf ihren Lippen lesen. Ich redete laut und deutlich zu ihnen. Nicht alle verstanden mich, trotzdem klappte es hervorragend, zum Erstaunen aller. Wenn ich nicht arbeitete, verbrachte ich viel Zeit in der Kapelle und betete. Die Zeit verging wie im Flug. Nach zwei Wochen suchte ich Mutter Benedicta erneut auf.

»Ich muss jetzt nach Hause«, sagte ich.

»Das habe ich gehört. Wann kannst du wieder kommen? Du wirst hier gebraucht. Ich habe gehört, dass Schwester

Ute mit dir sehr zufrieden ist. Mir wäre es sehr lieb, wenn du gleich hier bleiben könntest.«

Es war genau das, was ich mir erhofft hatte! Auch ich wäre am liebsten dort geblieben, aber ich musste nach Griesingen zurück. Ich versprach Mutter Benedicta, mich zu beeilen, und fuhr los. Ich war entschlossen, wie ein Mönch in Armut zu leben, und brauchte daher nicht viel einzupacken. Nur ein paar Kleidungsstücke, Toilettenartikel und die religiösen Bücher, die mir wichtig waren. Mein weltliches Leben ließ ich hinter mir.

»Ziehst du für immer um oder nur vorübergehend?«, fragte mein Vater.

»Für immer«, antwortete ich.

Überrascht sah ich, dass er weinte. Auch meine Mutter weinte, als ich ins Auto stieg. Ich selbst war alles andere als traurig, im Gegenteil, in meinem Herzen jubelte ich! Mit fast fünfundzwanzig Jahren war es an der Zeit, das Elternhaus zu verlassen. Ich fühlte mich wie ein Novize, der ins Kloster ging, und nahm in aller Stille Abschied von den Menschen, die mir lieb waren. Einige, wie meine Schwester Monika, reagierten abweisend. Heutzutage werde doch keiner mehr Mönch, nichts gegen die Religion, aber sich ganz von der Welt zurückzuziehen, das gehe doch entschieden zu weit. Man müsse ein bisschen verrückt sein, um so etwas zu tun, meinten sie und schüttelten nur den Kopf, wenn ich wiederholte, mein Entschluss sei endgültig.

Doch im Grunde genommen war ich mir dessen selbst nicht sicher. Es war nicht klar, in welcher Funktion ich nach Heiligenbronn zurückkehrte. Ich hatte keinen Arbeitsvertrag. Es war ausgemacht, dass ich als Betreuer arbeiten würde, wie die Schwestern ohne Lohn. Das Kloster würde mir ein Taschengeld bezahlen sowie meine Versicherungs- und Rentenbeiträge, wie ich es selbst entschieden hatte. Obwohl ich kein Gast mehr war, wohnte ich in einem Gästezimmer. Ich richtete mich nach den Regeln des Franziskanerordens, fühlte mich als Bruder und als Mitglied der Klostergemeinschaft, aber ich fragte mich, ob die Schwestern und die anderen Mitarbeiter mich auch so sahen. Und was würde ich tun, wenn man mich eines Tages dort nicht mehr brauchte? Wieder von vorne anfangen? Nein!

Auf dem Rückweg machte ich einen Abstecher nach Wangen, ins »Klösterle«, um dort mit dem Guardian zu sprechen. Pater Bruno freute sich, mich zu sehen, und er freute sich noch mehr, als ich bat, in seinen Orden aufgenommen zu werden. Ich verschwieg ihm nicht, dass ich das Gefühl hatte, in Heiligenbronn und bei den Gehörlosen mein wahres Zuhause gefunden zu haben.

»Wenn du zum Franziskaner wirklich berufen bist und für Gehörlose da sein sollst, wird Gott dich als Franziskaner nach Heiligenbronn führen«, sagte er.

Noch am selben Tag schrieb er einen Empfehlungsbrief an den Provinzial der süddeutschen Provinz, Pater Leo, in Fulda.

Ich arbeitete als Betreuer bei den blinden Frauen, ging regelmäßig in die Kirche, betete den Rosenkranz, unterhielt mich mit den gehörlosen Männern, während ich auf einen Antwortbrief aus Fulda wartete. Dabei geriet ich wieder in Unfrieden. Das Warten belastete mich, ich wusste nicht, wo mein Platz war, deshalb konnte ich mich nicht wirklich auf Heiligenbronn einlassen. Auch fragte ich mich, ob es richtig sei, Franziskaner zu werden. In den Sommerferien beschloss ich, nach Lisieux zu reisen und an dem Ort zu meditieren, wo die heilige Therese vom Kinde Jesu gelebt hatte. Ein Buch über sie und ihren kleinen Weg der Demut und der einfachen Liebe war mein ständiger Begleiter geworden, seit ich es ein Jahr zuvor im »Klösterle« entdeckt hatte.

So fuhr ich mit der Bahn nach Paris und übernachtete in einer Jugendherberge. Am liebsten wäre ich von Paris aus nach Lisieux gepilgert, aber zu Fuß aus dieser Riesenstadt herauszukommen schien ganz und gar unmöglich zu sein. Ich stieg in einer Kleinstadt aus und machte mich von dort aus auf den Weg. Am Abend war ich in einer Ortschaft, deren Namen ich vergessen habe, und klingelte bei einem Pfarrer. »Ich bin gehörlos und pilgere zu der heiligen Therese von Lisieux. Kann ich hier übernachten?«, hatte mir ein freundlicher Mann, den ich auf dem Montmartre getroffen hatte, auf Französisch geschrieben. Den Zettel gab ich der Frau, die mir die Tür öffnete. Sie bedeutete mir, draußen zu warten, ließ aber die Tür halb offen. Innen sah es nach einer reichen und vornehmen Pfarrei aus. Im geräumigen Flur standen große Statuen von Heiligen und von der Jungfrau Maria. »So prunkvoll ist das«, sagte ich zu mir. »Ob man dich hier überhaupt reinlässt?« Auf einer meiner Wanderungen durch Süddeutschland hatte ich schon mal in einem Pfarrhaus nach einer Übernachtungsmöglichkeit gefragt und war tatsächlich aufgenommen worden. Aber das war ein bescheidenes Haus gewesen. Plötzlich stand der Pfarrer vor mir und sah gar nicht erfreut aus.

»Du hast hier nichts zu suchen, geh weg«, sagte er und knallte mir die Tür vor der Nase zu.

Ich fand das nicht schlimm, schließlich hatte ich ja mein Zelt dabei. Aber ich musste mich beeilen, um vor Anbruch der Dunkelheit einen Schlafplatz außerhalb der Stadt zu finden. In der Dämmerung stieg ich auf einen Berg und konnte kaum noch etwas erkennen, als ich endlich eine Art Obstgarten erreichte. Auf der Wiese zwischen den Bäumen baute ich mein Zelt auf. Plötzlich fühlte ich mich völlig zerschlagen und kroch tastend hinein.

Kaum hatte ich mich hingelegt, fiel alle Müdigkeit von mir ab. In dieser winzigen, engen Behausung war mir, als würde ich fliegen, schweben wie ein Vogel, der sich vom Wind tragen lässt. Ich spürte eine große Kraft und eine tiefe innere Freiheit, wie ich sie noch nie erfahren hatte.

Ich weiß nicht, wie lange ich so dalag. Ein paar Minuten vielleicht nur, oder eine Viertelstunde, danach schlief ich selig ein. Am nächsten Tag setzte ich meine Reise wie geplant fort. In Lisieux wohnte ich im Pilgerhaus, bis mein Geld alle war. Nach zehn Tagen fuhr ich zurück nach Heiligenbronn und fühlte mich die ganze Zeit wie beflügelt und getragen von diesem Erlebnis in meinem Zelt.

Ich schnitt mir die Kopfhaare so kurz, wie junge Männer es heute gern tun. Damals war das keineswegs modisch. Ich setzte diese asketische Frisur als Selbstschutz ein, um die Frauen und Mädchen in der Werkstatt auf Abstand zu halten. Einige hatten mir gesagt, dass ich gut aussähe. Ich unterhielt mich gern mit ihnen, war aber weder an einer Liebschaft noch an einer ernsten Beziehung interessiert und machte immer deutlich, dass ich in Keuschheit leben wollte wie ein Mönch. Aber ich war insgesamt verändert. Als ich nach diesen Ferien zum ersten Mal wieder in die Werkstatt kam, meinte eine sehbehinderte Frau, die noch recht gut sah, sie habe mich nur am Geklapper meiner Holzsandalen erkannt. Die hatte ich von den Franziskanern bekommen und trug sie immer bei der Arbeit.

»Meine Stimme ist doch gleich geblieben«, sagte ich.

»Das schon. Aber der Rest nicht. Mir scheinst du ein anderer Mensch zu sein. Was ist mit dir passiert?«, fragte sie.

Das konnte ich ihr nicht erklären.

Im Herbst hatte ich immer noch keine Antwort von Pater Leo. Verunsichert wandte ich mich an Paul Huber, der mein geistlicher Führer und Freund geworden war.

»Wenn du möchtest, werde ich ihm selbst schreiben«, bot er mir an. »Aber ich bin nicht ganz davon überzeugt, dass du berufen bist, in einem Orden zu dienen. Meiner Meinung nach besteht deine Stärke darin, als Laie das Evangelium den Gehörlosen näher zu bringen ...«

Er sprach, als hätte er eine Eingebung, und meine ganze Anspannung löste sich. Ich war überglücklich, dass Paul Huber dieses Bedürfnis in mir erkannt hatte, das ich selbst kaum laut zu formulieren wagte. Es machte mir Mut. Am selben Tag stutzte ich meinen Bart. Die vielen Haare im Gesicht machten es den Gehörlosen schwer, meine Mimik und meine Lippen zu lesen, und mir war es jetzt wichtig, von ihnen verstanden zu werden. Mit dem Segen von Paul Huber begann ich also, einmal wöchentlich einen Bibel- und einen Gebetskreis zu leiten.

Im Frühjahr 1987 kam Provinzial Pater Leo persönlich nach Heiligenbronn. Mutter Benedicta war bei unserem Gespräch anwesend.

»Das Ordensrecht verbietet im Prinzip den Eintritt von behindert geborenen Menschen«, erklärte er. »Es ist hart, aber wenn wir einen Behinderten aufnehmen, heißt es, dass wir bereit sein müssen, ihn zu pflegen. Bei dir sieht es anders aus. Du bist selbständig und kannst arbeiten. In deinem Fall gibt es vielleicht doch eine Möglichkeit, wenn die gesamte Ordensgemeinschaft beschließt, dich aufzunehmen. Ich möchte, dass du mir von deiner Berufung erzählst. Wie ist sie entstanden?«

Ich erzählte ihm von meinem Werdegang in den letzten Jahren, von meiner Suche und von den Büchern, die ich gelesen hatte. Der Pater hörte mir konzentriert zu, blickte manchmal zu Mutter Benedicta, die ihm meine Worte wiederholte, wenn er sie nicht verstand.

»Ich fühle mich schon seit Jahren von der franziskanischen Spiritualität angesprochen«, erklärte ich ihm.

»Dann empfehle ich dir, einen schriftlichen Aufnahmeantrag an den Franziskanerorden in Fulda zu stellen«, sagte er.

Sofort setzte ich diesen Brief auf. Etwa eine Woche später bekam ich eine Antwort, in der angekündigt wurde, dass mich ein Pater aus Fulda besuchen würde. In der Nacht davor konnte ich vor lauter innerer Unruhe nicht einschlafen. Kam dieser Pater nur, um ein weiteres Mal zu prüfen, ob ich als Mönch geeignet war? Oder hatte die Gemeinschaft schon eine Entscheidung getroffen? Wenn ja, war sie positiv oder negativ ausgefallen? Wäre dieser Pater den langen Weg nach Heiligenbronn gefahren, bloß um mir mitzuteilen, dass man mich doch nicht wolle? Das schien mir unwahrscheinlich zu sein. Aber was würde geschehen, wenn er mir sagte, dass sich die Gemeinschaft für mich entschieden hätte, müsste ich dann Heiligenbronn sofort verlassen? Dieser Gedanke stimmte mich traurig. Doch allmählich legte sich meine Unruhe, und ein großer Frieden breitete sich in mir aus. Es war, als würde mir eine innere Stimme sagen: »Du sollst kein Franziskaner werden.« Ein »Aber warum?« stieg hoch, ebbte aber gleich wieder ab. »So sei es«, antwortete ich und schlief ein.

»Ich möchte meinen Aufnahmeantrag zurückziehen«, erklärte ich am nächsten Morgen dem Pater. »Gestern Nacht ist mir endgültig bewusst geworden, dass ich doch nicht zum Mönch berufen bin.«

14.
Zwischen Betreuern und Behinderten

Jahre zuvor hatte ich auf einer Hauptversammlung des Gehörlosenvereins in Biberach drei Menschen kennen gelernt, die meiner Meinung nach vorbildlich miteinander umgingen. Erst war mir eine ältere taubblinde Frau aufgefallen, die als Kassiererin für den Verein arbeitete. Wie schafft sie das bloß, fragte ich mich und erkundigte mich nach ihr. »Das ist Anna, die jüngere Schwester meiner Frau Theresa. Wir leben alle drei zusammen«, erklärte mir Bernhard, »sie war früher nur gehörlos und ist dann als junge Frau erblindet. Sie erzählt dir gern selbst alles, was du wissen möchtest. Kannst du lormen?« Ich verneinte, beschloss aber, es zu lernen, und besorgte mir ein Lormalphabet.

Hieronymus Lorm, der selbst erblindete, hat dieses Handalphabet erfunden, das heute vorrangig in der Kommunikation mit Taubblinden verwendet wird. Mit einer Vorlage ist es einfach zu lernen. Schon nach wenigen Minuten kann jeder seinen Namen oder einen kurzen Satz lormen. Die einzelnen Buchstaben werden durch Antippen oder Streifbewegungen in der Hand angezeigt. Die Vokale zeichnet man auf den Fingerspitzen und die Konsonanten werden den Fingern entlang gestreift oder in der Handinnenfläche gezeichnet.

Ich übte zu Hause und konnte mich schon beim nächs-

177

ten Besuch in Biberach mit Anna unterhalten. Sie freute sich sehr darüber, weil sie nicht viel Kontakt mit anderen Gehörlosen hatte. Kaum jemand ließ sich auf ein richtiges Gespräch mit ihr ein. Das Buchstabieren der einzelnen Worte erschien den meisten zu mühsam, außerdem gab es ein weiteres Hindernis: Gehörlose sind daran gewöhnt, Sprache visuell wahrzunehmen. Sie können sich problemlos über eine große Distanz miteinander unterhalten, über die Köpfe von Dutzenden Menschen hinweg oder durch ein geschlossenes Fenster, wenn einer im ICE sitzt und der andere auf dem Bahnsteig steht. Lormen dagegen erfordert Nähe und Berührung. Man hält die Hand des Taubblinden in der eigenen, um darin die Worte zu zeichnen, und man muss sich Zeit lassen, darf keine Angst vor Berührung haben.

Diese »Berührungsängste« hatte ich nicht, im Gegenteil. Ich war froh, weil ich wieder etwas Neues gelernt hatte, und lormte lange mit Anna. Es war erst ein bisschen zäh, ich musste mich sehr konzentrieren, wurde aber bald schneller, und sie verstand mich gut. »Worüber hast du denn den ganzen Abend mit ihr geredet?«, fragte mich ein Freund auf dem Rückweg. »Über alles«, antwortete ich. »Sie hat mir vom Zweiten Weltkrieg erzählt.« Mein Freund interessierte sich nicht für die Geschichte von Anna, die ihm zu alt war. »Alt ist sie schon, aber ich mag sie!«, sagte ich, »und ich mag auch Bernhard und Theresa!« Die beiden hatten als Paar zusammengelebt, als Anna noch in einer Einrichtung wohnte, in der es ihr sehr schlecht ging. Niemand sprach dort mit ihr, und die Betreuerin ihrer Wohngruppe konnte nicht lormen. So erfuhr Anna nicht, wenn sie ein Paket von ihrer Schwester bekommen hatte. Ganze Stapel von Paketen lagen noch ungeöffnet in einer Ecke, als Theresa und Bernhard Anna einmal besuchten. Das Paar hatte daraufhin beschlossen, Anna zu sich zu nehmen. Wohnung und Küche waren taubblindengerecht umgeräumt worden, und Anna bekam einen eigenen Arbeitsplatz, an dem sie jeden Tag Wandbilder knüpfte und sich damit etwas Geld verdiente.

In einer fremden Umgebung wäre sie ohne Theresa und Bernhard hilflos gewesen und hätte nicht gewusst, was um sie stattfindet. Die beiden lormten ihr, worum es in Gesprächen ging, fassten das Geschehen zusammen und erklärten, wer alles anwesend war. Schon am ersten Abend war mir aufgefallen, wie höflich und rücksichtsvoll Bernhard mit Anna umging. Als er ihr sagen wollte, dass er gern nach Hause fahren würde, tippte er leicht ihre Schulter an, um zu signalisieren, dass er mit ihr reden wollte. Er wartete, bis sie sich ihm zugewendet hatte, und reagierte freundlich und verständnisvoll, als sie antwortete, dass sie das Gespräch mit mir noch nicht beendet habe. Eine halbe Stunde wollte Anna noch bleiben. Obwohl sie hundertprozentig auf Bernhard und Theresa angewiesen war, durfte sie, die Taubblinde, bestimmen, wann sie nach Hause fuhren! Diese Menschen waren der lebende Beweis, dass es möglich ist, einem Schwächeren mit Respekt und Liebe zu begegnen.

In Heiligenbronn erwies es sich als große Erleichterung für meine Arbeit, dass ich mit Anna das Lormen gelernt hatte, denn manche blinden Frauen benutzten das Lorm-Alphabet, wenn ich sie nicht anders verstand. Und auch hier gab es Taubblinde, mit denen ich mich manchmal unterhielt. Im Heim wurde für sie gut gesorgt, sie lebten sicher, aber in großer Einsamkeit. Offensichtlich hatte keiner von ihnen draußen Verwandte oder Freunde, die bereit waren, sie zu unterstützen. Ich fand das sehr traurig.

Christus liebt und achtet alle Menschen. Gerade die Schwächeren verdienen es, besonders geliebt und geachtet zu werden, wenn es auch nicht immer einfach ist, christliche Nächstenliebe zu praktizieren. In der Blindenwerkstatt arbeitete eine schwer krebskranke Frau, die von den anderen ausgegrenzt wurde. Alle machten einen weiten Bogen um sie, und niemand wollte neben ihr sitzen oder mit ihr reden, weil sie einen üblen Geruch verströmte. Mir war das auch unangenehm, aber sie tat mir Leid, und ich überlegte mir, wie ich den eigenen Widerwillen überwinden könnte. Mir fiel Felix ein, der sich als Kind über den Gestank unserer Kühe und Schweine beklagt hatte. Für mich war das gar kein Gestank, weil ich die Tiere mochte. »Wenn es dir gelingt, diese Frau zu mögen und sie wie eine Schwester zu lieben, wird dich ihr Geruch nicht mehr stören«, sagte ich mir, und genauso war es auch. Ich konnte mit ihr ein wenig reden, ihr mitteilen, dass sie nicht ganz allein war. Bald starb sie, und ich bin dankbar, dass ich sie betreuen durfte. Sie lehrte mich, leichter mit solchen Situationen umzugehen.

»Früher wurde in dieser Werkstatt viel gestritten, aber seit du da bist, ist die Stimmung besser geworden«, wunderte sich Schwester Ute nach einigen Monaten.

Schön, wenn ich etwas bewirken kann, dachte ich. Ich erklärte mir die Veränderung dadurch, dass ich mich besser als andere Betreuer in die Lage der Blinden und der Gehörlosen einfühlen konnte, wusste ich doch selbst, wie es ist, wenn man als hilfsbedürftig angesehen und bevormundet wird. Ich hatte Verständnis für den Zorn, den viele Seh- und Hörbehinderte empfanden. Er war mir nicht fremd, ich hatte nur gelernt, ihn zu zügeln. Und selbstverständlich war ich in Heiligenbronn nicht als Behinderter, sondern als Betreuer. Ich konnte handeln und musste nicht nur passiv erdulden. Das machte einen Riesenunterschied.

Eva, die höchstens achtzehn Jahre alt und stark sehbehindert war, kochte ständig vor Wut. Sie raste durch die Werkstatt, rempelte Leute an, warf Kisten um und tat sich oft dabei weh.

»Geh doch ein bisschen langsamer«, sagte ich zu ihr.

Manchmal gelang es mir, sie ein wenig zu bremsen. Immerhin explodierte sie nicht, wie sie es tat, als ein anderer Betreuer ihr eine Moralpredigt hielt, die mit dem Satz endete: »Finde dich endlich mit deiner Behinderung ab!«

Ich beobachtete Eva im Kampf mit sich selbst und der Welt. Als gehörloser Betreuer stand ich zumindest mit einem Bein auf der Seite der »Normalen« und reagierte gelassener, wenn das Wort »Behinderung« fiel. Ich ging nicht mehr bei jeder kleinsten Diskriminierung in die Luft, obwohl ich mit dem anderen Bein auf der Seite der Diskriminierten stand. Mir war dieser Zwiespalt bewusst, aber ich sah mich als Vermittler zwischen beiden Seiten. In den ersten Jahren meiner Zeit in Heiligenbronn fühlte ich mich nicht als Behinderter, weil ich mir trotz meiner Taubheit einen Platz in der Welt der Hörenden erobert hatte. Meine zusätzliche Sehschwäche konnte ich noch weitgehend ignorieren. Ich kam mit Einschränkungen besser zurecht als Eva, aber tief in mir loderte es auch, das ließ sich nicht leugnen.

Eines Tages war ich zufällig dabei, als eine blinde Frau eine Erzieherin bat, ihr den Brief vorzulesen, den sie eben erhalten hatte. Die ganze Werkstatt hörte dabei zu. Ich konnte das nicht mit anschauen. Ein Brief war doch etwas Intimes! Egal, was darin stand, es war etwas, was nur sie, die Empfängerin, betraf. Wenn ich selbst etwas einem blinden Menschen schriftlich mitteilen möchte, würde ich es in Braille-Schrift tun, dachte ich. Noch am selben Tag besorgte ich mir Lehrbücher und brachte mir in der nächsten Zeit die Grundlagen der Punktschrift bei. Bald konnte ich mit der Maschine kleine Briefe schreiben, und die blinden Frauen freuten sich darüber. Es war meine Art, Wut in etwas Positives zu verwandeln, aber eine Irritation blieb übrig: Warum kamen nicht mehr Betreuer und Nichtbehinderte auf die Idee, das Lormen, die Punktschrift und die Gebärdensprache zu lernen?

Nach ungefähr zwei Jahren fand man eine kompetente Betreuerin für die Frauenwerkstatt. Obwohl die blinden Frauen dagegen protestierten, weil sie mich behalten wollten, schlug ich Schwester Ute vor, dass ich in der Montageabteilung der Männer weiterarbeiten könnte. Dort war zu wenig Personal, und es gab eine Menge dringender Aufträge. Sie war sofort einverstanden, weil sie wusste, dass ich gern mit anpackte und zuverlässig war. Zu diesem Zeitpunkt arbeitete dort Robert, ein Erzieher im Anerkennungsjahr, der voller guter Absichten war.

»Es ist wichtig, dass die Blinden jeden Arbeitsgang selbst erledigen, egal, wie lange es dauert. Die Auftragslage ist zweitrangig«, erklärte er.

»Ja, aber wenn wir nicht rechtzeitig liefern, verlieren wir unsere Auftraggeber«, antwortete ich.

Ich hatte in einer Fabrik gearbeitet, kannte die angespannte wirtschaftliche Lage des Klosters und bestand darauf, dass die Bestellungen pünktlich geliefert wurden. Wenn es eilte, nahm ich den blinden Männern Tätigkeiten ab, die ihnen lästig waren und kostbare Zeit beanspruchten, wie das Zählen einzelner Kleinteile. Ich brachte ihnen das Material, das sie brauchten, damit sie schneller fertig wurden. Robert fand das nicht gut, aber ich setzte mich meistens durch.

Wir hatten gleitende Arbeitszeit, ich begann später als er, blieb dafür länger. Eines Morgens, als ich ankam, sah ich, dass er aufgeregt war.

»Was ist los?«, fragte ich.

Als Antwort führte er mich nach hinten, zeigte mir eine große Kiste, die im Weg stand.

»Weißt du, wer sie da stehen gelassen hat? Das ist doch gefährlich!«

Das war es in der Tat. Die blinden Männer vertrauten darauf, dass der Weg frei blieb, es war ein Wunder, dass noch niemand darüber gestolpert war. Aber warum hatte Robert diese Kiste nicht längst weggeräumt? Es waren genug Männer da, die ihm dabei geholfen hätten.

»Fass mit an, wir tun sie weg, bevor sich jemand daran verletzt«, sagte ich zu ihm.

»Erst will ich wissen, wer es getan hat«, sagte er.

Ich zuckte mit den Achseln, packte selbst die Kiste, schob sie zurück gegen die Wand, wo sie den Zugang zu einer Steckdose versperrte. Mir war klar, dass jemand die Steckdose benutzt hatte. Ich ahnte, welcher der Männer es gewesen war, und verstand sehr gut, dass dieser keine Lust hatte, sich als Schuldiger zu bekennen und Roberts Zorn auf sich zu ziehen.

»Die Arbeit wartet nicht«, sagte ich und legte los.

In der Mittagspause versuchte ich, ihm meinen Standpunkt zu erklären. Er zuckte mit den Achseln und meinte, ich wisse immer alles besser. Sein Gesichtsausdruck teilte mir deutlich mit, dass das nicht als Kompliment gemeint war.

Er war nicht der einzige Mensch in Heiligenbronn, der mit mir Schwierigkeiten hatte, und zwar weniger mit meiner Person als mit meiner Stellung. In der Montageabteilung hatte ich oft Ärger mit einem Gehörlosen, der nicht einsehen wollte, dass ich Betreuer war und er nicht. Wir stritten offen, weshalb der Streit immer schnell beigelegt war. Schwieriger war es, wenn Konflikte nicht offen ausgetragen wurden. Einige Betreuer waren dagegen, dass ein Behinderter als Betreuer arbeitete, auch manchen Schwestern fiel es schwer, dies zu akzeptieren. Nicht alle mochten mich.

Ich galt bei vielen als rechthaberisch und stur, als jemand, mit dem man nicht reden konnte. Zugegeben, ich war manchmal kein angenehmer Zeitgenosse. Ich hatte meine eigenen Vorstellungen und ließ mich nur ungern davon abbringen. Ich wusste zu viel, hatte zu viel gelesen, zu viel beobachtet und zu viel nachgedacht. Tatsächlich war ich oft überkritisch, aber es stimmte nicht, dass man mit mir nicht reden konnte. Im Gegenteil, ich wünschte mir, dass sich die Menschen mit mir auseinander setzten! Ich suchte doch selbst das Gespräch. Sicher, es war nicht leicht, es brauchte Zeit, sie mussten langsam und deutlich sprechen. Aber so ist es nun einmal bei Gehörlosen.

Eines Tages geschah etwas, das mich sehr bedrückte. Ich hatte von Paul Huber eine Lichtklingelanlage bekommen, damit meine Besucher nicht erst bei den Schwestern im Haus St. Ulrich klingeln mussten. Ich verlegte selbst das Kabel an der Wand im Flur und kontrollierte, dass die Klingel auch funktionierte. Drei Tage später las ich gerade ein Buch, als das Licht in meinem Zimmer ausging. Ein Stromausfall, dachte ich und schaute in den Flur, als das Licht wieder anging. Ich sah eine Schwester mit einem Staubtuch und einer Schere neben dem Sicherungskasten stehen und grüßte sie. Sie lächelte mich nur an und ging. Ich fragte mich, was sie mit der Schere gemacht hatte, dachte mir aber nichts dabei. Am nächsten Morgen sah ich, dass das Kabel meiner Anlage durchgeschnitten war. Warum hat sie das getan?, fragte ich mich entrüstet. Wie ich es oft tat, suchte ich Rat bei Schwester Modesta, die von Anfang an eine meiner wichtigsten Vertrauenspersonen war.

»Ich wollte doch bloß ohne Hilfe Besucher empfangen können! Will diese Schwester denn nicht, dass mich Gehörlose oder Blinde besuchen?«, fragte ich. »Ist sie neidisch, weil ich mich mit ihnen besser verstehe als sie?«

Einige Male hatte ich schon Neid von Seiten anderer Betreuer gespürt. Manche fragten mich, wie ich es schaffte, das Vertrauen von Behinderten zu gewinnen, die als besonders verschlossen und schwierig galten. Ich antwortete immer, dass mir das deswegen nicht schwer fiel, weil ich einer von ihnen sei.

»Nein«, sagte Schwester Modesta. »Ich habe mit ihr geredet. Sie hat nichts dagegen, dass du Besuch empfängst. Sie fand bloß, dass das Kabel hässlich aussah.«

»Das mag sein, aber warum sagt sie es mir nicht?«, fragte ich zornig.

Ihr Schweigen verletzte mich noch viel mehr als ihr eigenmächtiges Handeln. Am Abend klopfte ich an die Tür des Wäscheraums, in dem diese Schwester Betttücher zusammenlegte. Ich hatte mich inzwischen beruhigt und wollte nur mit ihr reden. Vorsichtig öffnete ich die Tür. Der Fernseher lief, aber der Raum schien leer zu sein. Plötzlich entdeckte ich die Schwester, die sich hinter der Tür versteckte. Sie lächelte verlegen, als hätte sie Angst vor mir. Dieser Anblick machte mich unendlich traurig. Warum fürchtete sie sich vor mir? War es ihr nicht möglich, mir direkt zu sagen, dass diese Klingelanlage sie störte? Warum ging sie nicht mit mir um wie mit einem erwachsenen Menschen?

Warum respektiert man hier die Intimsphäre von behinderten Menschen nicht?, fragte ich mich ein anderes Mal, als ich erfuhr, dass eine Schwester im Zimmer eines eben verstorbenen blinden Mannes nach dessen Sparstrumpf gesucht hatte. Sie wollte das Geld einem Missionar geben. Ich kannte und mochte den Verstorbenen, hatte ihn oft an den

Wochenenden begleitet. Erst gingen wir gemeinsam zur Kommunion und später in den Wald, wo er gern stundenlang auf einem kleinen Klapphocker saß. Mit geschlossenen Augen lauschte er den Vögeln und sah dabei unendlich friedlich und glücklich aus.

Ich war wütend auf die Schwester, die in seinen Sachen gewühlt hatte, als ich in mir eine Stimme wahrnahm, die sagte: »Komm, sei nicht so hart, du bist kein bisschen besser als sie. Das sind Schwierigkeiten, wie sie immer und in jeder Gemeinschaft entstehen. Du bist doch hier zufrieden.«

Ich war mehr als das. Die ersten Jahre in Heiligenbronn waren wunderschön. Wochentags traf ich mich jeden Morgen zwischen halb sechs und sechs mit Paul Huber, und bei unserer Evangeliumsbetrachtung ließen wir die Worte der Heiligen Schrift in uns lebendig werden. Diese Momente, in denen wir uns gemeinsam in eine Passage aus der Bibel einfühlten, schätzte ich sehr. Sie lehrten mich, die Worte in mir nachklingen zu lassen. Sätze, die ich seit meiner Kindheit auswendig kannte, entfalteten sich vor mir in einer ungeahnten Vielschichtigkeit, die mich zugleich fesselte und befreite. Diese Betrachtungen nährten mein Herz und meine Seele, schenkten meinem Glauben eine Tiefe, die weit über meine früheren Frömmigkeitsübungen hinausging. Oft kam ich aus der Kapelle und blickte staunend umher, als würde ich die Häuser, die Bäume, den Himmel und auch die Menschen anders als vorher wahrnehmen. Alles schien mir kräftiger, präsenter zu sein, ich selbst fühlte mich leichter. Manchmal spürte ich eine wunderbare Heiterkeit, die mich den ganzen Tag begleitete. Und manchmal nahm ich auch eine Frage mit, die mich lange beschäftigte, denn Paul Huber brachte mir bei, das Evangelium zu hinterfragen und in mir nach Antworten zu suchen.

Zweimal in der Woche fanden weitere Bibelgespräche statt. Bei dem ersten, das Schwester Modesta leitete, war ich Teilnehmer und las von den Lippen ab. Das andere jedoch war für gehörlose Erwachsene und wurde von mir gestaltet. Ich versuchte, die Botschaft des Evangeliums in ihrer Essenz zu übersetzen und sie für diese eher schlichten Menschen zu vereinfachen, dabei waren sie es, die mir oft mit ihren tiefsinnigen und vielfältigen Fragen neue Einsichten schenkten. Die Bibel war mir eine ständige Inspirationsquelle, genau wie das Brevier, in das ich mich täglich vertiefte. Ich liebte dieses Stundengebet, das den Tag und die Arbeit der Menschen heilig machte. Im Kloster versammelten sich die Schwestern, um es gemeinsam zu lesen. Ich las es für mich allein in meinem Zimmer oder draußen im Freien. Ich war ein Einzelgänger. Sobald die Arbeit getan war, zog ich mich zurück und verbrachte den größten Teil meiner freien Zeit mit Lesen und Meditieren. Die Werke des heiligen Franziskus von Assisi und der heiligen Therese vom Kinde Jesu waren mir eine große Hilfe bei meiner spirituellen Suche.

»Ich habe aber das Gefühl, dass mir noch etwas fehlt, und weiß nicht was«, sagte ich zu Paul Huber, als wir uns eines Tages über meine besondere Beziehung zu diesen beiden Heiligen unterhielten.

Am nächsten Morgen brachte er mir ein Buch über Adrienne von Speyr. Ich hatte noch nie von ihr gehört.

»Es könnte sein, dass du darin findest, wonach du suchst«, meinte Paul Huber.

Er hatte Recht. Schon nach wenigen Zeilen fühlte ich mich von tiefer Freude erfüllt. Adrienne von Speyr wurde 1902 in der Schweiz geboren und ist Ärztin geworden. Inspiriert von mystischen Gnaden hat sie in über sechzig Büchern die Bibel in einfachen Worten ausgelegt, sodass sie auch ein Kind verstehen kann. Die Einfachheit ihrer Schriften fasziniert mich bis heute, und es beeindruckt mich sehr, dass sie trotz schwerer Krankheiten niemals aufgab, niemals ihren Sinn für Humor verlor und bis zu ihrem Tod stets den Hilfsbedürftigen zur Seite stand. Einer ihrer bekanntesten Sätze lautet: »Gott gegenüber gibt es nur eine Art der Verteidigung: restlose Kapitulation mit Übergabe aller Schlüssel.« Als ich diesen Satz zum ersten Mal las, hatte ich noch längst nicht kapituliert.

Ich war mir sicher, meine ureigenste Berufung, meine Art der Nachfolge Christi gefunden zu haben. Ich mochte meine Arbeit als Betreuer und hatte zu vielen Behinderten Kontakt. Oft kamen meine gehörlosen Brüder und Schwestern außerhalb des Bibelkreises zu mir, um sich ihren Kummer von der Seele zu reden oder sich einen Rat zu holen. Von mir aus hätte es immer so bleiben können. Ich war zwar taub, nachtblind und sehbehindert, aber solange ich meine geliebte Gebärdensprache sehen und mich überall frei bewegen konnte, war für mich alles in Ordnung. Im Herbst 1989 änderte sich das jedoch.

Mit meinen Augen stimmte schon länger etwas nicht. Aus Angst vor den Konsequenzen wollte ich es nicht wahrhaben. Ich hoffte, dass sich das Problem von allein erledigen würde, und versuchte mich durchzumogeln, damit nicht auffiel, wie schlecht ich schon sah. In meinem Gehörlosenkreis geschah es öfter, dass ich nicht wahrnahm, wenn jemand mit einer Geste um Aufmerksamkeit bat. Bei Gruppengesprächen konnte ich nicht mehr folgen, weshalb ich mich immer häufiger in mein Zimmer zurückzog. Als meine Augen zu zittern begannen, hielt ich es nicht mehr aus.

»Sie zittern seit einigen Tagen«, sagte ich zu Schwester Modesta, »das macht mich ganz unruhig. Außerdem scheint mir, dass ich seitlich schlechter sehe. Das Zittern hindert mich am Lesen. Und wenn jemand weiter weg von mir steht, verstehe ich seine Gebärden nicht mehr.«

Sie war sehr besorgt und wandte sich sofort an Mutter Benedicta. Diese hatte eine Freundin, Frau Prof. Blankenagel, die an der Augenklinik in Heidelberg arbeitete. Mit dieser Ärztin vereinbarte sie für mich einen Termin. Mutter Benedicta fuhr mich persönlich nach Heidelberg. Ich fühlte mich gar nicht gut. Ich hatte den Eindruck, dass es mit mir bergab ging, und war sehr deprimiert, als wir dort ankamen.

»Das Augenzittern heißt Nystagmus«, erklärte Frau Prof. Blankenagel, nachdem sie mich untersucht und meine Krankenakte gelesen hatte. »Eigentlich ist das untypisch für das Usher-Syndrom. Ihr Gesichtsfeld hat sich stark verengt. Können Sie noch lesen?«

»Schlecht«, antwortete ich.

Es war das erste Mal, dass die Diagnose Usher-Syndrom genannt wurde. Frau Prof. Blankenagel erklärte mir ausführlich, was das sei: die Verbindung von Gehörlosigkeit oder Hörschädigung mit Retinitis pigmentosa, einer fortschreitenden Sehbehinderung. Mich interessierte nur eine Frage, die ich gleich stellte.

»Heißt es, dass ich ganz blind werde?«

»Nein. Es wird ein Sehrest bleiben. Wie viel, das kann ich Ihnen nicht sagen.«

Ein Sehrest! Was war damit gemeint? Wie lange würde ich noch arbeiten können? Mit Gebärden kommunizieren? Ein Buch lesen? Diese Diagnose traf mich wie ein Todesurteil. Lieber sterben, als taubblind und einsam verkümmern, dachte ich verzweifelt. Warum gab es kein Mittel, um diese Krankheit aufzuhalten? Sie sollte mich endlich in Ruhe lassen! »Warum nimmst Du mir mein Augenlicht?«, betete ich voller Zorn zu Gott. »Es ist so ungerecht, was habe ich Falsches getan?«

Anfang 1990 verschlechterte sich mein Zustand rapide. Meine Augen zitterten so sehr, dass ich nicht mehr lesen konnte. Bei der Arbeit sah ich meinen Bleistift nicht mehr, die Zahlen, die ich aufschrieb, waren verschwommen.

»Bald kann ich als Betreuer nicht mehr arbeiten«, sagte ich zu Schwester Ute. »Sie müssen jemand anderen suchen.«

»Ich finde etwas für dich, eine Tätigkeit, bei der du nicht so viel herumzulaufen brauchst.«

Sie wollte mich unbedingt behalten und versuchte, mich zu trösten, aber sie erreichte mich nicht mehr. Ich verlor alles, was mir Sicherheit gegeben hatte, und stürzte in ein schwarzes Loch. Mein ganzes Leben erschien mir sinnlos. Wozu das alles? Ich war ein wertloser Mensch, der bald ständig auf Hilfe angewiesen sein würde. Als Taubblinder weiterleben zu müssen machte mir eine unvorstellbare Angst. Ich verbrachte unzählige Stunden in der Kapelle, konnte aber nicht mehr beten, so groß war meine seelische Not. Schließlich beschloss ich, mich umzubringen.

Mitten im Winter nahm ich eines Morgens ein Beil und ging damit in den Wald. Ich stapfte durch den Schnee bis zu einer abgelegenen Stelle, wollte mich mit dem Beil verwunden und verbluten. Es war eisig kalt. Ich betete und verabschiedete mich innerlich von der Welt, als mir einfiel, dass ich bei dieser Kälte nicht verbluten, sondern erfrieren würde. Plötzlich spürte ich, dass Selbstmord keine Lösung für mich war, und kehrte um. Ich sollte leben, weiterleben, aber wofür?

Später am selben Tag kam Schwester Modesta zu mir. Sie weinte.

»Heute Morgen fühlte ich mich ganz schlecht im Gottesdienst und musste an dich denken. Ist dir etwas passiert?«, fragte sie.

»Ich war im Wald und wollte mich töten«, erklärte ich ihr. »Mit diesem Beil.«

»Gib es mir«, sagte sie. »Gott sei Dank! Er hat dein Leben gerettet, Peter, Er hat noch viel mit dir vor. Du darfst so etwas nie wieder tun.«

Schwester Modesta und Paul Huber standen mir in dieser Zeit am nächsten. Andere Menschen ließ ich kaum noch an mich heran. Ich zog mich vollkommen in mich zurück.

Eines Tages kamen meine Eltern zu Besuch. Tante Irmgard und Onkel Dieter hatten sie mit dem Auto gefahren.

»Du bist so dünn geworden«, sagte meine Mutter, »was ist mit dir los, Peter, ich mache mir Sorgen um dich.«

Ich hatte inzwischen Mühe, von den Lippen zu lesen.

»Mama, es sind meine Augen. Ich sehe ganz schlecht. Ich werde blind.«

Ich weinte, als ich das sagte. Ich glaube, auch sie weinte um mich und hätte mich am liebsten mit nach Griesingen genommen.

15.
Dunkle Zeiten

»Was willst Du von mir? Ich habe auf ein Leben in der Welt verzichtet, um Dir zu folgen, aber wozu? Erkläre es mir, ich will wissen, wozu ich die ganzen Jahre zu Dir gebetet habe! Wozu habe ich Gehorsam gelernt und jeden Tag diese frommen Übungen gemacht? Sag mir endlich, warum, ich verstehe das nicht! Welches Spiel spielst Du mit mir, warum nimmst Du mir meine geliebte Gebärdensprache weg? Was hast Du mit mir vor? Wozu war ich ständig für die anderen da? Ist es Dein Wille, dass ich den Rest meines Lebens einsam und nutzlos in der Dunkelheit verbringen soll?«

So stritt ich mit Gott. Ich schimpfte, tobte, forderte wütend Antworten, die ich nicht erhielt, dachte verbittert daran, wie viel Zeit ich Ihm und den hilfsbedürftigen Menschen in Heiligenbronn geschenkt hatte. Jetzt stand ich mit leeren Händen vor dem absoluten Nichts. »Und das ist der Lohn dafür, dass ich Dir alles geopfert habe, meine Zukunft, meine Freunde und sogar die Familie, die ich vielleicht gegründet hätte«, warf ich Gott in meinem Zorn vor.

Zu erblinden ließ mich schmerzlich spüren, dass ich kein Heiliger war und doch eigene Bedürfnisse hatte. Ich merkte, dass ich verbissen nach dem richtigen Weg gesucht und mich dabei von mir selbst entfernt hatte: Ich, als taub geborener Mensch, dessen Muttersprache die Gebärdensprache war, hatte alles getan, um wie ein Hörender die Nachfolge Jesu Christi vollziehen zu können. Ich betete wie ein Hörender, ich las die Bücher, die von Hörenden für Hörende geschrieben wurden, konnte auch schwere theologische Schriften der Hörenden verstehen, war stolz darauf gewesen, dass ich das Evangelium für Gehörlose übersetzen konnte. Ich hatte in allem die Hörenden nachgeahmt und meine wahre Identität als Taubgeborener verleugnet.

»Werde ich deswegen durch Blindheit bestraft?«, fragte ich mich, »damit ich demütig lerne, jetzt als Taubblinder weiterzuleben? Ist das der Sinn, der hinter meinem Unglück steckt?«

Die Ferien hatten begonnen. Ich suchte nach Paul Huber und erfuhr, dass er Wanderexerzitien leitete, die den Mitarbeitern des Klosters vorbehalten waren. Sie hatten schon angefangen, als ich, getrieben durch meine seelische Not, in die Exerzitien hineinplatzte.

»Ihr schließt mich von allem aus!«, rief ich und rannte sofort wieder davon, so durcheinander war ich.

Schwester Modesta suchte mich auf. Ich wollte nicht mit ihr reden, aber sie stellte sich direkt vor mich und achtete darauf, dass ich ihren Mund gut sah.

»Paul Huber erlaubt dir, an den Exerzitien teilzunehmen. Komm mit, Peter, wir sehen deine Not, wir wollen bei dir sein. In diesen düsteren Stunden sollst du nicht allein bleiben«, sagte sie.

Ich folgte ihr. Die Exerzitien, dieser Rückzug von allen Aktivitäten, diese innere Versenkung, bei der jeder für sich und doch in der Gruppe war, die Diskussionen und vor allem das lange, gleichmäßige Wandern taten mir gut. Ich war gefasster, wurde ruhiger, entschlossener.

»Ich gehe diesen Weg nicht weiter«, sagte ich zu Paul Huber am letzten Tag. »Ich werde nicht mehr wie ein

Mönch leben. Ich werde mich wieder der Welt zuwenden, taubblind, wie ich bin.«

»Es ist wichtig, dass du dir überlegst, welche Arbeit du jetzt machen kannst«, antwortete er.

Wir standen gerade an einem Brunnen. Was kann ich schon machen, wenn ich taubblind bin?, dachte ich und spürte eine große Traurigkeit in mir aufsteigen. Schwester Berta hatte unser Gespräch verfolgt.

»Hast du schon mal darüber nachgedacht, als Korbmacher zu arbeiten?«, schlug sie vor.

Vier Jahre zuvor hatte mich Mutter Benedicta gefragt, ob ich mir vorstellen könne, Korbmachermeister zu werden. Ich war öfter in dieser Werkstatt gewesen, und mir schien die Arbeit nicht schwer zu sein. Außerdem war mir jede Beschäftigung mit den Händen recht, um mich vom Denken abzulenken. Wenn ich untätig war, kreisten meine Gedanken nur um mich selbst.

»Warum nicht?«, sagte ich.

Nach den Sommerferien bestellte mich die Leiterin der Berufsschule zu sich. Ich erklärte ihr, dass ich sehr gern in der Korbmacherei arbeiten wollte, aber keineswegs vorhatte, eine richtige Ausbildung zu machen und den Beruf von der Pike auf zu erlernen.

»Verstehen Sie, ich bin schon Maschinenschlosser. Ich kenne mich mit handwerklichen Tätigkeiten aus. Es reicht, wenn mir jemand zeigt, wie Körbeflechten geht.«

»Du brauchst dir keine Sorgen zu machen, wir stellen einen Antrag beim Arbeitsamt, damit dir diese Umschulung finanziert wird.«

Aber genau das wollte ich nicht! Ich steckte in der Krise, begann zaghaft meine neue Situation nicht mehr als Todesurteil, sondern als enorme Herausforderung zu betrachten.

Ehe ich eine so weit reichende Entscheidung über meine Zukunft traf, wollte ich mich seelisch stabilisieren.

Außerdem keimte gerade in mir ein Gedanke auf, der noch keine klaren Formen angenommen hatte. Er war wie eine Vorahnung, dass ich später etwas ganz anderes machen würde. Vielleicht würde ich doch studieren? Darüber hatte ich mit niemandem geredet, es war dafür noch viel zu früh. Ich wagte diesen Gedanken noch nicht mal vor mir selbst genauer zu formulieren.

Die Leiterin der Berufsschule schob mir ein Formular zu. Es war ein Umschulungsvertrag, auf dem ich meinen Namen las. Sie hatte schon mit dem zuständigen Mitarbeiter beim Arbeitsamt gesprochen! Ich war wütend, dass sie ohne mein Einverständnis gehandelt hatte, und weigerte mich, diesen Vertrag zu unterschreiben. Damit ist die Sache erledigt, dachte ich, als ich am Montag zur vereinbarten Zeit in der Korbmacherwerkstatt erschien, wo mich Schwester Gabriela erwartete. Sie hatte Arbeit für mich und ich fing gleich an. Es ließ sich gut an, aber keine drei Tage später hielt sie mir ein Blatt Papier unter die Nase und drückte mir einen Stift in die Hand.

»Deine Unterschrift fehlt noch«, erklärte sie und zeigte mir, wo ich unterschreiben sollte.

»Was ist das?«, fragte ich misstrauisch.

Ein paar Monate früher hätte ich selbst alles problemlos von der ersten bis zur letzten Zeile lesen können, aber jetzt musste ich einen hellen Platz im Raum suchen und das Papier direkt vor die Augen halten. Das Fettgedruckte erkannte ich schnell. Es war derselbe Umschulungsvertrag! Ich hätte ihn am liebsten zerrissen, wollte aber keinen Streit mit Schwester Gabriela bekommen und gab ihr das Blatt zurück.

»Nein. Ich will keine Umschulung. Sie sehen doch, dass ich diese Arbeit auch so machen kann.«

Ich flocht gerade einen einfachen Korb nach einem Modell, das im Klosterladen gern gekauft wurde. Es war eine leichte Tätigkeit, die mir gefiel, weil ich mich nützlich fühlte. Beim Flechten stellte ich mir vor, was die zukünftigen Besitzer in meinen Korb legen würden – so holte ich mir ein Stück Lebendigkeit zurück.

»Du musst unterschreiben. Sonst darfst du hier nicht weiterarbeiten«, sagte Schwester Gabriela.

»Ich verstehe nicht, warum.«

Sie war verärgert, und ich auch. Ich bemühte mich, meinen Zorn zu zügeln, und fuhr fort zu flechten, obwohl mir die Lust vergangen war. Ich fühlte mich ausgeliefert, man behandelte mich wie ein unmündiges Kind, wie einen armen Behinderten! »Und sie lassen dich spüren, dass du kein Betreuer mehr bist. Du bist nicht mehr ihresgleichen, sondern ein Hilfsbedürftiger«, sagte ich mir im Stillen und holte tief Luft. »Aber du bist kein armer Behinderter! Du bist immer noch du, Peter Hepp, und du kannst für dich und dein Leben selbst die Entscheidungen treffen!« Ich dachte, dass die Leiterin der Berufsschule und diese Schwester mich einfach noch nicht richtig kannten und nur deshalb nicht auf mich hörten. Also beschloss ich, mir Unterstützung zu holen.

»Ich werde mit Paul Huber sprechen«, teilte ich Schwester Gabriela in der Mittagspause mit.

Der Superior von Heiligenbronn war die oberste Autorität. Wenn er erklärte, dass ich keine Ausbildung machen müsste, würde man mich in Ruhe lassen. Aber dafür musste er vollkommen überzeugt davon sein, dass das, was ich vorhatte, das Richtige für mich war! Ich bereitete mich sorgfältig auf das Gespräch mit ihm vor.

»Ich möchte hier eine Zeit lang meinen Lebensunterhalt verdienen, von mir aus als Korbflechter, es ist ein schönes Handwerk. Aber ich möchte diesen Beruf nicht immer ausüben. Es ist mir zu wenig. Ich will auch meinen Kopf und mein Herz bei der Arbeit einsetzen und ich möchte weiterlernen ...«

Über Glaubensfragen und über meine Pläne hatten wir schon oft diskutiert, so erwartete ich von ihm, dass er mir wie die anderen Male offen zuhörte und zumindest Verständnis für meinen Standpunkt zeigte. Diesmal war das nicht der Fall.

»Du brauchst einen richtigen Beruf«, sagte Paul Huber. »Unterschreib diesen Vertrag.«

Damals, als ich Techniker werden wollte, hatte es mir der Mitarbeiter des Arbeitsamts schon deutlich genug gesagt: Eine höhere Bildung komme für mich nicht in Frage, weil ich schon einen Beruf hätte.

»Wenn ich es tue, verliere ich jede Chance auf eine staatliche Förderung für eine weitere Ausbildung ...«, argumentierte ich.

»An welche Art von Ausbildung denkst du?«, fragte er.

»Ich bin mir noch nicht sicher. Vielleicht möchte ich später Philosophie studieren.«

»Ein Studium halte ich für unrealistisch«, sagte Paul Huber.

Der Gedanke, später etwas anderes lernen zu können, war wie ein winziges Licht in meiner Dunkelheit gewesen, wie die Flamme einer Kerze, die mal kurz aufflackert, mal zu erlöschen droht. Mir wurde auf einmal kalt, als habe er mit diesen Worten diese Kerze endgültig ausgeblasen. Es tat mir weh und es machte mich wütend! Ich fühlte mich von »meinem« Priester verraten, von diesem Mann, den ich mir als geistlichen Führer auserkoren hatte. Ich vertraute ihm, warum verweigerte er mir seine Unterstützung, als ich sie dringender brauchte denn je? Warum wollte er mir den letzten Strohhalm entreißen, an den ich mich klammerte?

Das wird dir nicht gelingen!, dachte ich voller Bitterkeit. Es kam zu einem Streit zwischen uns. Ich verließ den Raum, die Fäuste geballt, zitternd vor Wut.

Von dem Zeitpunkt an blieb ich den Evangeliumsbetrachtungen fern. Meinen Gebetskreis mit den Gehörlosen hatte ich schon aufgegeben, ich ging allen aus dem Weg. In der Korbmacherei zeigte ich durch mein mürrisches Gesicht, dass es besser sei, einen Bogen um mich zu machen. Schwester Gabriela gab mir Anweisungen, aber wenn sie versuchte, mit mir über den Vertrag zu reden, schüttelte ich wütend den Kopf. Am liebsten wäre ich einfach weggelaufen, aber wohin? Wohin läuft jemand, der nichts hört und fast nichts mehr sieht? Meine Situation war ausweglos. Es ging so nicht weiter. Warum hilft mir niemand?, dachte ich verzweifelt und übersah, dass mir viele ihre Unterstützung anboten. Ich war es, der keine Hilfe zuließ.

Als Schwester Modesta Ende Oktober bei mir klingelte, war mir klar, dass sie nicht bloß zum Plaudern kam. Ich bat sie herein.

»Peter«, sagte sie, »ich vermisse dich, seit du nicht mehr zum Bibelkreis kommst.«

»Was soll ich da? Sie reden, und ich habe keine Ahnung, was Sie sagen. Ich kann Ihre Lippen nicht mehr lesen.«

»Nicht mal, wenn du mir gegenübersitzt?«

Ich schüttelte den Kopf. Der Kreis war zu groß, sie zu weit entfernt.

»Nur wenn Sie nah genug sind wie jetzt.«

»Und wie ist es mit den Gehörlosen, kannst du ihre Gebärden noch verstehen?«

Ich fing an zu weinen. Sie nahm meine Hand, drückte sie, als wollte sie mir Mut schenken. Diese Berührung tat mir gut. Sie blieb lange still neben mir sitzen, ließ schließlich meine Hand los.

»Ich spüre, wie schwer es für dich ist«, sagte sie, »ich sehe, wie unglücklich und einsam du bist.«

»Aber alle sind gegen mich«, warf ich ein. »Alle wollen, dass ich Korbflechter werde, sogar Paul Huber! Und der hat sonst immer zu mir gehalten. Denken denn alle, ich sei unfähig?«

»Du bist ungerecht, Peter. Hier hält dich niemand für unfähig, und das weißt du selbst. Sei doch vernünftig …«

»Vernünftig? Ihre Vernunft führt mich schnurstracks in die Sackgasse! Was wollen Sie denn? Mich bis zum Ende meines Lebens als Korbflechter in Ihrer Behindertenwerkstatt einsperren?«

»Du kannst diesen Beruf woanders ausüben. Es gibt einige Korbflechter, die bei uns gelernt haben und jetzt freiberuflich arbeiten.«

»Wie soll das gehen? Als Taubblinder würde ich es nicht mal wahrnehmen, wenn ein Kunde die Tür von meinem Laden öffnet, ich würde nicht verstehen, was er möchte. Und was ist mit meinem Wunsch zu studieren?«

»Wenn Gott will, dass du studierst, wird Er es möglich machen«, sagte Schwester Modesta.

In den ersten Novembertagen erschien Schwester Gabriela in Begleitung eines Mannes in der Korbmacherwerkstatt und stellte uns einander vor.

»Das ist Peter Hepp«, sagte sie, »Peter, dieser Herr ist ein Berater vom Arbeitsamt, er möchte sich mit dir unterhalten.«

Er hatte seinen Besuch angekündigt, daher wusste ich, was mich erwartete. Schwester Gabriela blieb bei uns, um zu vermitteln, falls der Berater mich nicht verstand, hielt sich aber aus dem Gespräch heraus. Der Mann, dessen Namen ich vergessen habe, sah sich mit großem Interesse den Korb an, den ich gerade flocht.

»Herr Hepp«, sagte er, »Sie sind geschickt mit den Händen, und das Arbeitsamt hat sich bereit erklärt, Ihre Umschulung zum Korbmacher zu fördern. Aber wenn Sie den Vertrag nicht unterschreiben, sehen wir uns gezwungen, jede finanzielle Unterstützung zu streichen.«

»Gibt es für mich keinen anderen Beruf?«

»Nein. Es tut mir Leid. Für Menschen mit Ihren Behinderungen gibt es nicht viele Berufe. Masseur käme eventuell noch in Frage, aber für Sie nicht, weil Sie früher Maschinenschlosser waren ...«

Er redete weiter, aber ich verstand ihn nicht mehr. Als er das bemerkte, schwieg er und sah mich fragend an. Ich bat ihn zu wiederholen, was er eben gesagt hatte.

»Sie müssen sich jetzt entscheiden. Wir können das nicht länger hinauszögern.«

Ich seufzte. Ich sagte, dass ich unterschreiben würde, wenn er einige Kleinigkeiten änderte, die allerdings gar nicht so klein waren.

»Erstens möchte ich die Ausbildung in zwei und nicht in drei Jahren machen, weil ich schon eine abgeschlossene Berufsausbildung habe. Und zweitens soll das Umschulungsgeld direkt an mich bezahlt und nicht an das Kloster überwiesen werden.«

Er versprach, sein Bestes zu tun. Meine erste Forderung war kein Problem, die zweite löste im Kloster Verwunderung aus. Schwester Modesta fragte mich nach dem Grund.

»Vorher wollte ich keinen Lohn, weil ich mich wie einer von euch fühlte, ein Mitglied der Klostergemeinschaft. Jetzt sehe ich das anders«, erklärte ich ihr. »Ich bin kein Betreuer mehr, sondern ein Behinderter. Und irgendwann werde ich weggehen, dafür brauche ich Geld. Was ich hier herstelle, wird verkauft, meine Arbeit hat einen messbaren Wert. Ich will nur, was mir zusteht!«

Der Vertrag wurde nach meinen Wünschen geändert. Als ich ihn unterschrieben hatte, atmeten alle auf. Ich auch. Es war eine Niederlage, wenn auch nicht auf der ganzen Linie. Ich hatte diesen sinnlosen Kampf satt, brauchte all meine Kräfte für einen viel wichtigeren Kampf, der in meinem Inneren stattfand. Ich musste ums Überleben kämpfen, mich gegen die Todessucht wehren. Diese Krisenjahre waren Höllenjahre, in welchen ich mich immer wieder am Rande des Abgrunds befand. Die Depression zog mich in ihren Bann. Stück für Stück fühlte ich mich sterben.

Allein konnte ich es nicht schaffen. Bald würde ich ganz auf Hilfe angewiesen sein, aber wer würde mir helfen? Als ich mit der Umschulung begann, gehörte Heiligenbronn für mich schon zur Vergangenheit. Als Behinderter wollte ich dort auf gar keinen Fall bleiben, das zumindest war mir klar, alles andere jedoch nicht. »Du musst dich wieder nach außen orientieren«, sagte ich mir und nahm wieder Kontakt mit der Welt auf. Ich bestellte mir Zeitschriften, kaufte mir sogar einen Fernseher. Solange es noch ging, wollte ich so viel wie möglich aufnehmen. Ich setzte mich mit meiner Krankheit intensiv auseinander und begann, Informationen über sie zu sammeln.

Das Usher-Syndrom wird rezessiv vererbt. Das bedeutet, dass beide Eltern Träger dieses Gens sein müssen, das diese Krankheit verursacht. Auch bei meinen Eltern müsste das theoretisch der Fall sein. Aber da es in meiner Familie außer mir keinen einzigen Betroffenen gibt, geht die Medizin davon aus, dass die Veränderung in meinen Genen spontan aufgetreten ist. Das Usher-Syndrom trifft genauso oft Männer wie Frauen, und es tritt äußerst selten auf. Es gibt vier bis sechs Usher-Patienten auf hunderttausend Einwohner. Unter den Schülern von Gehörlosenschulen haben circa fünf Prozent diese Krankheit, die erstmals 1914 von einem Augenarzt und Genetiker namens Usher beschrieben wurde. Doch während meiner Schulzeit sprach bei meiner Krankheit niemand vom Usher-Syndrom. Die Augenärzte, die mich untersuchten, ahnten vermutlich nicht, dass meine Sehfähigkeit im Erwachsenenalter so stark abnehmen würde, und sie erkannten auch nicht den Zusammenhang mit meiner Gehörlosigkeit oder sprachen jedenfalls nicht mit meinen Eltern darüber.

Heute weiß man viel mehr über diese Erkrankung, man achtet in den Gehörlosenschulen auf erste Symptome und reagiert sensibel darauf. Man kann die Diagnose »Usher-Syndrom« schon viel früher stellen. Das hat den Vorteil, dass betroffene Jugendliche die Möglichkeit haben, einen Beruf zu erlernen, den sie auch ausüben können, wenn die Sehbehinderungen zunehmen.

Es gibt drei Typen beim Usher-Syndrom. Typ III kommt praktisch nur in Finnland vor: eine angeborene Schwerhörigkeit, die im Erwachsenenalter bis zur Taubheit zunimmt. Dabei ist die Sehbeeinträchtigung wie bei Typ II. Dieser ist die häufigste Form. Sie zeichnet sich durch eine angeborene, oft hochgradige Schwerhörigkeit aus, die aber meist durch Hörgeräte zu kompensieren ist und sich in der Regel nicht weiter verschlechtert. Die Sehbehinderungen treten bei Usher II später auf, und ihr Verlauf ist weniger dramatisch als bei Typ I, unter dem ich leide. Dieser bedeutet angeborene Taubheit, Gleichgewichtsstörungen und Sehprobleme, die sich schon in der Kindheit bemerkbar machen.

Der Verlauf der Krankheit war bei mir ganz typisch: Erst trat die Nachtblindheit auf, dann kamen die Gesichtsfeldeinschränkungen hinzu, die sich schubweise verschlimmerten. Auch hatte ich immer mehr Probleme mit den Kontrasten: Meine Augen konnten sich veränderten Helligkeitsverhältnissen schlechter anpassen. Mit neunundzwanzig galt ich als hochgradig sehbehindert, hatte den größten Teil meines Augenlichts verloren. Wenn ein normales Blickfeld 180° Weite hat, konnte ich nur noch in einem Bereich von 6° gut sehen, und ich wusste, dass es schlimmer kommen würde. Ein totaler Verlust des Augenlichts ist bei Usher I selten. Ein Sehrest bleibt fast immer bestehen. Ich gelte heute als vollkommen erblindet, aber ich sehe noch vage Umrisse und relativ klar in einem Bereich von 1° bis 2°. Mit Hilfe eines Lesegerätes, das die Buchstaben enorm vergrößert und die Schrift weiß auf dunklem Hintergrund erscheinen lässt, kann ich einen Text entziffern. Selbstverständlich lese ich langsam.

1990 sah ich an den Seiten nichts mehr. Mein Blickfeld hatte sich so weit verengt, dass es mir schwer fiel, mich in einer mir unbekannten Umgebung zu orientieren. Diesen unregelmäßigen Kreis, auf den das Blickfeld reduziert ist, nennt man Tunnel- oder Röhrenblick. Es war, als würde ich mit Augenklappen herumlaufen. Ich nahm Hindernisse nur wahr, wenn sie direkt vor mir standen oder wenn ich schon über sie gestolpert war. Einen Blindenstock hatte ich damals noch nicht, trug aber an meiner Kleidung das Zeichen der Behinderten, den gelben Knopf mit den drei schwarzen Punkten. Wenn ich mich im Freien bewegte, musste ich den Kopf ständig drehen, um noch etwas zu erkennen, was mir Übelkeit verursachte. In diesem Spätsommer blendete mich das grelle Sonnenlicht, und unter dichten Laubbäumen war es für mich wie in einer finsteren Nacht. In meinem Zimmer konnte ich aber für günstige Lichtverhältnisse sorgen, sodass es für mich weder zu hell noch zu dunkel war. Bei guter Beleuchtung und wenn ich das Buch oder die Zeitschrift genau vor mir platzierte oder wenn ich nah genug vor dem Fernseher saß, sah ich genug.

Mit der Teletextfunktion im Fernsehen vergrößerte ich die Schrift und las jeden Tag Nachrichten. Ich stellte fest, dass sich der Schreibstil in Zeitschriften wie »Focus« geändert hatte. Mein Interesse an der Außenwelt, vor allem an der Politik, kehrte zurück. In den letzten Jahren war ich sehr weit weg von allem gewesen, hatte beinahe ganz in Klausur gelebt. 1987 war ich zum zehnjährigen Klassentreffen von St. Josef nach Schwäbisch Gmünd gefahren, aber sonst hatte ich Heiligenbronn kaum verlassen, und wenn doch, dann um allein zu wandern und andere Klöster zu besuchen. Verwandte und Freunde hatte ich selten gesehen. Gelegentlich waren meine Eltern, Tante Irmgard und Onkel Dieter nach Heiligenbronn zu Besuch gekommen. Freunde aus Griesingen, wie Hans-Peter und Julia, Jörg und Melanie, hatten einmal im Jahr bei mir vorbeigeschaut und manchmal auch Felix, Daniel und Adrian, die mir zu verstehen gegeben hatten, dass sie mich draußen vermissten. Wir waren Freunde geblieben, trotz meiner übertriebenen Frömmigkeit und meiner asketischen Lebensweise, die wenig Raum für Geselligkeit übrig ließ.

Als sie erfuhren, dass ich langsam mein Augenlicht verlor, hatten meine gehörlosen Freunde betroffen reagiert und mir Hilfe angeboten.

»Zwischen uns ändert sich nichts«, sagten șie.

Ich hoffte es. Aber ich war unsicher. Was würde geschehen, wenn sie gar nicht mehr mit mir sprechen könnten? Wenn ich gar keine Gebärden mehr sah? Wer von ihnen würde die Geduld haben, das Lormen zu lernen und sich auf diese mühsame Art der Kommunikation mit mir einzulassen? Darüber dachte ich überhaupt nicht gern nach.

16.
Kampfjahre

Die Zwischenprüfung für die Korbmacher fand in Stuttgart in der Nikolauspflege statt. Das ist eine große Einrichtung für Blinde und Sehbehinderte, in der diese verschiedene Berufe lernen können. Eine Korbmacherwerkstatt gibt es dort auch. Als ich die Prüfungsaufgaben bekam, erschrak ich. Im praktischen wie im theoretischen Teil gab es einiges, wovon ich keine Ahnung hatte.

»Das kann ich nicht! Niemand hat mir das beigebracht«, protestierte ich.

»Das gehört aber zum Lehrplan«, erklärte mir der Prüfer. »In dem steht genau beschrieben, was die Lehrlinge wissen müssen.«

»Kann ich diesen Lehrplan sehen?«, fragte ich.

»Den hat Ihr Korbmachermeister, fragen Sie ihn. Und jetzt verlieren Sie keine Zeit mehr, lösen Sie die Aufgaben, so gut Sie können. Vielleicht fällt Ihnen dabei ein, dass Sie das doch schon gelernt haben …«

Ich war wütend auf die Ausbilder in Heiligenbronn und auf den Prüfer, der zu glauben schien, dass ich bloß nicht aufgepasst hatte. Zurück in Heiligenbronn, beklagte ich mich darüber bei Schwester Gabriela, die mir antwortete, im Lehrplan gebe es viele Dinge, die ich nie brauchen würde, deswegen sei es nicht wichtig, sie zu lernen.

»Du hast die Zwischenprüfung auch so gut bestanden«, lobte sie mich.

Sie nahm mich nicht ernst! Wütend ging ich zu Schwester Modesta.

»Hier zeigt mir niemand, was ich wissen muss! Ich fühle mich betrogen, ich muss immer nur die gleichen Körbe machen, die man im Laden verkauft. Ich werde meinen Ausbildungsvertrag kündigen!«

»Tu das bitte nicht, Peter. Schau, du hast schon ein Jahr überstanden, dir bleibt nur noch eins. Das geht doch im Nu vorbei!«, sagte sie. »Hast du schon mit Schwester Gabriela darüber gesprochen?«

»Ja. Das nützt nichts.«

Schwester Modesta gelang es, mich davon abzubringen, die Ausbildung vorzeitig zu beenden. Sie sprach selbst mit Schwester Gabriela, die mich daraufhin die eine oder andere neue Flechtart lehrte, wenn sie Zeit hatte. Ich dachte manchmal daran, dass ich als Maschinenschlosserlehrling viel mehr gelernt hatte. Jetzt ging es mir wie Felix damals, ich machte fast immer nur das Gleiche!

Ein Jahr später fand die Abschlussprüfung statt. Bei den schriftlichen Prüfungen gab es verschiedene Pannen. Erst bekam ich ein falsches Blatt, was ich aber erst merkte, als ich schon die Hälfte der Fragen beantwortet hatte und es umdrehte. Ich hätte von vorne anfangen sollen, weigerte mich, das zu tun, und arbeitete mich verbissen bis zum Ende durch. Bei der Zeichenprüfung stellte ich dann fest, dass eine Aufgabe gar nicht zu lösen war: Ich hätte etwas zeichnen müssen, dessen Abmessungen viel zu groß für das Papier waren. Also rief ich die Aufsicht führende Schwester.

»Schauen Sie sich das bitte an, das geht gar nicht!«

»Sie haben Recht. Die Maße stimmen nicht. Warten Sie einen Augenblick!«

Sie war ziemlich aufgeregt, beriet sich mit einem anderen

Lehrer, kam mit ihm zu mir und meinte, ich müsse die ganze Prüfung wiederholen.

»Sie machen Fehler, und ich soll wiederholen? Das werde ich auf keinen Fall«, sagte ich voller Zorn.

Während meiner Ausbildungszeit in Winnenden war alles ruhig und gut organisiert gewesen. Auch ich war ruhig gewesen, hatte meinen Meister und meine Lehrer gemocht und mich von ihnen unterstützt gefühlt. Bei der Korbmacherausbildung dagegen schien von Anfang an alles schief zu laufen, und ich war sehr frustriert.

»Du hast einen Durchschnitt von 1,6 bekommen, gratuliere«, sagte Schwester Gabriela zu mir, »das ist wirklich sehr, sehr gut!«

Andere gratulierten, aber mich interessierte das alles überhaupt nicht. Ich konnte mich nicht über meine gute Note freuen. Ich war zwar Korbmachergeselle, aber ein Korbmachergeselle mit Wut im Bauch. In mir konnte ich keinen Frieden finden, ich suchte nach einem Halt und sah um mich alles abbröckeln.

Um diese Zeit geschah etwas, das das ganze Kloster betraf und mich zutiefst erschütterte. Seit vielen Jahren litt die Schwesterngemeinschaft schon unter Nachwuchsmangel. Die Ordensfrauen wurden älter und konnten die Arbeit nicht mehr bewältigen, sodass eine bischöfliche Institution, die Stiftung St. Franziskus, gegründet wurde, die alle Werkstätten, Schulen und Einrichtungen des Klosters übernahm. Diese Stiftung führte ein neues Verwaltungssystem ein, wodurch sich die Arbeits- und Wohnsituation behinderter Bewohner veränderte, also auch meine. Ich war Klostermitarbeiter gewesen, für die Stiftung St. Franziskus galt ich aber nur noch als Behinderter, der wie alle anderen Behinderten betreuungsbedürftig war.

»Du musst einen Antrag auf Eingliederungshilfe stellen,

207

wenn du weiter hier wohnen willst«, erklärte mir ein zuständiger Büroangestellter.

Wieder schob man mir Formulare unter die Nase, die ich unterschreiben musste. Ich las sie sorgfältig durch, von der ersten bis zur letzten Zeile.

»Das heißt, dass ich Sozialhilfe beantragen muss«, stellte ich fest. »Es heißt, dass ich nicht in der Lage bin, mich allein über Wasser zu halten.«

Er nickte. Mir war sterbenselend, als ich meinen Namen darunter setzte. Dem neuen Status nach war ich damit »Heimbewohner« geworden. »Wie tief willst du noch sinken«, fragte ich mich, »kannst du überhaupt noch unselbständiger werden?«

Ich litt unter ständigen Stimmungsschwankungen. Manchmal hätte ich vor Selbstmitleid laut heulen können und konnte mich gegen die lähmenden Depressionen nicht wehren, manchmal war ich nur noch wütend. Mein Zorn war zwar unangenehm für die Menschen um mich, aber ich selbst sah darin etwas Positives, weil ich dann spürte, dass eine große Kraft in mir war. Sie würde mir helfen, dem Sog der Abhängigkeit zu entkommen, überhaupt zu entkommen, denn als Behinderter in einem Behindertenheim wollte ich auf Dauer nicht leben.

Im Frühjahr 1992 wurde Schwester Modesta nach Oberschwaben versetzt. Dieser Verlust traf mich besonders hart. Sie stand mir am nächsten in meiner Krisenzeit, sie war mir Augen und Ohren geworden und öffnete mich nach außen, als ich spürte, wie alles in mir und um mich enger und dunkler wurde. Sie brachte Licht in diese Gefängniszelle, die mein Leben zu werden drohte, allein schon dadurch, dass sie an mich glaubte. Sie war davon überzeugt, dass ich auch als Taubblinder anderen Menschen helfen konnte. Ich glaubte selbst nicht mehr daran, aber sie wurde nicht müde zu wiederholen, dass ich noch wichtige Aufgaben im Leben hätte, und forderte mich auf, mich um andere zu kümmern. Die Gespräche mit ihr waren stets Balsam für meine Seele gewesen.

Nach ihrem Wegzug ließ ich all meine karitative Arbeit ruhen. Ich besuchte keine alten oder kranken Menschen mehr, zog mich von allem zurück, reagierte aggressiv, wenn jemand mich auf meine Veränderung ansprach. Die Gehörlosen und die Blinden, die mich seit Jahren gut kannten, waren verwirrt. Besonders schwer war das für Martin, einen sehbehinderten, gehörlosen Mann, der zeitgleich mit mir nach Heiligenbronn gekommen war und in der Bürstenmacherei arbeitete. Ich war eine Art väterliches Vorbild für ihn geworden, oft hatte er mich besucht und mir sein Herz ausgeschüttet. Er konnte nicht begreifen, dass ich nun nicht mehr für ihn da war.

»Magst du mich nicht mehr?«, fragte er. »Warum willst du nicht mehr mit mir reden?«

»Lass mich in Ruhe! Lasst mich alle in Ruhe! Ich bin doch nur ein behinderter Korbmachergeselle und sonst gar nichts!«, antwortete ich, schloss die Tür und verriegelte sie.

Nach Heiligenbronn kamen viele Besucher, die unsere Werkstätten besichtigen wollten. Wir, die Behinderten, waren daran gewöhnt, gaben gern Auskunft, wenn jemand Fragen stellte und sich für unsere Arbeit interessierte. An diesem Tag im Sommer 1993 informierte man uns, dass eine Gruppe mit einer FDP-Politikerin kommen und die ganze Einrichtung besichtigen würde.

Ich machte gerade einen eckigen Flaschenkorb, als die Gruppe, begleitet von Führungskräften der Stiftung St. Franziskus, ihren Rundgang bei uns in der Korbmacherei beendete. Die FDP-Politikerin blieb hinter mir stehen und begann eine Rede zu halten. Sie sprach über meinen Kopf zu den Leuten, die einen Kreis um mich bildeten und ihr brav zuhörten, dabei glotzten mich alle ständig an. Ich kam mir vor wie ein Tier im Zoo, musste mich zwingen, ruhig zu bleiben, so zornig machte mich diese Missachtung meiner Person. Merkten diese Politikerin und die anderen Besucher nicht, wie entwürdigend es für mich war, sozusagen als dekorative Kulisse benutzt zu werden? Hatten sie denn gar kein Feingefühl? Dachten sie sich, der Mann ist blind und taub, das macht ihm eh nichts aus? So unempfindlich war ich aber nicht! Meine anderen Sinne funktionierten umso besser, und ich hatte ein sehr feines Gespür für das, was um mich herum geschah, für die Atmosphäre und die Gefühle, als würden diese die Luft zum Schwingen bringen. Nach Erlebnissen wie diesen machte mir die Arbeit wirklich gar keinen Spaß mehr.

Schon drei Jahre flocht ich immer die gleichen Gegenstände, die gleichen Einkaufskörbe, Wäsche-, Baby- und Fahrradkörbe. Ich hatte über dreihundert Stücke gefertigt und noch kein einziges wegwerfen müssen, als ich Schwester Gabriela bat, etwas nach meinen eigenen Vorstellungen ausprobieren zu dürfen.

»Einverstanden«, antwortete sie. »Wenn du Zeit hast, mach das.«

Aber stets gab sie mir so viele Aufträge zu erledigen, dass ich gar nicht dazu kam, meine Ideen umzusetzen, und das ärgerte mich sehr. Die Atmosphäre zwischen uns war zunehmend spannungsgeladen. Eines Morgens begrüßte sie mich und sagte, sie habe eine besondere Arbeit für mich.

»Ein Ehepaar hat eine dreiteilige spanische Wand bestellt, die geflochten werden muss. Das ist eine künstlerische Tätigkeit, genau wie du sie dir wünschst. Schaffst du das?«

»Ja, selbstverständlich«, antwortete ich.

Endlich etwas Neues! Ich ließ mir die Maße geben und machte mich gleich an die Arbeit. Ich rechnete aus, wie viel Material ich brauchen würde, überlegte, welches besonders geeignet sei, und plante jeden einzelnen Arbeitsgang. Als ich gerade damit fertig war, deponierte ein Zivi, der stundenweise in der Korbmacherwerkstatt aushalf, neben meinem Platz einige bereits geschnittene Holzstützen.

»Was ist das?«, fragte ich.

»Die Holzteile für die spanische Wand.«

»Aber das ist meine Arbeit! Wieso nimmst du mir meine Arbeit?«

Ich tastete die Stützen, merkte, dass sie überhaupt nicht so waren, wie ich sie selbst fertig gestellt hätte. Das Verhältnis zwischen Länge und Breite stimmte nicht, sie wirkten zu plump und waren für ein anderes Material als das vorbereitet, was ich benutzen wollte. Ich ging mit einer dieser Stützen zu Schwester Gabriela.

»Warum das? Ich habe einen anderen Plan …«

Aber Schwester Gabriela interessierte sich nicht für meine Vorstellungen, sie hatte eigene, die sie durchsetzen wollte. Sie hörte mir nicht einmal zu.

»Peter, fang einfach an zu flechten!«

Wortlos ließ ich die Stütze fallen und verließ die Werkstatt. Ich war wahnsinnig aufgebracht und ertrug es nicht, wie ein Kind bevormundet zu werden. Ich war sehr wohl in der Lage, diese Wand allein zu flechten! Es kränkte mich zutiefst, immer nur gehorchen zu müssen und nie selbständig arbeiten zu können. Ich eilte zu Schwester Ute, die als Leiterin aller Werkstätten von den Spannungen zwischen Schwester Gabriela und mir wusste.

»Ich habe die Nase jetzt endgültig voll, ich gehe nie mehr in die Korbmacherei zurück!«, rief ich zornig.

Schwester Ute nickte besänftigend und meinte, sie würde mich später in meinem Zimmer aufsuchen, um darüber zu reden.

»Erst möchte ich mit Schwester Gabriela sprechen und ihren Standpunkt hören«, erklärte sie.

»Tun Sie das. Aber ich lasse mich nicht mehr umstimmen, meine Entscheidung steht fest!«

Ich hatte großes Vertrauen zu Schwester Ute und wartete gespannt auf das Ergebnis ihres Gesprächs. Als sie kam, sagte sie, dass ich nicht zur Korbmacherei zurückzugehen brauchte.

»Möchtest du in der Bürstenmacherei arbeiten? Du kannst dort die Bürsten herstellen, die für die Blinden zu kompliziert sind, und einige schwierigere Montagearbeiten übernehmen.«

Erleichtert antwortete ich, dass ich einverstanden sei.

»Du wünschst dir Abwechslung«, fuhr sie fort, »möchtest du vielleicht weben lernen?«

»Sie kennen mich, Sie wissen, dass ich immer gern Neues lerne. Ich danke Ihnen vielmals!«

Bald saß ich vor einem alten mechanischen Webstuhl mit einem großen Holzrahmen und webte meine ersten Läufer aus Stoffresten. Schwester Kordula brachte mir die ersten Schritte bei dieser Arbeit bei, wenn sie Zeit hatte, was leider selten der Fall war. Sie musste sich um Schwerbehinderte kümmern, die Ton- und Bastelarbeiten machten, und diese brauchten ihre Betreuung dringender als ich. Ich arbeitete meistens in der Bürstenmacherei oder flocht Matten, die ich hier nach meinen eigenen Vorstellungen gestalten durfte. Die Farben suchte ich selbst aus und entwickelte Muster, die mir gefielen.

Ich war schon seit einem halben Jahr in dieser Abteilung, als mich Schwester Kordula bat, einen Teppich aus

Bast fertig zu knüpfen. Jemand anderer hatte ihn schon mit vier verschiedenen Farben angefangen und nach fünfzehn Zentimetern aufgegeben, weil die Arbeit zu anstrengend war.

»Dieser Teppich ist für ein schwerbehindertes Kind«, erklärte Schwester Kordula. »Die Eltern haben ihn bei uns in Auftrag gegeben, weil ihr Kind nicht laufen kann und nur am Boden liegt. Sie möchten etwas Besonderes für ihr Kind haben.«

Das motivierte mich sehr. In der begonnenen Arbeit konnte ich aber kein Muster erkennen.

»Gibt es eine Vorlage? Eine Zeichnung?«, fragte ich.

»Du hast freie Hand, nur die Maße stehen fest.«

Dieser Teppich sollte anderthalb Meter lang werden. Ich experimentierte mit den vorhandenen Farben, malte sie so lange auf Papier, bis sich daraus ein schönes, geometrisches Muster ergab, und begann erst danach weiterzuknüpfen. Es war eine Knochenarbeit. Ich saß von morgens bis abends in gebückter Haltung, mir taten Rücken und Bauch weh von der Anspannung. Schließlich wurde ich krank und musste eine Zeit lang mit der Arbeit aussetzen. Als der Teppich fertig war, war ich mit dem Ergebnis meiner mühevollen Arbeit sehr zufrieden. Er sah sehr schön aus, mit langen Bastfäden an beiden Enden, und er war herrlich weich. Ein paar Wochen später kam Schwester Ute in die Werkstatt mit einem kleinen Foto, das sie mir beschrieb.

»Man sieht darauf, wie das Kind auf deinem Teppich liegt, Peter, und die Eltern schreiben mir, dass die Farbkombination ihnen sehr gut gefällt. Sie sind glücklich, weil ihr Kind gern darauf spielt«, sagte sie. »Das war eine wunderbare und eine sinnvolle Arbeit.«

Es freute mich, dass die Leute zufrieden waren. Aber als

sie mich bat, einen ähnlichen Teppich ganz nach meinen Vorstellungen zu knüpfen, lehnte ich ab.

»Es tut mir Leid, Schwester Ute, ich schaffe es nicht mehr. Diese Arbeit dauert zwei bis drei Monate, und so lange bleibe ich nicht mehr hier. Nach Ostern bin ich weg.«

Zwei Jahre zuvor, im Frühjahr 1992, kurz vor dem Ende der Umschulung, hatte ich schon einmal geplant, aus Heiligenbronn wegzuziehen. Damals wollte ich mich in Griesingen als Korbmacher selbständig machen. Ich hatte meine Eltern besucht und die dortigen Bedingungen genauer untersucht, woraufhin ich diesen Plan wieder aufgegeben hatte. Es war zwar Platz genug für eine Werkstatt auf unserem Bauernhof und mein Vater wollte mir auch helfen, sie einzurichten, aber was dann? Wie sollte ich mir dort, weit weg von allem, einen Kundenkreis aufbauen? Hinzu kam, dass ich große Angst hatte, vollkommen isoliert zu sein, ohne Menschen, die mit mir kommunizieren konnten. Lippen lesen ging gerade noch, aber es war abzusehen, dass man sich bald nur noch durch Lormen mit mir verständigen können würde. Auch wenn meine Mutter das Tastalphabet lernte, war das zu wenig. Anfang 1994 spielte das keine Rolle mehr. Ich musste weg aus Heiligenbronn!

Zu Neujahr teilte ich der Stiftungsleitung mit, dass ich Ostern definitiv gehen wollte. Man nahm mich nicht ernst. Häufig kündigten Behinderte im Zorn an, dass sie Heiligenbronn bald verlassen würden. Meist zeigte sich, dass sie das nicht wirklich vorhatten, weil sie bald nicht mehr darüber sprachen. Einige verschwanden eine Zeit lang, kamen aber wieder zurück.

»Bei mir wird es anders sein«, sagte ich. »Wenn ich gehe, sehen Sie mich nicht wieder. Im nächsten März bin ich acht volle Jahre hier. Genug ist genug.«

Die Wahrheit war, dass ich mich seit Dezember innerlich zerrissen fühlte. Ich brach mit der Kirche als Institution, weil sie zur Welt der Hörenden gehörte, und besuchte nicht mal zu Weihnachten den Gottesdienst. Es schien mir ganz und gar unmöglich, an einem Ort zu bleiben, in dem das ganze Leben von der Kirche bestimmt wurde.

»Ich bin fromm hierher gekommen«, erklärte ich Paul Huber, »ich habe hier fast wie ein Mönch gelebt, aber das erscheint mir jetzt verlogen. Ich bin gehörlos und will zu meinen Brüdern zurück.«

Er hörte mir aufmerksam zu und machte mir keine Vorwürfe, weil ich seiner Kirche den Rücken kehrte, und er versuchte nicht, mich in Heiligenbronn zu halten. Wie so oft schon wiederholte er, dass er für mich jederzeit da sei, wenn ich mit ihm reden wolle. Ich zuckte mit den Achseln. Warum sollte ich? Ich hatte ihm gesagt, was ich zu sagen hatte, und das war's. Mein Herz und meine Seele waren vollkommen verschlossen, mein einziger Gedanke war: raus hier!

Bis März 1994 blieben nur noch wenige Wochen. Eines Morgens stand ich auf und wollte mich gerade auf den Weg ins Badezimmer machen, als mir plötzlich klar wurde, dass ich auch als Taubblinder an meinem Plan festhalten konnte, den Gehörlosen und Taubblinden das Evangelium nahe zu bringen. Es war eine absolute Gewissheit, die durch mich hindurchfloss und mich wärmte, ich fühlte sie in meinem Körper, meinem Herzen und meiner Seele.

Aber um diese Verantwortung übernehmen zu können, musste ich zum Mann werden. In einem Heim würde ich immer ein Kind bleiben. Es war richtig, zu gehen und mein Leben selbst in die Hand zu nehmen. Ich fühlte mich stark und ruhig und war mir sicher, auf dem richtigen Weg zu sein, die richtige Entscheidung getroffen zu haben. Ich ging nicht aus Trotz oder aus Wut, sondern weil meine Zeit in Heiligenbronn wirklich zu Ende war.

Niemand, nicht mal ich selbst, wusste, wie ich draußen in der Welt zurechtkommen würde. Ich hatte keinen Plan, keine Vorstellung, aber ich vertraute darauf, dass sich die Dinge irgendwie fügen würden. Ich fühlte mich von Gott beschützt und dachte an meine Freunde und meine Familie, die sich auf mich freuten. »Wir helfen dir beim Umzug«, hatten unabhängig voneinander mein Schwager Heinz und Hans-Peter verkündet, jeder und jede teilte mir mit, dass ich mich auf ihn oder auf sie verlassen konnte, und bot mir Hilfe an. »Frag nur, wenn du etwas brauchst, wir sind für dich da«, hatten mir Freunde und Verwandte schon früher öfter gesagt, aber damals hatte ich diese Hilfe noch nicht annehmen können. Das hatte sich geändert. Wenn ich spürte, dass die Menschen es ehrlich meinten und aus echter Liebe handelten, nicht weil sie sich dazu verpflichtet fühlten, dann ließ ich mir bereitwillig helfen.

»Herr Hepp«, erklärte mir die für mich zuständige Sozialarbeiterin in Heiligenbronn, »wir machen es jetzt so: Sie sind auf Probe beurlaubt, können zwei Monate fortbleiben und danach kehren Sie zurück zu uns. Sind Sie damit einverstanden?«

»Ich komme nicht zurück«, wiederholte ich. »Und wenn, dann nur auf Besuch.«

In mir war Frieden. Ich verspürte eine wunderbare Heiterkeit. Als mir Schwester Ute kurz vor meinem Wegzug sagte, dass ich ihr wie ein Trottel vorkäme, lachte ich nur. Da mehr oder weniger jeder erwartete, mich bald reuig wieder nach Heiligenbronn zurückkehren zu sehen, fand keine feierliche Verabschiedung statt. Ich packte meine Siebensachen und ging, wie ich meinte, ein allerletztes Mal zu Paul Huber.

»Ich bin jetzt im wahrsten Sinne des Wortes am Nullpunkt meines Lebens«, sagte ich zu ihm. »Ich weiß nichts mehr. Unsere Gespräche gehören zu dem Wertvollsten, was ich hier erlebt habe, dafür danke ich dir. Aber mit meinem mönchischen, frommen Leben bin ich fertig. Es ist aus.«

»Peter, ich erlebe mit, wie dein Glaube wächst!«, antwortete er und gab mir seinen Segen.

17.
Dein Wille geschehe

Vier Jahre vor meinem Wegzug aus Heiligenbronn, Anfang 1990, als mein Augenlicht unaufhaltsam schwand, hatte ich ein Gespräch mit Frau Professor Blankenagel in Heidelberg geführt. Sie hatte vorgeschlagen, dass ich mich um ein Cochlea-Implantat bemühen sollte. Sie hatte Kollegen, die auf diese Operationen spezialisiert waren, und wollte mir ein Empfehlungsschreiben für sie geben. Wie alle Gehörlosen wusste ich, worum es sich bei diesem Implantat handelte: eine elektronische Hörprothese, Cochlea genannt, weil so der medizinische Fachbegriff für die Innenohrschnecke lautet. In der Gehörgangsschnecke befinden sich unzählige feinste Haarzellen, die Schallwellen in elektrische Signale umsetzen und an den Gehörnerv weiterleiten. Das Gehirn kann diese Signale einordnen und als akustische Informationen interpretieren. Bei mir wie bei vielen taub geborenen Menschen waren die Haarzellen so stark beschädigt, dass sie die Schallwellen nicht umsetzen und weitergeben konnten. Diese Funktion sollte von einem Cochlea-Implantat, abgekürzt CI, übernommen werden.

Elektronische Prothesen für Gehörlose gibt es seit Anfang der achtziger Jahre. Sie bestehen aus mehreren Teilen. Außen befindet sich ein Hörgerät, das aus einem Mikrophon, einem Sprachprozessor und einer Spule besteht. Diese Teile empfangen akustische Informationen, wandeln sie um und senden sie weiter an das Implantat, das im Schädelknochen unter der Haut eingesetzt wird. Von dort aus leitet ein Elektrodenbündel die Impulse an die Schnecke oder Cochlea weiter, wo sie den Gehörnerv an verschiedenen Stellen reizen. Viele Mediziner gehen davon aus, dass diese Implantate sowohl für taube Babys und Kleinkinder als auch für später ertaubte Menschen geeignet sind. Es dauert lange, bis das Gehirn aus der Fülle von akustischen Informationen, die es plötzlich bekommt, sinnvolle Botschaften herausfiltern kann. Es muss lernen, die Geräusche richtig zu interpretieren. Zwei bis drei Jahre gelten dafür als das Minimum. Babys und Kleinkinder können nicht gefragt werden, ihre Eltern treffen die Entscheidung für oder gegen ein Implantat zusammen mit einem medizinischen Team. Die Rehabilitation ist langwierig und erfordert die intensive Mitarbeit der Eltern. Bei mir wie bei allen erwachsenen Patienten ist der Wunsch, in Lautsprache zu kommunizieren, die wichtigste Voraussetzung.

Doch ich hatte diesen Wunsch nicht. Alles, was ich wollte, war, meine geliebte Gebärdensprache weiter sprechen und verstehen zu können. Wäre eine Augenoperation möglich gewesen, hätte ich vermutlich freudig zugestimmt. Das CI jedoch lehnte ich ab, weil ich zwar das Sehen, nicht aber das Hören vermisste. Das war der Hauptgrund, und es gab noch mehr, was gegen diese Operation sprach. Der Eingriff war nicht ganz gefahrlos und konnte jede Menge unangenehme Nebenwirkungen nach sich ziehen, nicht zuletzt gehörte ich keineswegs zu den als »geeignet« eingestuften OP-Kandidaten. Doch in den folgenden Monaten kam Mutter Benedicta regelmäßig wieder auf das CI zu sprechen.

»Frau Professor Blankenagel meint, dass du davon profitieren kannst. An deiner Stelle würde ich es probieren«, sagte sie. »Du hast nichts zu verlieren.«

»Das Augenlicht verliere ich gerade. Wenn man mir das zurückgeben könnte ...« Aber ich wusste selbst, dass meine Netzhaut irreparabel geschädigt war. »Verstehen Sie, ich habe nie gehört, ich weiß gar nicht, was Hören ist und wie es funktioniert. Nach allem, was ich weiß, wird mir ein Cochlea-Implantat sowieso nicht ermöglichen, die Lautsprache zu verstehen! Ich bin zu alt, es ist zu spät.«

»Du würdest immerhin Umweltgeräusche wahrnehmen, Peter«, sagte Mutter Benedicta, »allein das wäre schon wichtig, damit du dich draußen orientieren kannst. Und wer weiß, ob nicht doch ein Wunder geschieht. Du bist so intelligent, mit der Zeit wirst du sicher mehr und mehr hören können ...«

Ich erklärte ihr, dass ich gar keine Sehnsucht danach hatte. Das war ein schwieriges Thema, bei dem sich jedes Mal zeigte, wie gründlich Hörende und Gehörlose einander missverstehen. Meine Eltern, die Verwandten, meine Lehrer in Schwäbisch Gmünd und all meine hörenden Freunde bemitleideten mich, weil sie meinten, dass mir etwas fehlte, was ich jedoch gar nicht groß vermisste. Ich hatte doch meine Sprache! Aber es war sinnlos zu beschreiben, wie wunderbar es war, sich im Raum gebärdend zu unterhalten, wie poetisch und feinfühlig und präzise und differenziert diese Sprache war, wenn jemand sie gut sprach. Die Hörenden sahen mich dann kopfschüttelnd an, als hätten sie mir einen Porsche angeboten und ich würde antworten, danke nein, ich behalte lieber mein altes, rostiges Fahrrad.

»Ich bin froh, dass ich eure Sprache lesend erfassen kann, aber glauben Sie mir, ich empfinde mein fehlendes Gehör nicht als Behinderung.«

»Hast du keine Sehnsucht danach, Musik zu hören?«

»Nein«, antwortete ich.

Wie soll denn Sehnsucht nach etwas entstehen, von dem man nicht den blassesten Schimmer hat? Sehnt sich ein Fisch nach sonnengewärmter Bergluft mit einem Hauch von Thymianduft? Sehnt sich ein Spatz im Winter nach einer Wärmflasche oder einem heißen Tee? Nein! Sehnsucht ist ein Gefühl, das von Sinneswahrnehmungen genährt wird, man muss etwas erfahren haben, um sich danach zu sehnen. Da mir der Hörsinn vollkommen fehlte, kannte ich keine akustische Sehnsucht. Früher, wenn ich Menschen beobachtete, die Musik hörten und dabei die Augen schlossen und glücklich aussahen, hatte es eine vage Neugier geweckt, die sich aber bald legte. Rhythmus nahm ich über Schwingungen wahr, es war interessant, aber viel interessanter waren die Dinge, die ich sehen, schmecken, riechen, tasten und um mich fühlen konnte.

Mutter Benedicta ließ nicht locker, bis ich doch in Begleitung von Schwester Modesta zu Voruntersuchungen und Gesprächen nach Heidelberg fuhr. Ich machte keinen Hehl daraus, dass ich große Bedenken hatte, und wunderte mich, als mir das medizinische Team trotzdem ein Implantat als ideale Kommunikationshilfe einreden wollte.

»Ich bin davon nicht überzeugt und möchte diese Operation nicht«, teilte ich abschließend mit.

1993 lud man mich erneut zu einem Gespräch ein. Ich war inzwischen fast erblindet und steckte in einer tiefen seelischen Krise.

»Du hast nichts zu verlieren«, wiederholte Mutter Benedicta. »Du kannst nur gewinnen!«

Ich hatte keinerlei Erwartungen, keine Hoffnungen mehr und sagte zu. Mir war alles egal. Diesmal begleitete mich eine Erzieherin, die sehr gut lormen konnte, was wichtig für mich war. Ich brauchte jemanden, der zwischen dem Team und mir dolmetschte. Christine kannte ich seit vielen Jahren, wir hatten zusammen die blinden Frauen in Heiligenbronn betreut und viel über den Sinn der Arbeit gesprochen. Sie war für mich wie eine kleine Schwester. Es amüsierte mich, wenn sie mir von den Zivis erzählte, die sie anmachten, oder von ihrem Traum, in Südamerika zu leben. Sie hatte Heiligenbronn verlassen, anschließend hier und da gearbeitet und war vor kurzem als Arbeitserzieherin wieder zurückgekehrt. Die ganze Zeit über hatten wir in losem Briefkontakt gestanden.

Auf dem Weg nach Heidelberg und zwischen den Untersuchungen redeten wir lange und intensiv miteinander über unsere Kämpfe und unsere Suche. Sie glaubte, ihren Weg gefunden zu haben, indem sie das Leben von Behinderten teilte und mit ihnen in einer Art von Laiengemeinschaft zusammenwohnte.

»So möchte ich selbst nicht leben«, sagte ich.

»Im Heim willst du nicht leben, so wie ich willst du nicht leben – wie denn dann? Allein zu leben ist zu schwer für einen Taubblinden!«

In diesem Moment rief uns eine Schwester herein, so brauchte ich nicht zu antworten. Ich hätte nicht gewusst, was ich ihr sagen sollte. Im Behandlungszimmer stellte mir ein Psychologe unzählige Fragen, um zu prüfen, ob ich motiviert genug war.

»Ich möchte selbständig leben«, wiederholte ich.

Beim Abschlussgespräch lormte mir Christine in die Hand: »Bist du mit einem Operationstermin im November einverstanden?«

»Ja«, antwortete ich.

Ob das Implantat mir helfen würde? Daran zweifelte ich noch, aber ich hatte jeden Widerstand aufgegeben. Von mir aus konnten sie mit mir machen, was sie wollten. Als der OP-Termin auf Ende März 1994 verschoben wurde, weil noch keine Zusage der Krankenkasse vorlag, war mir das auch recht. Mein Schicksal lag in Gottes Hand.

Zehn Tage nach meinem Wegzug aus Heiligenbronn fuhr ich dann allein mit der Bahn nach Heidelberg, wo ich ein Taxi nahm, das mich zur Poliklinik brachte. Ich sollte am nächsten Tag operiert werden.

»Wo ist Ihre Begleitperson?«, fragte mich die Empfangssekretärin.

»Ich bin allein gekommen«, antwortete ich. »Keine Sorge, ich brauche keine Hilfe.«

Man hatte mir eingebläut, mit einer Vertrauensperson zu erscheinen, die bereit war, zehn Tage lang bei mir zu bleiben. Das hatte ich bewusst ignoriert, obwohl meine Lieblingstante Irmgard spontan ihre Unterstützung angeboten hatte. »Das ist zu blöd, wenn du die ganze Zeit geduldig neben meinem Bett sitzen musst«, sagte ich zu ihr. »Ich kann auf mich selbst aufpassen!«

»So geht das aber nicht«, protestierte die Sekretärin. »Warten Sie hier!«

Die Ärzte und das Pflegepersonal waren etwas verärgert. Ich blieb ruhig und gelassen und erklärte ihnen, dass sie mit mir schriftlich kommunizieren konnten, wenn sie nur einen dicken Filzstift benutzten und die Buchstaben deutlich aufschrieben. Man zeigte mir mein Zimmer, ich wurde untersucht, legte mich nach dem Mittagessen hin und schlief ein. Irgendwann spürte ich eine Hand auf meiner Schulter und wachte auf. Ich roch den Duft von Kaffee, sah direkt vor meinen Augen eine Tasse auf einer Untertasse, schaute weiter, blickte dahinter in das mädchenhafte, weiche Gesicht einer jungen Frau, die mich anlächelte. Sie hatte schwarze Locken, ihre schwarzen Augen waren umrahmt von dichten, schön geschwungenen und sehr schwarzen Brauen. Ihr

Blick war offen und aufmerksam, aber sie war mir zu nah. Sie bedrängt mich mit ihrer Liebenswürdigkeit, dachte ich und richtete mich vorsichtig auf.

Als ich saß, reichte sie mir die Tasse und schrieb etwas auf einen Zettel. Ich trank einen Schluck, beobachtete die weiß gekleidete zierliche Frau. Mit ihren dunklen Haaren und Augen war sie bestimmt keine Deutsche. Sie bewegte sich anmutig und graziös wie eine Südländerin.

»Mein Name ist Maita«, stand auf dem Zettel.

Ich lächelte sie an und fand es sehr freundlich von ihr, sich vorzustellen. Sie strahlte echtes menschliches Interesse aus. Kurz darauf verließ sie mein Zimmer mit der leeren Tasse.

Etwas später holte mich eine Schwester ab und führte mich in einen Raum, der einem Filmstudio ähnelte. Überall standen Stative mit Kameras, Fernseher und Lampen! Eine Frau schrieb auf, dass ich gefilmt werden sollte, und zeigte mir, wo ich Platz nehmen sollte. Ich setzte mich brav hin und schaute zu, wie sie eine Videokamera auf einem Stativ aufbaute. Wir mussten warten. Schließlich erschien der HNO-Professor, der mich operieren sollte, und bedeutete der Frau, dass sie anfangen konnte zu filmen. Er kam mit eiligen Schritten auf mich zu, schüttelte mir die Hand, setzte sich neben mich und fing an zu reden. Er redete und redete, und ich versuchte vergeblich, ihm zwischendurch mit Gesten klar zu machen, dass ich nichts verstand. »Kapiert er denn nicht, dass ich taub bin?«, fragte ich mich und erkannte, dass er genau das von mir hören wollte.

»Ich bin taub!«, sagte ich.

Eine Minute später hatte er den Videoraum verlassen. Ich blickte die Kamerafrau fragend an und zeigte ihr durch meine Mimik, dass mir das Verhalten des Arztes nicht gefallen hatte.

»Wir machen einen Film über Sie. Mit dieser Szene dokumentieren wir, dass Sie wirklich nichts hören.«

»Wird die OP auch gefilmt?«, fragte ich.

»Ja«, antwortete sie.

»Wofür ist das? Für die Studenten oder für das Fernsehen?«

Sie schien es nicht zu wissen.

»Ich möchte diesen Film auch bekommen. Bitte, schicken Sie mir doch eine Videokassette«, sagte ich.

Sie müsse erst den Professor um Erlaubnis fragen, antwortete sie. Ich weiß nicht, ob sie es getan oder vergessen hat, jedenfalls habe ich nie eine Kopie von diesem Film erhalten, was mich im Nachhinein nicht wundert. Mit meinem Fall kann man nämlich nicht gut für das CI werben.

Am Abend war ich etwas nervös wegen der bevorstehenden Operation und beschloss, früh schlafen zu gehen. Ich lag schon im Schlafanzug auf meinem Bett, als es im Zimmer plötzlich hell wurde. Ich blickte zur Tür, erkannte Maita, die nicht mehr in Weiß gekleidet war und mit einem Zettel in der Hand auf mich zukam.

»Ich habe frei, möchten Sie mit mir reden?«, las ich.

Kurz darauf saßen wir einander gegenüber am Tisch, tauschten Fragen aus. Sie schrieb auf, ich antwortete laut. Sie gewöhnte sich schnell an meine komische Art zu sprechen.

»Ich will Logopädin werden«, schrieb sie, »bin im ersten Jahr meiner Ausbildung und mache gerade ein Praktikum auf dieser Station.«

Maita war zweisprachig aufgewachsen, ihre Eltern stammten aus Italien.

»Welche ist deine Muttersprache?«, fragte ich.

»Ich kann beide Sprachen gleich gut«, schrieb sie. »Und bei dir?«

»Die Gebärdensprache.«

»Bitte erzähle mir davon.«

Eine Sprachtherapeutin, die sich für die Welt der Gehörlosen interessierte! Und sie schien gar keine negativen Vorurteile zu haben, hörte aufmerksam zu, stellte unzählige Fragen. Mir war eine solch offene Neugier noch nie begegnet. Als ich ihr erzählte, dass ich langsam erblindete, berichtete sie, dass sie ihr Freiwilliges Soziales Jahr im Blindeninstitut in Ilvesheim bei Mannheim geleistet hatte.

»Waren dort auch Taubblinde?«, fragte ich.

»Nein«, antwortete sie. »Wie kommuniziert man mit Taubblinden?«

»Soll ich dir das Lormen beibringen?«

Sie lernte schnell, es machte ihr Spaß und mir auch. Nach zwei Stunden stand sie auf und verabschiedete sich, indem sie »Alles Gute für die OP« in meine Hand lormte. Die Zeit war wie im Fluge vergangen.

Am späten Nachmittag des nächsten Tages wachte ich auf, noch ganz benommen von der Narkose. Mein Gesicht fühlte sich heiß an. Vorsichtig betastete ich meinen Kopf, fühlte einen dicken Verband und betastete meine Arme und meinen Körper, um sicher zu sein, dass ich frei von Schläuchen war. Ich konnte im Liegen alle Glieder bewegen. Alles schien mir bestens zu funktionieren, also setzte ich behutsam einen Fuß nach dem anderen auf den Boden und ging ins Bad. Als ich in den Spiegel sah, erschrak ich heftig. Ich sah aus wie ein Kriegsverwundeter! Mit kaltem Wasser kühlte ich gerade mein Gesicht ab, als jemand sanft, aber energisch meinen Arm nahm. Es war Maita.

Ich wusste, warum sie das tat. Allein aufstehen war nach einer Operation verboten, ich hätte auf eine Schwester warten müssen. Als sie mich zum Bett zurückführte, passierte etwas, was mir Angst machte. Ich fühlte Maitas Hand und ihre wohltuende Nähe und verliebte mich in sie. Es war wie »Liebe auf die erste Berührung«.

Gehorsam legte ich mich hin. Sie hielt mir einen Zettel vor die Augen.

»Ich sehe alles verschwommen, ich kann es nicht lesen«, sagte ich.

Sie nahm meine Hand, begann langsam darin zu lormen. Inzwischen konnte sie das schon so gut, dass ich jedes Wort verstand. Ich habe vergessen, was sie mir sagte, wahrscheinlich, dass ich absolute Bettruhe halten musste. Jedenfalls schlief ich dabei ein, noch erschöpft von der Operation und von den Betäubungsmitteln.

Am Abend berührte Maita sanft meine Schulter, um mich zu wecken. Sie trug keinen weißen Kittel, sondern Jeans und einen Pulli.

»Hast du Feierabend?«, fragte ich.

»Ja«, lormte sie, »und mein Praktikum hier ist zu Ende.«

Ich war plötzlich hellwach, richtete mich auf.

»Gehst du wirklich? Gleich heute?«, fragte ich schockiert.

Damit hatte ich nicht gerechnet. Es durfte nicht sein, dass sie nach einem Tag schon aus meinem Leben verschwand, so plötzlich, wie sie darin aufgetaucht war! Ich wollte sie bei mir behalten und alles von ihr erfahren!

»Ja. Ich habe eine andere Stelle.«

»Ich bin noch länger hier. Kommst du mich besuchen?«, fragte ich, als sei es das Selbstverständlichste von der Welt.

»Ich muss weg«, lormte sie wieder. »Gibst du mir deine Adresse? Ich möchte mit dir in Kontakt bleiben.«

Ich staunte. Gehörlose, die einander irgendwo begegnen, tauschen fast immer ihre Adressen aus, aber dass eine

Hörende und dazu noch eine so hübsche Frau mich direkt nach meiner Adresse fragte, war mir noch nie passiert! Ich schrieb sie ihr auf einen Zettel.

»Wo ist Griesingen?«, fragte sie.

»Ungefähr zweieinhalb Stunden mit dem Zug von hier entfernt.«

Sie schien enttäuscht zu sein, weil es so weit weg war. Das bedeutete also, dass auch sie mich tatsächlich wiedersehen wollte!

»Bald bin ich draußen, wo kann ich dich erreichen? Ich möchte dich bei unserem nächsten Treffen zu einem Holzfällermenü einladen«, sagte ich.

»Warum gerade ein Holzfällermenü?«, fragte sie.

»Zur Kräftigung, weil du klein und zierlich bist! Nein, nein, als Belohnung, weil du schon so gut lormen kannst.«

Ich wollte sie irgendwie festhalten.

»Es ist ja auch ganz leicht. Tut mir Leid, ich muss weg. Ich habe John, dem Krankenpfleger, gezeigt, wie Lormen geht«, sagte sie, »er kann es jetzt auch.«

Er war Engländer und der einzige Pfleger, der sich die Mühe machte, mit mir zu lormen. Die anderen schrieben lieber alles auf oder sagten gar nichts. Und wie immer, wenn Menschen nicht miteinander kommunizieren, ergaben sich dadurch Probleme, wenn auch nicht für mich, sondern für meinen Zimmernachbarn. Wegen meiner Wunde am Kopf schlief ich schlecht und klingelte jede Nacht nach der Schwester, die mir kurz darauf eine Schlaftablette brachte. Ich wusste aber nicht, dass sie bei jedem Klingeln vom Schwesternzimmer aus eine Gegensprechanlage einschaltete und laut fragte, was los sei. Dadurch weckte sie meinen Zimmernachbarn, der antwortete, ich sei es, der geklingelt hätte. Der Arme hatte einen schweren Hörsturz erlitten und brauchte Ruhe! Warum erklärte mir niemand, dass es ihn störte? Warum sagte er selbst nichts? Ich hätte mir eine andere Lösung überlegt! John lormte es mir erst bei der Entlassung in die Hand, da war es zu spät.

»Die Operation ist gut verlaufen, wir sind zufrieden«, sagte der HNO-Professor bei der letzten Visite.

Es gab kleinere Komplikationen, auf die man mich vorbereitet hatte. Daher war ich nicht überrascht, dass meine Zunge halbseitig gelähmt war, sondern fragte nur, wie lange es dauern würde, bis sie sich wieder normal bewegte.

»Keine Sorge, in ein paar Wochen ist alles wieder in Ordnung«, schrieb der Professor auf.

Ich machte mir keine Sorgen. Es wurde auch besser, aber nie wieder ganz wie früher. Die Feinmotorik meiner Zunge ist bei dieser Operation beschädigt worden. Ich schmatze häufiger, und die Lautsprache fällt mir etwas schwerer. Auch der Nasenbereich ist in Mitleidenschaft gezogen worden; beim Essen muss ich mir ständig die Nase putzen. Es sind minimale Schädigungen der feinen Nerven am Kopf, mit deren Folgen ich allerdings täglich konfrontiert bin.

Der Professor wünschte mir frohe Ostern. Ich sollte im Mai zur Kontrolle und zur Anpassung des CIs mit den Außengeräten wiederkommen.

Eine Hörprothese muss bei jedem Patienten von Akustikspezialisten sorgfältig justiert werden, damit Sender und Empfänger genau aufeinander eingestimmt sind. Es ist ein langwieriges und komplexes Verfahren. Beim Implantat fängt man erst damit an, wenn die Operationsnarbe verheilt ist. Am Gründonnerstag fuhr ich wieder mit der Bahn allein nach Hause. Wenn ich einen Weg kenne und gut vorbereitet bin, geht das. Tante Irmgard und Onkel Dieter holten mich in Ehingen ab und fuhren mit mir nach Griesingen. Meine Eltern warteten gespannt und waren ein wenig enttäuscht, dass sich noch nichts geändert hatte, dabei hatten sie schon vor der Operation gewusst, dass sie kein Wunder erwarten durften und die Außengeräte noch gar nicht eingeschaltet waren.

Zu Ostern kamen Hans-Peter und Julia zu Besuch. Wir saßen zu fünft am Tisch, und ich spürte eine große Schwere um mich.

»Was ist los? Seid ihr traurig?«, fragte ich.

»Wir machen uns Gedanken über deine Zukunft!«, antwortete Julia. »Was wirst du nun machen?«

Sie artikulierte immer sehr deutlich. Früher hatte ich bei ihr nie Probleme mit dem Lippenlesen, jetzt konnte ich die einzelnen Wörter fast nicht mehr voneinander unterscheiden, erriet eher ihren Sinn.

»Ich weiß nicht, was ich in Zukunft machen werde, aber ich bin guten Mutes«, sagte ich.

»Du bist aber optimistisch!«

Das stimmte. Und ich kannte sogar den Grund, wollte aber noch nicht davon sprechen. Eine Woche später saß ich allein mit meinen Eltern beim Kaffee. Mein Vater war sehr unruhig. Ich wusste, dass auch er sich um meine Zukunft sorgte. Er tat mir Leid. Ich dachte, jetzt sagst du es ihnen doch, das wird sie beruhigen.

»Ich habe eine Frau gefunden.«

Dass sie die Richtige für mich war, fühlte ich, seit mir Maita begegnet war. Sie hatte sich noch nicht wieder gemeldet, trotzdem empfand ich tief in mir Freude und eine eigenartige Sicherheit. Meine Eltern schauten verdattert, wollten wissen, wo ich sie denn gefunden hatte.

»In Heidelberg«, antwortete ich ruhig und spürte, dass sie mir nicht glaubten.

Kurz darauf schrieb ich einen ersten Brief an Maita und teilte ihr mit, dass ich bald wieder in Heidelberg sei, um das

CI einstellen zu lassen. »Ich hoffe, dass du Zeit hast und wir uns treffen können«, schrieb ich. Lange musste ich nicht auf ihre Antwort warten. Sie hatte Zeit und sie freute sich! Nicht nur das: In einem behutsamen Satz deutete sie an, dass sie spürte, unsere Begegnung sei kein Zufall gewesen. Es jubelte in meinem Herzen! Auch mir kam es so vor, als hätte das Schicksal alles bestens für uns eingerichtet.

Hätte die Operation ein halbes Jahr früher stattgefunden, wäre Maita nicht in dieser Klinik gewesen und wäre ich nicht in meiner Sturheit allein nach Heidelberg gefahren, hätte sie bestimmt kein intensives Gespräch mit mir begonnen! Dass sie gerade die letzten zwei Tage ihres Praktikums auf meiner Station Dienst hatte, das konnte kein bloßer Zufall sein. Es waren lauter kleine Wunder geschehen, damit wir uns begegneten. War es Gottes Wille, dass ich mich verliebte? Diesmal nahm ich das Angebot von Onkel Dieter und Tante Irmgard an, mich nach Heidelberg zu fahren. Es war so schön, an Maita und ihre warmherzige Ausstrahlung, an unser Wiedersehen zu denken, dass ich fast vergaß, was mir bei den Spezialisten bevorstand.

Insgesamt war ich aber positiv gestimmt. An den Fremdkörper in meinem Kopf, an dieses Implantat oberhalb des Ohres und die Elektroden im Innenohr würde ich mich schon gewöhnen. Hörgeräte kannte ich schon aus meiner Schulzeit, ich sah da kein Problem. Doch ich fürchtete mich vor dem Augenblick, in dem der Spezialist – kein Arzt, sondern ein Ingenieur – die Geräte einschalten würde. Ich war darauf vorbereitet, erst nur chaotische Geräusche wahrzunehmen, aber was waren überhaupt Geräusche?

Der Raum, in den man mich bat, sah aus wie ein normales Büro mit einem Schreibtisch, auf dem ein Computer stand. Der Außenteil meines CIs wurde mit diesem Computer verkabelt, und der Ingenieur sprach mit Tante Irmgard,

die lormte: »Es dauert. Er muss das Programm einstellen.«
Schließlich ließ er sie mich fragen, ob ich so weit sei.

»Ja«, antwortete ich und hielt die Luft an.

Ich glaube, dass alle den Atem anhielten, jedenfalls starrten sie mich gespannt und mit freudigen Gesichtern an.

»So, jetzt. Hören Sie das?«, fragte der Ingenieur.

Ich nickte. Ich nahm eine starke Spannung im Kopf wahr. Sollte das etwa Hören sein?

»Es ist unangenehm«, sagte ich.

Er änderte etwas an seinem Computer.

»Ist das besser?«

Die Spannung war etwas schwächer als vorher, blieb aber unangenehm. Ich spürte sie nicht nur am Ohr, sondern irgendwie im ganzen Kopf. Wieder wurde etwas geändert und justiert und geändert und herumprobiert. Es dauerte über eine Stunde, bis der Ingenieur meinte, es sei jetzt in Ordnung. Die Spannung hatte sich nicht verringert.

»Am Anfang ist es immer ungewohnt«, beruhigte er mich. »Es geht jedem so. Sie müssen jetzt zur Logopädin, sie macht mit Ihnen Hörtraining. Mit der Zeit werden Sie lernen, einzelne Töne zu unterscheiden. Üben, üben, üben, das ist das Wichtigste!«

Mit Onkel Dieter und Tante Irmgard nahm ich Platz im Warteraum der logopädischen Abteilung. Die Spannung in meinem Kopf irritierte mich enorm. Die beiden blickten mich besorgt an, ich schaute weg, sah durch den Raum, wie sich eine Tür öffnete und eine weiß gekleidete Person auf mich zukam. Es war Maita! Welch ein Segen! Ich stand auf, lächelte glücklich, als sie meine Hand nahm und anfing, darin zu lormen. Mitten im Satz hielt sie inne, weil meine Tante Irmgard zu ihr sprach. Maita lachte.

»Sie hat mich gefragt, ob ich gehörlos bin«, lormte sie.

Auch ich musste lachen.

»Machst du mit mir Hörtraining?«

»Nein. Ich kann das noch nicht. Ich habe eben beim Empfang deinen Namen gehört und wollte dich schnell begrüßen. Wir sehen uns später!«

Die Logopädin rief uns zu sich herein. Mir reichte sie ein Blatt Papier mit der Frage, ob ich mit einer Videoaufnahme des Trainings einverstanden sei. Ich kreuzte »Ja« an, setzte meine Unterschrift darunter und gab es ihr zurück.

»Ich mache nun verschiedene Töne, und Sie sagen mir, wie oft Sie den Ton hören«, schrieb sie auf.

Zweimal erhöhte sich die Spannung im Kopf. Waren das Töne?

»Zwei«, sagte ich.

Sie nickte. Eins, zwei, drei, vier Mal Spannung im Kopf.

»Vier«, sagte ich und fühlte mich nicht gut dabei.

Es erinnerte mich an früher. »Wie oft hörst du die Trommel, Peter?«, hatte Schwester Lioba gefragt. Damals aber hatte ich die Vibrationen am Ohrläppchen gezählt, nicht die in meinem Kopf.

»Es gefällt mir nicht«, sagte ich und versuchte, die unangenehmen Gefühle, die mir das CI verschaffte, zu beschreiben. »Was Sie Töne oder Geräusche nennen, das fühlt sich für mich wie Kopfschmerzen an. Es tut nicht wirklich weh, aber es macht etwas mit mir, als sei eine Maschine mitten in meinem Gehirn. Das ist wahnsinnig anstrengend. Geht das weg, wenn ich Tabletten nehme?«

Tante Irmgard begann zu weinen.

»Geduld!«, schrieb die Logopädin auf. »Beim ersten Mal klappt es nie. Morgen wird es ein bisschen besser sein. Sie werden bald die ersten Erfolgserlebnisse mit dem CI haben.«

In dieser Eingewöhnungszeit durfte ich das Gerät nach

dem Training ausschalten und atmete auf, als die Spannung endlich nachließ.

Am Nachmittag war ich mit Maita hinter dem Klinikum verabredet. Wir saßen auf dem Rasen, waren beide ziemlich ernst.

»Ich möchte jetzt lieber schreiben als lormen, macht es dir etwas aus?«, fragte sie. »Es ist mir wichtig.«

Sie schrieb, dass sie sich ernsthafte Gedanken über die Zukunft machte. »Ich stelle mir vor, wie das wäre, mit dir zusammenzuleben«, las ich. Der Gedanke an ein gemeinsames Leben mit Maita ließ mich vor Glück schweben, doch ich zwang mich, auf dem Boden zu bleiben. Was hatte ich ihr schon zu bieten? Maita war einundzwanzig Jahre alt, ein wunderhübsches, begabtes und hörendes Mädchen, das Sprachtherapeutin werden wollte, und ich war fast dreiunddreißig, ein Schwerbehinderter ohne Job und Geld. Nüchtern betrachtet hatte ich nichts, absolut nichts in der Hand, was mir erlaubte, Zukunftspläne für uns zwei zu machen! Nur eins besaß ich: Gewissheit. Ich war felsenfest davon überzeugt, dass sie mir nicht ohne Grund begegnet war.

»Du stehst am Anfang von meinem neuen Leben, als hättest du auf mich gewartet«, erklärte ich ihr, »es gibt keine Sicherheiten, weil ich selbst nicht weiß, wohin es geht. Nur eins ist sicher: Wenn wir zusammenbleiben, wird das Leben für dich ein Abenteuer werden. Unser Leben …«

»Gut«, sagte sie. »Dann lass uns losgehen.«

Es war so einfach! Wir fuhren mit der Straßenbahn in die Altstadt, schlenderten Händchen haltend die Hauptstraße entlang und trennten uns erst am Abend vor meinem Hotel.

»Morgen bin ich bei deinem Hörtraining dabei«, lormte sie zum Abschied in meine Hand.

Das Hörtraining lief nicht gut. Sobald das Gerät einge-schaltet war, erzeugte es wieder diese Spannung in meinem Kopf. Mir brummte der Schädel, ich verstand die Fragen der Logopädin nicht, machte alles falsch.

»Das ist wegen der Spannung. Woher kommt die?«, fragte ich gereizt.

»Es gibt gar keine Spannung. Sie sind verspannt!«, mein-te die Logopädin. »Versuchen Sie doch, sich zu entspannen. Nicht die Luft anhalten, tief durchatmen!«

Meine Laune wurde schlechter, das CI machte mich ner-vös, und ich spürte neben mir Maitas wachsende Unruhe. Nach dem Training teilte sie mir mit, dass sie mich in den nächsten Tagen nicht treffen könne.

»Ich muss eine Klausur schreiben, ich brauche Zeit«, er-klärte sie.

Aus ihrer Körperhaltung las ich, dass sie auch Abstand brauchte, und ließ sie gehen. Ich vermisste sie sehr. Eines Abends kam sie dann zu mir ins Hotel. Wir sprachen lange darüber, wie sie mich beim Hörtraining erlebt hatte und wie ich ihrer Meinung nach mit dem CI geduldiger und gelassener umgehen sollte. Ich hatte mich sehr auf sie ge-freut und wurde im Laufe der Diskussion immer trauriger. Wenn wir uns nach so kurzer Zeit schon nicht verständigen können, wie soll das denn in Zukunft werden? Als sie auf-stand, um zu gehen, war ich schon darauf eingestellt, für immer Lebewohl zu sagen. Wie entfernte Bekannte gaben wir uns die Hand, wünschten uns alles Gute, zögerten. Sie sah mich an, ich sah sie an, und plötzlich standen wir eng umschlungen im Hotelflur und küssten uns.

Unsere Gefühle waren stärker als alle Hindernisse. Es floss zwischen uns so viel Vertrauen, so viel Hoffnung und so viel Freude, wie ich es noch nie erlebt hatte! Im Stillen dankte ich Gott für dieses wunderbare Geschenk der Liebe.

18.
Hindernisse türmen sich auf

Da ich mich ohnehin gerade in Heidelberg befand, nutzte ich die Gelegenheit, um meine Augen untersuchen zu lassen.

»Ihr Gesichtsfeld hat sich weiter verengt«, stellte Frau Professor Blankenagel fest.

Ich wusste schon, dass meine Sehfähigkeit schlechter geworden war. Frau Professor Blankenagel wollte hören, wie es mit dem Implantat lief.

»Nicht besonders gut«, antwortete ich. »Die Spezialisten behaupten, es dauere zwei oder drei Jahre, bis ich mich daran gewöhne. Ich werde zu Hause üben. Das braucht offenbar viel Zeit. Die habe ich ja. Im Augenblick bin ich arbeitslos, aber ich hoffe, bald eine neue Arbeit zu finden.«

»Als was?«, fragte sie.

»Ich bin Korbflechter.«

»Ja, ich weiß, diesen Beruf haben Sie erlernt. Aber mit Ihrer Intelligenz müssen Sie doch etwas anderes tun! Ich könnte Sie mir gut als Masseur vorstellen, haben Sie daran schon einmal gedacht? Soll ich schauen, was ich tun kann?«

»Ein Heilberuf würde mir gefallen. Ich möchte gerne anderen Menschen helfen«, antwortete ich.

Aber eins nach dem anderen. Erst musste ich mit diesem CI klarkommen! Ich hatte nicht den Eindruck, dass ich überhaupt Fortschritte machte, und auch die Logopädin war enttäuscht.

»Wenn Sie es wollen, schaffen Sie es«, wiederholte sie jedes Mal.

Es gab Teamgespräche zwischen ihr, meinen Ärzten und den Akustikspezialisten. Schließlich hieß es, dass ich mit falschen Erwartungen an die Sache heranginge, und ich wurde an einen Psychologen weitergereicht.

»Sie wollen zu viel, Sie sollten Ihre Ansprüche herunterschrauben«, meinte dieser.

»Vor der Operation hatte ich gar keine Erwartungen«, erwiderte ich, »aber auch kein unangenehmes Gefühl im Kopf. Und niemand hat mich darauf vorbereitet. Es macht mich einfach nur nervös.«

Mich machten die Erwartungen von außen zusätzlich nervös. Wie damals beim Artikulationsunterricht in Schwäbisch Gmünd hatte ich den Eindruck, wertvolle Zeit zu vergeuden. Aber jetzt konnte mir niemand Dickköpfigkeit vorwerfen. Ich befolgte die Anweisungen, die man mir gab, ließ den ganzen Tag mein CI eingeschaltet, hoffte, dass die Spannung im Kopf mit der Zeit tatsächlich nachlassen würde. Einmal in der Woche fuhr ich zum Logopäden nach Ehingen, und ich kaufte mir einen Kassettenrekorder, um damit zu Hause das Erkennen von Geräuschen zu üben. Bald konnte ich mit meiner Hand die Vibrationen des Rekorders wahrnehmen und sie den Geräuschen zuordnen. Aber außerhalb der Übungszeiten war es meistens, als würde ein Hagelsturm von Signalen auf mein Gehirn einprasseln.

Wenige Wochen nachdem ich aus Heidelberg zurück war, rief Maita an. Sie wollte mich besuchen! Meine Mutter richtete ihr aus, dass ich mich sehr freute und sie am Bahnhof abholen würde. Unser Nachbar Bernd fuhr mich hin und staunte nicht schlecht, als er sah, dass wir einander umarmten, als wären wir längst ein Paar. Auch meine Eltern konnten es nicht glauben, dass ihr Sohn tatsächlich eine Freundin hatte. Zu meiner großen Erleichterung gefiel es Maita auf unserem Bauernhof gut. Sie ließ sich alles zeigen, sogar den Schweinestall. Ihr gelang es, die Herzen meiner Eltern zu erobern, und vor allem mit meiner Mutter verstand sie sich bald sehr gut. Wir gingen viel spazieren. Maita liebte die Natur und fand die Gegend wunderschön, aber wenn wir Hand in Hand durchs Dorf liefen, fühlte sie sich unwohl. Mich kannte hier halt jeder, und da man mich noch nie zusammen mit einer Frau gesehen hatte, wurden wir besonders neugierig angeschaut und ständig angesprochen.

»Es ist merkwürdig«, lormte Maita, »du gehörst dazu, die Menschen mögen dich, aber sie sehen in dir eine andere Person als ich. Du bist für sie der taube Peter, ein alter Kumpel. Für mich bist du jemand, der etwas zu sagen hat. Ich habe Respekt vor dir, weil du viel weißt, viel gelesen und viel nachgedacht hast. Das scheint hier niemanden zu interessieren.«

»Das stimmt«, antwortete ich, »früher habe ich darunter gelitten, aber jetzt nicht mehr. Es macht mir nichts aus.«

»Aber mir«, lormte sie, »weil ich weiß, was alles in dir steckt. Und ich habe den Eindruck, dass die Leute aus dem Dorf mir gegenüber misstrauisch sind.«

Auch das stimmte. Maita war einundzwanzig, aber sie ist klein und wirkt dadurch jünger. Außerdem sieht sie recht südländisch aus. Mir kam es vor, als könnte ich manche der Gedanken lesen, die uns umschwirrten: »Ein Behinderter mit einem solchen Mädchen, wie geht das? Und wie alt ist sie eigentlich?«, »Ist sie seine Helferin?«, »Kann das sein, dass sie wirklich verliebt sind?«. In Heidelberg konnte uns das nicht passieren, dort kannte man uns nicht.

Die Anonymität der Stadt war uns beiden angenehmer, sodass ich sie öfter dort besuchte als sie mich in Griesingen.

Wir sahen uns fast alle zwei Wochen, bis auf den Juli, weil Maita ein Praktikum bei einer Logopädin ganz in der Nähe ihres Heimatortes machte und bei ihren Eltern wohnte. Im August wollte sie mit mir Urlaub in Griesingen machen. Ich holte sie vom Bahnhof in Ehingen ab, merkte aber gleich, dass sie bedrückt war, und fragte nach dem Grund. Das Praktikum war gut gelaufen, also lag es an etwas anderem, und es war nicht schwer zu erraten, woran.

»Wissen deine Eltern jetzt von mir?«, fragte ich.

»Ja«, antwortete sie. »Ich habe ihnen von dir erzählt, aber meine Mutter meint, wir sollten einfach nur Freunde sein. Vielleicht hat sie ja Recht …«

Ich fand es normal, dass ihre Eltern Bedenken hatten – alle Eltern hätten ähnlich reagiert. Sogar wir beide fragten uns öfter, ob eine solche Beziehung von Dauer sein könnte, aber wir hatten von Anfang an offen miteinander darüber geredet. Wir waren uns einig, dass jede Missstimmung gleich zur Sprache gebracht werden musste. Wir waren kein normales Paar, das unbeschwert verliebt sein durfte, wir waren ein ungleiches Paar und konnten es uns nicht leisten, Probleme zu verdrängen. Weder Maita noch ich wollten so tun, als ob alles in Ordnung sei, wenn es einmal nicht der Fall war.

»Das geht nicht«, antwortete ich. »Entweder wir bleiben ganz zusammen oder wir haben gar keinen Kontakt mehr. Ich kann nicht mit dir nur ein bisschen befreundet sein!«

»Ich sehe es wie du«, lormte Maita. »Wenn meine Eltern dich nur kennen lernen würden …«

»Ja, das wäre gut. Aber sie haben mich nicht eingeladen.«

»Noch nicht«, korrigierte Maita.

»Wir können trotzdem hinfahren und ihnen zeigen, dass ich kein Monster bin, wenn du es für richtig hältst.«

»Warten wir lieber noch etwas. Weißt du, es ist nicht nur deine Behinderung. Du bist außerdem Deutscher. Das ist ein bisschen viel auf einmal für eine traditionelle süditalienische Familie!«

Es war auch für uns ein bisschen viel auf einmal. Wir beide hatten nicht damit gerechnet, dass uns etwas mit einer solchen Kraft zueinander führte.

»Ich glaube nicht an Zufall und nicht an Schicksal. Gott hat uns zusammengebracht«, sagte ich zu Maita. »Mit den Problemen werden wir schon fertig. Jetzt schauen wir mal, wie wir die Steine aus dem Weg räumen. Einen nach dem anderen.«

Wir hätten es gern leichter gehabt, aber wir mussten kämpfen, um als Paar akzeptiert zu werden, sogar von den Gehörlosen. »Peter Hepp ist wieder da!« – das hatte sich schnell unter meinen früheren Freunden herumgesprochen. Sie besuchten mich in Griesingen und luden mich zu verschiedenen Gehörlosentreffs ein. Innerhalb weniger Monate traf ich viele alte Bekannte wieder, aber leider war die Wiedersehensfreude getrübt, weil meine Erblindung sie verwirrte. Sie wussten nicht, wie sie mit mir kommunizieren sollten.

»Ich sehe die Gebärdensprache nicht mehr, aber ich spreche sie weiter. Ihr müsst lormen, wenn ihr mir etwas sagen wollt«, erklärte ich.

Da das die wenigsten konnten, hatte ich immer eine Lorm-Vorlage dabei. Manche probierten, ein paar Worte zu sagen, oder fragten, wie es mir ging, aber ich spürte dahinter ihr Unbehagen. Meine Taubblindheit weckte große Ängste, und keiner verstand, warum ich nicht einmal besonders unglücklich wirkte. Blind zu werden war für viele Gehörlose das Schlimmste, was sie sich vorstellen konnten.

»Ich hatte vier Jahre lang Zeit, mich damit auseinander

zu setzen«, erklärte ich. »Es waren vier harte Jahre mit un-
zähligen Krisen. Noch ist nicht alles überstanden, aber ich
komme immer besser damit klar.«

»Wenn ich erblinde, erschieße ich mich sofort!«, gebärdete einer.

Felix, der inzwischen lormkundig war, übersetzte es mir.

»Ich habe oft ans Sterben gedacht«, antwortete ich, »aber
das Leben ist auch für einen Taubblinden lebenswert. Wie
ihr seht, bin ich immer noch da. Und nicht mehr allein,
sondern zu zweit.«

Mit einer hörenden Freundin! Das verwunderte die Gehörlosen ganz besonders. Mein alter Freund Daniel zeigte
offen sein Misstrauen.

»Wieso gerade die? Die kann ja kaum gebärden, nur lormen ...«

Seit Herbst besuchte Maita einen Kurs in Gebärdensprache. Sie wollte meine Freunde kennen lernen und begleitete mich manchmal zu den Gehörlosentreffs. Am Anfang
verstand sie nur sehr wenig, und das Misstrauen machte ihr
zu schaffen.

»Einige meiner Freunde haben schlechte Erfahrungen
mit hörenden Frauen gemacht, die Liebe hielt nicht lange.
Sobald es ernst wurde, machten die Frauen einen Rück-
zieher und verschwanden«, erklärte ich. »Meine Freunde
haben Angst, dass du mir wehtust. Wenn sie dich besser
kennen, werden sie dich alle mögen.«

Ich war mir dessen sicher. Wir stolperten ständig über
neue Schwierigkeiten, schafften es aber stets, sie gemeinsam zu überwinden. Nur bei der Frage meiner beruflichen
Zukunft kam nichts voran. Ich hatte mich arbeitslos gemeldet, doch das Arbeitsamt in Ehingen lehnte meinen Antrag
ab. Mein Besuch dort war eine ziemliche Katastrophe.

»Als Taubblinder sind Sie nicht vermittelbar«, erklärte

mir ein Beamter, »ich empfehle Ihnen, einen Antrag auf Frührente zu stellen.«

»Rente? Ich? Auf gar keinen Fall! Ich bin taubblind, aber ich bin gesund! Ich kann arbeiten und ich will arbeiten«, antwortete ich.

Der Beamte ließ sich widerwillig darauf ein, meinen Antrag noch einmal zu prüfen. Ich erhielt den Bescheid, dass mir vorübergehend doch Arbeitslosengeld gewährt wurde, bis mein Fall geklärt war. Das zog sich allerdings in die Länge. Ich wollte nicht untätig in Griesingen herumsitzen und ließ mir einen Flechtrahmen bauen. Aus Stoffresten flocht ich Matten, größere mit schönen Farbmustern und kleinere als Sitzkissen, die ich an meine Freunde und Verwandten verschenkte. Das half mir, einigermaßen bei Laune zu bleiben, obwohl die Beamten ihr Bestes versuchten, um mich in die Frührente zu drängen. Ich war erst dreiunddreißig Jahre alt! Und ich fühlte mich im vollen Besitz meiner körperlichen und geistigen Fähigkeiten!

Eines Tages erhielt ich die schriftliche Aufforderung, mich von einem Amtsarzt in Ulm untersuchen zu lassen. Die Untersuchung verlief meiner Meinung nach sehr gut, daher fiel ich aus allen Wolken, als ich kurz darauf einen Brief erhielt, in dem ich las, dass ich arbeitsunfähig sei und höchstens ein paar Stunden pro Tag in einer Werkstatt für Behinderte arbeiten könne. Der Arzt hatte nichts dergleichen gesagt! Ich verlangte eine neue Untersuchung bei einem anderen Arzt, und nach vielen Briefen und Telefonaten wurde es mir schließlich bewilligt. Diesmal war Maita dabei und dolmetschte zwischen mir und der Amtsärztin, die bestätigte, dass ich arbeitsfähig sei.

Gleichzeitig bemühte ich mich zusammen mit Frau Professor Blankenagel um eine Umschulung zum Masseur. Der Antrag wurde mit der Begründung abgelehnt, dass man schon meine Umschulung zum Korbflechter gefördert habe.

»Niemand kann als Korbflechter seinen Lebensunterhalt verdienen, geschweige denn eine Familie ernähren«, sagte ich zu Maita, »ich muss etwas anderes finden. Eine Arbeit, bei der ich mit Menschen zu tun habe.«

Die Isolation ist Gift für jeden, und für einen Taubblinden ist sie noch viel gefährlicher. Wer nicht oder zu wenig mit seinen Nächsten kommuniziert, wird krank, körperlich und seelisch. Das hatte ich in Heiligenbronn bei anderen beobachtet und am eigenen Leib erfahren. Seit ich wieder in der Welt lebte, dürstete ich mehr denn je nach Begegnungen und Austausch. Es mag merkwürdig klingen, aber gerade in dieser Zeit begann ich, ein weit verzweigtes Netzwerk aus wertvollen Kontakten mit Leidensgenossen aufzubauen.

Für dieses Netzwerk hatte ich mir zuerst die technischen Voraussetzungen verschaffen müssen. Eine Schreibmaschine besaß ich schon, nun erhielt ich ein von der Krankenkasse finanziertes Bildschirmlesegerät und kaufte noch ein Fax. So konnte ich schriftlich mit der Außenwelt kommunizieren, mit Maita, mit alten Freunden und mit den Taubblinden aus ganz Deutschland, die ich nach und nach kennen lernte. Wenn es mir möglich war, besuchte ich Betroffenen-Treffen in Stuttgart und in München. Diese wurden meistens von Blindenverbänden organisiert, die hervorragende Arbeit leisteten. Ich selbst wurde Mitglied der Fachgruppe »Taubblinde« des Blinden- und Sehbehindertenverbandes Ost-Baden-Württemberg, obwohl ich mich wie alle Usher-Patienten, die mit Gebärdensprache groß geworden sind, eher in der Welt der Gehörlosen zu Hause fühlte. Doch diese zeigte noch wenig Verständnis für die Situation der Taubblinden, reagierte unbeholfen im Umgang mit ihnen, obwohl etliche aus den eigenen Reihen stammten.

Ich fragte mich, wie man das Interesse der Gehörlosen an den Problemen der Taubblinden wecken könnte und ob Taubblinde eine eigene Selbsthilfegruppe außerhalb aller Verbände bilden sollten, was manche kämpferischen Betroffenen vorgeschlagen hatten. Und ich sammelte Informationen über die Situation der Taubblinden in anderen Ländern.

Über all das tauschte ich mich mit Maita aus, die mich ihrerseits an ihrem Studium teilhaben ließ, indem sie mir Bücher und Aufsätze zu lesen gab oder mich zu Seminaren und Vorlesungen mitnahm. Einmal saßen wir nebeneinander im germanistischen Institut von Heidelberg bei einem Vortrag von Frau Ursula Bellugi, einer weltberühmten Linguistin, die sich auf die Erforschung der Gebärdensprache spezialisiert hatte. Maita machte sich Notizen in Großbuchstaben, mit einem dicken schwarzen Stift, sodass ich sie entziffern konnte. Ab und zu lormte sie mir auch einen Satz, den die Wissenschaftlerin von sich gab. Mir wurde etwas mulmig, als ich mitbekam, wie Frau Bellugi meine Muttersprache betrachtete: als wäre sie ein Körper, den sie mit dem Skalpell auf einem Seziertisch auseinander nahm. Ich empfand das als einen brutalen Akt der Entblößung, spürte aber gleichzeitig, dass Maita neben mir vor Begeisterung vibrierte. Nach dem Vortrag erklärte ich ihr mein Unbehagen.

»So analysieren Linguisten alle Sprachen!«, erwiderte sie. »Und Frau Bellugi hat herausgefunden, dass die Gebärdensprache genau wie die Lautsprache in der linken Gehirnhälfte gebildet wird.«

Aufgeregt lormte sie in meiner Hand weitere Einzelheiten des Vortrags, und ich verstand, dass sie dadurch noch motivierter war, meine Muttersprache in all ihren Feinheiten zu erlernen.

»Ich habe keine Ahnung von Linguistik, aber wenn diese Wissenschaft dazu beiträgt, dass die Gebärdensprache endlich anerkannt wird, bin ich Frau Bellugi dankbar. Ich möchte mehr darüber erfahren«, sagte ich, »was kann ich lesen?«

Sprache und Kommunikation standen für Maita und mich im Mittelpunkt, wir hatten zwar unterschiedliche Standpunkte, aber gerade das war ungemein anregend! Wir erschlossen einander Bereiche, zu denen wir sonst keinen Zugang bekommen hätten. Bald las ich in Oliver Sacks faszinierendem Buch »Stumme Stimmen«, dass William C. Stokoe, der an der Gallaudet Universität lehrte, 1960 das erste sprachwissenschaftliche Werk über die komplexen Strukturen der amerikanischen Gebärdensprache veröffentlicht hatte. Ursula Bellugi hatte Stokoes Studien fortgesetzt, die in Fachkreisen schon lange anerkannt waren. Aber es hatte über dreißig Jahre gedauert, bis diese Erkenntnisse über den großen Teich von den USA nach Europa gelangten und Menschen erreichten, die keine reinen Wissenschaftler waren.

Der Stein schien ins Rollen gekommen zu sein! Ich stellte mir vor, wie er schließlich ins Wasser fiel und immer weitere Kreise zog, und dachte, dass diese Entwicklung nicht mehr aufzuhalten sei. Wenn sich die Gebärdensprache endlich durchsetzte, welch ein Lichtblick für die Gehörlosen! Eines Tages würde man die Gebärdensprache neben der Lautsprache an den Schulen unterrichten und fördern, wer weiß, vielleicht würde man sogar an Schulen für Hörende Kurse in Gebärdensprache anbieten, wie man es mit Englisch oder Französisch tat! Diese Erkenntnisse holten die Gehörlosen aus der Behindertenecke heraus und machten sie zu gleichwertigen Menschen mit einer eigenen Kultur.

»Dann spricht auch nichts mehr dagegen, dass ich den Gehörlosen das Evangelium in Gebärdensprache näher bringe«, sagte ich zu Maita. »Ich denke einfach immer daran, dass ich genau das machen möchte! Weißt du, meine Lage sieht im Augenblick gar nicht gut aus, aber irgendwie fühle ich mich trotzdem ermutigt. Ich habe ein Ziel!«

Sie drückte meine Hand und teilte mir so mit, dass sie mich verstand.

Ich begann, mein CI auszuschalten, wenn ich lesen oder flechten wollte, weil ich mich sonst nicht konzentrieren konnte. Ich bekam von dem Gerät schlimme Kopfschmerzen. Nach einem halben Jahr war es am Computer neu justiert worden, aber die Spannung ließ nicht nach. Ich müsse mich damit abfinden, so wie andere Menschen sich mit einem Tinnitus abfinden, meinten die Mediziner, aber ich verstand immer weniger, warum ich das tun sollte. Einen Gewinn hatte ich von dem Gerät nicht. Dass ich Hörsignale irgendwie wahrnehmen konnte, half mir keineswegs, mich draußen auf der Straße zu orientieren, im Gegenteil machte mich die Flut von Geräuschen verrückt. Ich war doch ein visueller Mensch gewesen, und dieser Salat von Signalen überforderte mich. Ich konnte damit nichts anfangen und merkte eigentlich gar keine Verbesserung.

Maita stand mir mit ihrer fachlichen Kompetenz zur Seite. Wir lasen alles, was wir über Cochlea-Implantate fanden, aber das machte uns wenig Hoffnung für die Zukunft. Wie oft bei neuen medizinischen Techniken werden die meisten Studien von den Herstellerfirmen finanziert und nur die Erfolge sind wirklich dokumentiert. Alles Negative, wie Nebenwirkungen und Misserfolge, wird als nebensächlich betrachtet. Wenn es partout mit den Implantaten nicht klappen will, sind daran immer die Patienten schuld, ihre zu schwache Motivation oder Ausdauer, manchmal auch die fehlende Unterstützung durch das Umfeld.

Dass Implantate grundsätzlich aus medizinischen und ethischen Gründen problematisch sind, wird nur in Betroffenenkreisen heiß diskutiert. Sind Taubheit und Schwerhörigkeit überhaupt Krankheiten? Muss man eine Behinderung, einem Mangel, unbedingt durch solche oder noch tiefer gehende Eingriffe beheben? Oder steckt dahinter nicht die Illusion eines perfekten Menschen, den man so lange und so oft reparieren kann, bis alles funktioniert? Ich glaube, ein Mensch ist gesund, wenn er es schafft, seinen Frieden mit sich und seiner Situation zu schließen, und wenn er Vertrauen zu Gott empfindet. »Die größte Krankheit ist die, dem Herrn nicht zu vertrauen und Ihm unseren Willen aufzwingen zu wollen«, so hat es einmal Papst Johannes XXIII. formuliert. Für die Hersteller und die Chirurgen ist das kein Thema, für mich schon.

Tatsache war, dass ich mich zwar nicht krank fühlte, aber das Gerät mein Wohlbefinden beeinträchtigte. Das ewige Gebrumme in meinem Schädel machte mich reizbar, es veränderte meine Persönlichkeit, raubte mir meinen inneren Frieden. Manchmal war es zum Verzweifeln. Dennoch hielt ich ein ganzes Jahr lang durch.

»Ich konnte mir erst gar nicht vorstellen, dass es dich so sehr quält«, sagte mir Maita eines Tages. »Jetzt verstehe ich dich. Mir ist, als könnte ich diese Spannung mit den Händen greifen, wenn ich dich anschaue.«

Wir hatten sehr häufig darüber diskutiert, auch gestritten. Manchmal schien mir, als würde dieses Gerät Unfrieden zwischen uns stiften, jetzt aber fühlten sich Maitas Finger gelassen an.

»Hast du etwas dagegen, wenn ich es nicht mehr benutze?«, fragte ich.

»Nein.«

Erleichtert schaltete ich das CI endgültig ab. Das Implantat ruht heute in meinem Kopf, und solange es mir keine Beschwerden verursacht, darf es da bleiben. Ich denke selten darüber nach, und wenn, dann vor allem darüber, dass bei diesem medizinischen Abenteuer ein Wunder geschehen ist: Es haben sich zwei Lebensgefährten gefunden.

19.
Schritt für Schritt nach vorne

Im Herbst 1995 schrieb ich an Paul Huber, der ein Jahr nach mir Heiligenbronn verlassen hatte und jetzt in Rottenburg lebte. »Auf meiner Suche nach einer sinnvollen Tätigkeit komme ich immer wieder auf eine Frage zurück: ob es nicht doch möglich ist, Diakon zu werden. Ich kann ohne Gott nicht leben. Zurzeit arbeite ich ehrenamtlich in verschiedenen, nicht kirchlichen Organisationen mit, dort weiß jeder von meinem religiösen Weg. Manchmal bittet man mich, einen spirituellen Impuls zu geben. Du weißt aus unserer Zeit in Heiligenbronn, dass ich dafür gern einfache Gegenstände und Symbole benutze, eine Kerze, einen Stein, eine Schale mit Wasser. Wenn ich anderen Taubblinden begegne, stelle ich fest, dass sie durch das Fühlen und Ertasten Vertrauen gewinnen. Ich denke dabei stets an Jesus, der seinen Jünger Thomas aufforderte, seine Wunden und seine Male zu berühren, und so seinen Glauben stärkte. Thomas könnte der Schutzheilige der Taubblinden sein ...«

Mein Brief habe ihn sehr gefreut, schrieb er zurück, aber ich solle den Gedanken, Diakon zu werden, aufgeben. Ich sei einfach zu rebellisch für die Kirche, ließe mich nicht ins »Korsett« des kirchlichen Lebens einzwängen. Ich schmunzelte über seine Antwort.

»Was heißt denn rebellisch? Ich war als Jugendlicher ein Rebell, ich wollte unbedingt Rocker sein und keine Gesetze respektieren, aber heute bin ich sehr zahm geworden«, sagte ich Maita, die den Kopf schüttelte.

»Zahm ist jemand, der nur gehorcht«, lormte sie. »Das tust du nicht. Du gestaltest selbst dein Leben und wehrst dich, wenn man dich nicht gerecht behandelt. Was ist daran verkehrt? Ich würde dich gern als Diakon sehen.«

»Ich kann den Menschen auch auf andere Weise helfen«, sagte ich.

Das Arbeitslosengeld war bald zu Ende. Ich schob jeden Gedanken an Frührente und Behindertenwerkstatt von mir, suchte selbst nach einer Stelle. Eine bezahlte Helfertätigkeit wäre mir am liebsten gewesen. Helfer wurden gesucht, jedoch nur ehrenamtlich. Eines Tages saß ich mit Maita vor dem Computer im Heidelberger Arbeitsamt, als sie auf die Idee kam, nach Angeboten für Korbflechter zu schauen. Und siehe da, eine Möbelfabrik aus der Gegend suchte nach einem ausgebildeten Korbflechter! Für diese Stelle waren Erfahrungen im Umgang mit Manau-Rohr die Voraussetzung, das sind biegsame Rohre, die man zur Herstellung von Rattan-Möbeln braucht. Damit kannte ich mich leider nicht aus.

»Vielleicht finde ich Fachliteratur darüber«, sagte ich Maita.

Der Buchhändler konnte mir nicht helfen und empfahl mir, in einem nahe gelegenen Korbgeschäft nachzufragen. Der Besitzer, Herr Kuhn, hatte auch keine entsprechenden Informationen zur Hand, aber er meinte, dass er mir Literatur besorgen würde. Maita sollte sie für mich abholen, weil ich zurück nach Griesingen fuhr.

Ich schrieb sofort eine Bewerbung, die ich mit meinen Unterlagen zur Korbmöbelfabrik schickte, obwohl ich mir keine großen Hoffnungen machte, und tatsächlich erhielt ich eine Absage. Fast zeitgleich teilte mir Maita mit, dass sie mit Herrn Kuhn gesprochen hatte.

»Er hat mir viele Fragen über dich gestellt und möchte dich zu einem Vorstellungsgespräch einladen. Er sagt, dass er die Arbeit nicht allein bewältigen kann und jemanden braucht, der ihm hilft, Möbel zu restaurieren«, schrieb sie mir per Fax.

»Ich glaube kaum, dass er mit seinem Geschäft genug Geld verdient, um mich anstellen zu können, aber ich komme gerne.«

Mit Möbeln kannte ich mich nicht aus, auch wenn ich vor vielen Jahren zusammen mit meinem Vater eine Wiege für das erste Kind meiner Schwester Monika gebaut hatte, aber ich verfügte über breit gefächerte handwerkliche Fähigkeiten. Herr Kuhn schien daran nicht zu zweifeln.

»Was Sie nicht können, zeige ich Ihnen. Es wird schon gehen.«

Eine Probezeit von sechs Monaten wurde vereinbart. Über meinen Lohn hatte er sich auch schon Gedanken gemacht.

»Wir stellen einen Antrag beim Arbeitsamt. Es gibt doch eine Förderung im Rahmen der Wiedereingliederungsmaßnahmen für Behinderte«, erklärte er. »Sind Sie damit einverstanden?«

Und wie ich es war! Endlich konnte ich Griesingen verlassen! Im Mai 1996 zog ich nach Heidelberg um, in ein winziges Studentenzimmer, das nur wenige hundert Meter vom Korbgeschäft entfernt war, wo mir Herr Kuhn fürs Erste einen kleinen Arbeitsplatz freigeräumt hatte. Wenn es gut lief, wollte er mir eine richtige Werkstatt suchen.

In der Nähe meines Zimmers waren genug Läden, wo ich einkaufen konnte, und Maitas Studentenwohnheim konnte ich allein zu Fuß erreichen. Etwa ein halbes Jahr zuvor hatte ich ein so genanntes Orientierungs- und Mobilitätstraining absolviert, konnte mich also mit dem weißen

Langstock frei bewegen, wenn ich eine Strecke kannte. Ich suchte immer den Weg, der die höchstmögliche Sicherheit bot, auch wenn das bedeutete, dass ich länger laufen musste. Bis zu Maita musste ich mehrere Straßen überqueren, aber weil die Ampeln mit einer Vibrationsanlage ausgestattet waren, überquerte ich auch viel befahrene Straßen mühelos, bei den anderen Straßen war es ein ständiges Risiko. Ich versuchte bei entsprechenden Lichtverhältnissen das Signal zu sehen und mit meinem Sehrest zu erkennen, ob die Autos wirklich hielten, und wenn andere Menschen da waren, ob diese auch losliefen. Auf dem Gehweg ließ ich den Stock beim Hin- und Herpendeln immer an die Gehwegkante stoßen. Diese Technik gilt zwar als falsch für Blinde, die sich am Geräusch des Stockes orientieren können, aber für mich war sie richtig: Ich ersetzte den mir fehlenden Hörsinn durch den Tastsinn, indem ich den Bürgersteigrand mit dem Stock ertastete. Wenn ein Fahrradweg parallel zum Gehweg verlief, musste ich besonders aufpassen. An einigen Stellen waren spezielle Rillen im Boden, die mir halfen, mich zu orientieren. Bevor die Müllabfuhr kam, war der Weg zu Maita ein anstrengender Hindernislauf. Überall standen Mülltonnen, gegen die mein Stock mal rechts, mal links, mal direkt vor mir stieß. Und in der Altstadt war es oft schwierig, weil viele Händler ihre Stände auf die Bürgersteige stellten und die Leute davor stehen blieben.

Einmal lief ich mit Maita die Hauptstraße entlang, als ich vor mir einen bunt geflochtenen Korb hängen sah, der offenbar zum Verkauf angeboten wurde. Ich fasste ihn an, um die Flechtart zu ertasten, und verstand nicht, warum mich Maita plötzlich zurückzog.

»Du hast gerade deine Hände in den Korb einer fremden Frau gesteckt«, lormte sie, »zum Glück hat sie das nicht bemerkt!«

Solche Missgeschicke geschahen öfter. Als ich eines Abends Maita zu einer ihrer Tanzveranstaltungen begleitete, wurde ich von einem Mann angeschrien, der mir eine Frage gestellt hatte und sich wahnsinnig darüber ärgerte, dass ich nicht antwortete. Er brüllte: »Ja, bist du denn taub oder was?«, aber da er etwas seitlich von mir stand, sah ich ihn nicht und spürte nur diese fremde Unruhe in meiner Nähe. Für solche Fälle hatte ich einen Zettel dabei, auf dem stand, dass ich taubblind sei und dass man mit mir kommunizieren konnte, indem man mir in die Hand schrieb. An diesem Abend aber dachte ich nicht daran, meinen Zettel zu zeigen, denn bei den Tanzveranstaltungen kannte man mich. Bald erklärte jemand diesem Mann, dass ich tatsächlich taub sei. Ich bekam nur mit, dass er sich zerknirscht bei mir entschuldigte, wofür, das erklärte mir Maita später.

»Ich kann es ihm nicht übel nehmen, dass er nicht versteht, warum ein Taubblinder zu einer Tanzveranstaltung geht«, sagte ich. »Es ist sicher merkwürdig für die Leute, mich da sitzen zu sehen.«

Es fragten sich viele, warum ich es tat, dabei war die Antwort einfach: Wir liebten einander und hatten das Bedürfnis, zusammen zu sein. Wir sahen uns ganze Tage nicht, weil wir beide arbeiteten, daher versuchten wir, die übrige Zeit so viel wie möglich miteinander zu unternehmen. Wenn ich auf Maita wartete, während sie ihre Anspannung wegtanzte, langweilte ich mich nicht. Über den Fußboden bekam ich zumindest einen Eindruck von der afrikanischen Trommelmusik, nach der sie am liebsten tanzte. Ich selbst fühlte mich durch den kräftigen Rhythmus belebt, spürte außerdem Maitas Freude und konnte über alles Mögliche nachdenken, was mich selbst nach den langen Arbeitstagen entspannte.

Herr Kuhn hatte Lormen gelernt, um mit mir kommunizieren zu können. Er war ein guter Korbflechter und brachte mir neue Techniken bei, wofür ich ihm dankbar war. Besonders interessant fand ich die Flechtarbeit mit echtem Schilf, die zu den härtesten und schmutzigsten Tätigkeiten gehört, die ich kenne. Doch die Mühe lohnt sich: Das Stuhlgeflecht aus Schilf ist schön, das glänzende Grün passt wunderbar zu braunem Holz. Dagegen sieht das Geflecht aus brauner Binsenschnur langweilig aus, wobei die Arbeit mit Binsenschnur viel schneller geht und sauberer ist. Auch faszinierten mich die Biedermeier-Stilmöbel mit Wienergeflecht, die wir restaurieren sollten. Und wie in Heiligenbronn stellte ich etliche Körbe und korbähnliche Waren her, aus Weide und Peddigrohr.

Im Herbst 1996 zogen Maita und ich zusammen nach Neckargemünd, unweit von Heidelberg, in unsere erste gemeinsame Wohnung. Maita hatte ihre Ausbildung beendet und dort eine Stelle in einer logopädischen Praxis bekommen. Herr Kuhn, der mir einen Arbeitsplatz in einer für mich unerreichbaren Ortschaft angeboten hatte, meinte, ich sollte mir selbst eine kleine Werkstatt suchen, er würde die Mietkosten übernehmen.

»Ich bin Korbflechter von Beruf und brauche einen Arbeitsraum mit Wasseranschluss«, sagte ich Herrn Seger, unserem neuen Hausbesitzer, der selbst ein Handwerker war.

Er mochte mich und überlegte nicht lang, sondern führte mich zu einer kleinen, leeren Werkstatt, die hinter dem Rathaus lag, ungefähr eine Viertelstunde von unserer Wohnung entfernt.

»Sie können das als Korbmacherei benutzen«, sagte er. »Ich stelle Ihnen dann noch eine Wasserwanne in den Raum, baue einen Gasherd als Heizung ein, und eine Toilette brauchen Sie auch.«

Er richtete den Raum eigenhändig ein und verlangte dafür nur eine geringe Miete. Ich war froh, dass ich dort arbeiten konnte. Herr Kuhn kam regelmäßig vorbei, um mir das Material zu bringen und die fertigen Aufträge abzuholen, leider konnte ich mich nicht immer auf ihn verlassen. Er war ein guter Verkäufer, hatte aber kein Organisationstalent. Oft vergaß er, das Material zu bestellen, sodass ich untätig auf die Lieferungen warten musste. Er versprach den Kunden Termine, die er nicht einhielt, zahlte Rechnungen nicht pünktlich und bekam Schwierigkeiten mit den Lieferanten. Auch bei meinem Lohn gab es lästige Verzögerungen. Zuerst hatte das Arbeitsamt den größten Teil übernommen, nach einem Jahr aber wurde diese Förderung etappenweise reduziert, sodass sein Anteil an meinem Lohn zunahm. Monat für Monat musste ich Herrn Kuhn daran erinnern, das Geld auf mein Konto zu überweisen, und jedes Mal fand er neue Ausreden. Meistens zahlte er erst, wenn ich drohte, die Arbeit niederzulegen.

»Es ist ärgerlich«, sagte ich zu Maita, »lange lasse ich mir das nicht mehr gefallen.«

»Das solltest du auch nicht«, antwortete sie. »Ich finde eh, dass du eine andere Arbeit brauchst.«

Arbeit hatte ich eigentlich genug, aber keine, mit der ich in absehbarer Zeit meinen Lebensunterhalt bestreiten konnte. Neue Aufgaben flogen mir sozusagen zu, und mein Arbeitsfeld entwickelte sich ganz von allein weiter in eine Richtung, die Maita und mir gefiel. Es begann damit, dass man mich auf dem Frühlingsfest des Taubblindenkreises in Recklinghausen fragte, ob ich in Essen bei dem Kommunikationsforum der Gehörlosen einen Vortrag über Taubblindheit halten möchte. Ich sagte sofort zu.

»Es ist mir eine große Ehre, und ich freue mich, dass ihr mich fragt«, antwortete ich.

Noch nie hatte ich einen Vortrag gehalten, und dazu noch bei einer solchen Organisation. Was für ein wunderbares Angebot! Bundesweit waren die Kommunikationsforen die wichtigsten Informationsveranstaltungen für Gehörlose. Was dort diskutiert wurde, wusste bald jeder. Ich bereitete mich sorgfältig vor, achtete darauf, dass mein Referat eine klare Struktur bekam, reduzierte den theoretischen Teil auf das Wesentliche und illustrierte alles mit Beispielen. Ich erzählte vom Schicksal einiger Taubblinder, die mir ihre Sorgen anvertraut hatten, selbstverständlich ohne ihre Namen zu nennen, und änderte einige Einzelheiten, damit sie niemand erkennen konnte. Als ich mit der ersten Fassung fertig war, las Maita die Abschrift. An verschiedenen Stellen dürfte ich noch etwas deutlicher werden, meinte sie. Den Titel, »Taubblinde in unserer Gesellschaft«, fand sie gut.

»Dein Hauptanliegen ist, dass du die Gehörlosengemeinschaft aufforderst, sich euch, den hochgradig sehbehinderten, erblindenden und erblindeten Gehörlosen, als Heimat anzubieten.«

»Genau. Wenn allein das ankommt, bin ich schon zufrieden. Ich bin gespannt, wie das Publikum darauf reagieren wird.«

»Das wird sich schon zeigen. Mir jedenfalls gefällt es, dass du die Dinge beim Namen nennst«, sagte sie. »Das ist sehr direkt, du holst nicht weit aus, lieferst keine theoretische Abhandlung.«

»Nein, das mag ich nicht, ich bin kein Wissenschaftler wie Frau Bellugi. Ich mag immer nah an den Menschen sein, das ist mir wichtig.«

Auf der Fahrt war ich nervös. Essen war für mich ein fremdes Revier, ich kannte dort nur wenige Menschen. Wir hatten vereinbart, dass ich meinen Vortrag gebärden sollte und eine Dolmetscherin ihn gleichzeitig in Lautsprache übertragen würde. Ich saß mit den anderen Vortragenden vorne, Maita war an meiner Seite und lormte mir alle wichtigen Informationen.

»Es sind an die hundertsiebzig Teilnehmer da, Gehörlose mit Angehörigen, auch einige Vertreter verschiedener Organisationen und Vereine.«

Sie nannte mir ihre Namen, dann begann die Veranstaltung. Ein Sehender merkt an den Reaktionen des Publikums, wie die Stimmung ist, ob die Leute zuhören oder miteinander plaudern. Ich spürte nur, dass der Saal sehr voll und die Atmosphäre sehr dicht war, und hoffte, man würde mir bis zum Ende meines Vortrags genügend Aufmerksamkeit schenken.

»Du wirst gerade angekündigt«, lormte mir Maita. »Der Veranstalter erzählt von dir.«

»Sag mir, wann ich anfangen soll!«

Ein paar Sekunden später war es so weit. Ich stand auf und begrüßte diese Menschen, die ich weder sah noch hörte, und plötzlich verschwand meine Nervosität. In der Lautsprache gibt die Stimme Auskunft darüber, wie sich der Sprechende fühlt, habe ich mir sagen lassen. Beim Gebärden ist es ähnlich. Es gibt Menschen, die ein Publikum fesseln können, und andere, die es langweilen. Manche gebärden einfach nicht gut und benutzen zu viel Mundbild, das heißt, sie formen die Wörter mit den Lippen, was man aber nur erkennen kann, wenn man ganz vorne sitzt. Andere wiederum haben vor lauter Schüchternheit keine Spannung mehr in ihren Händen und machen verwaschene Gebärden. Das tat ich nicht. Je länger ich sprach, desto deutlicher und klarer wurden meine Gebärden. Ich kannte meinen Text auswendig und spürte, wann ich eine Pause machen und Atem holen musste. Mein Vortrag dauerte ungefähr zwanzig Minuten, am Schluss fasste ich das Thema noch einmal zusammen.

»Was können wir Gehörlosen gegen die Abkapselung von Taubblinden tun? Will sich die Gehörlosengemeinschaft den Taubblinden als Heimat anbieten? Sollen taubblinde Kinder mit gehörlosen Kindern in einer Schule lernen? Diese Fragen stelle ich in den Raum in der Hoffnung, dass wir darüber diskutieren. Ich möchte jetzt mit meinem Lieblingszitat enden, es ist von dem Theologen und Philosophen Romano Guardini: ›Schön und groß ist die Sprache der Hand. Gott hat sie uns gegeben, dass wir die Seele darin haben.‹ Vielen Dank.«

Es war ein Wagnis. Im Grunde erwartete ich, dass das Publikum ein bisschen klatschte – Gehörlose tun dies, indem sie die Hände in die Luft heben und schütteln – und nach einer höflichen Danksagung zum nächsten Tagesordnungspunkt überging. Aber zu meiner großen Verwunderung lief es ganz anders.

»Sie sind begeistert«, lormte Maita in meine Hand, »ich kann dir das nicht alles übersetzen, sie gebärden alle durcheinander. Aber es hat geklappt, gratuliere!«

Von dieser Diskussion bekam ich leider sehr wenig mit. Heute habe ich bei solchen Veranstaltungen immer einen Assistenten dabei, besser noch sind zwei, die sich abwechseln. Es ist sehr anstrengend, bei einem angeregten Meinungsaustausch unter mehreren Menschen gleichzeitig zu lormen und zwischen Laut- und Gebärdensprache zu dolmetschen. Dabei müssen die Assistenten auch noch auswählen, was wichtig ist und was nicht. Das ist nicht leicht.

Ich war froh, es gut hinter mich gebracht zu haben, und beantwortete einige Fragen, die mir zeigten, dass man mein Anliegen verstanden hatte. Auch während der Pause kamen Menschen auf mich zu, um mir Fragen zu stellen oder von

Taubblinden zu erzählen, die sie kannten. Ich war überwältigt und staunte darüber, wie respektvoll man mir begegnete. Vom Behinderten war ich zum Fachmann avanciert!

»Wir möchten, dass du diesen Vortrag bei uns wiederholst, geht das?«, wurde ich mehrmals gefragt.

»Aber gern«, antwortete ich jedes Mal.

Die Kommunikationsforen von Ulm, Neuwied, Stuttgart und Schwäbisch Gmünd luden mich ein, und man bat mich, bei der Gestaltung der deutschen Kulturtage für Gehörlose in Dresden mitzuarbeiten. Ich sagte zu, unterschätzte aber die Menge an Arbeit, die auf mich zukam. Noch hatte ich nicht begriffen, dass ich allmählich ins Licht der öffentlichen Aufmerksamkeit rückte. Innerhalb kurzer Zeit war ich bis obenhin eingedeckt mit ehrenamtlichen Tätigkeiten in verschiedenen Interessengruppen, sowohl bei den Gehörlosen als auch bei den Blinden, was nicht jedem gefiel. Hinter meinem Rücken wurde gemunkelt, ich würde quasi aus dem Nichts kommend im Alleingang vorpreschen wollen, was nicht stimmte. Mir lag ausschließlich das Wohl der taubblinden Menschen am Herzen. Als ihr Fürsprecher setzte ich mich mit Elan ein, und wenn ich damit Erfolg hatte, umso besser! Verantwortungsvolle Aufgaben nahm ich gern an, wenn sie dazu beitrugen, die Situation der Taubblinden zu verbessern. Persönlicher Ehrgeiz war nicht mein Motiv.

Meinen alten Freund Daniel traf ich nun häufig, weil auch er sich ehrenamtlich engagierte. Er war Landesbeauftragter der Kommunikationsforen in Baden-Württemberg. Bei jedem Treffen fragte er mich, wann ich endlich Maita heiraten würde. Er hatte sein anfängliches Misstrauen ihr gegenüber überwunden und sie in sein Herz geschlossen, und er wunderte sich, dass wir einfach so zusammenlebten, wo wir beide doch gläubige Katholiken waren.

»Hast du sie überhaupt schon gefragt?«

»Nein, noch nicht. Aber heiraten werden wir ganz bestimmt. Nur wann, das weiß ich nicht. Wir haben doch nie Zeit!«

Zeit war zum echten Problem geworden. Wir beide arbeiteten ganztags in unseren jeweiligen Berufen, und abends musste Maita noch Berichte schreiben. Außerdem lernte sie die Gebärdensprache, und nicht nur das, auch sie wurde öfter gefragt, ob sie nicht Aufgaben in verschiedenen Vereinen übernehmen wollte. Wir beide engagierten uns immer mehr, fuhren zusammen zu den Treffen und Arbeitsgruppen oder zu Freizeiten mit anderen Taubblinden. Wir waren fast jedes Wochenende unterwegs und in den Ferien sowieso, fuhren kreuz und quer durch Deutschland und Österreich, von der Ostsee bis zu den Alpen, und kamen kaum dazu, unsere Rucksäcke auszupacken – wir reisten immer mit Rucksack, um die Hände frei zu haben und miteinander sprechen zu können.

Im Nachhinein frage ich mich, wie wir das alles geschafft haben. Vermutlich waren es unsere Begeisterung und unsere Liebe, die uns die Kraft für diese doppelten und dreifachen Arbeitsschichten verliehen. Oft merkte ich selbst gar nicht, wie anstrengend es war, und Maita musste mich darauf aufmerksam machen, dass wir an den Grenzen unserer Möglichkeiten waren.

Neujahr 1998 waren wir allein zu Hause in Neckargemünd und unterhielten uns über die Frauenemanzipation.

»Im Arbeitsleben gibt es schon Fortschritte«, behauptete ich, »aber wie steht es im Liebesleben?«

»Was meinst du damit? Ein konkretes Beispiel bitte!«

Ich tat so, als würde ich ernsthaft überlegen.

»Ja, warum macht denn nicht die Frau dem Mann einen Heiratsantrag? Das wäre echt fortschrittlich.«

Maita verstand sehr wohl, worauf ich hinauswollte. In unseren Herzen war es längst beschlossene Sache, aber uns machte es Spaß, den Augenblick hinauszuzögern und so zu tun, als wäre es wichtig, wer als Erster die Frage stellte. Im Scherz nannte sie mich ein Biest. Ich erwiderte, wenn ich das Biest sei, sei sie wohl die Schöne. Damit hatte ich gewonnen. Im Märchen verliebt sich das hässliche Biest unsterblich in ein Mädchen, das erst Abscheu, dann Mitleid empfindet. Mit der Zeit verliebt sich auch die Schöne und bietet sich dem Biest als Ehefrau an. Damit erlöst sie es von einem bösen Zauber, und beide leben glücklich und zufrieden bis ans Ende ihrer Tage.

Ich mochte diese Geschichte. Die Gefühle des armen Biests waren mir vertraut, auch ich hatte mich von der Welt zurückgezogen und lange Phasen der Trauer und der Verzweiflung in der Einsamkeit durchgemacht. Und Maita, meine Schöne, hatte die gleiche Herzensgüte wie das Mädchen aus dem Märchen. Seit unserer Begegnung, dank ihrer wunderbaren Tatkraft und dem Zusammenwirken unserer Seelen, war so viel möglich geworden!

»Paul Huber muss es als Erster erfahren«, meinte ich. »Vor Jahren, als ich mich ständig fragte, was Gott von mir erwartet, hat er mir gesagt: Dein Lebensweg ist die Liebe. Wir haben zusammen über diesen Satz von Augustinus meditiert: ›Liebe, und tue, was du willst.‹ Ich möchte, dass er uns traut.«

»Dein Lebensweg ist die Liebe«, wiederholte Maita nachdenklich. »Es passt sehr gut zu dir. Soll ich Paul gleich anrufen und ihn fragen?«

Während sie mit ihm sprach, lormte sie seine Antwort in meine Hand.

»Soso, ihr wollt heiraten, verstehe«, sagte er, »gut, mache ich. Und wo soll die Zeremonie stattfinden?«

»In Heiligenbronn«, antwortete ich.

Dieser Ort war meine geistige Heimat. In der Kirche von Heiligenbronn hatte ich unzählige Stunden der Suche verbracht, dort hatte sich mein Schicksal entschieden. Dort hatte ich die eigene Schwäche und Hilflosigkeit erfahren, die härtesten Krisen durchlitten und gelernt, dass Gott die Menschen niemals im Stich lässt, wenn sie auf Ihn vertrauen. Er hatte mir gezeigt, dass mein Weg der Nachfolge Christi darin bestand, anderen Menschen zu helfen, indem ich ihnen zuhörte. Und Er hatte mich davon überzeugt, dass es möglich war, auch wenn ich selbst als Taubblinder auf fremde Hilfe angewiesen war.

Am 5. Juni 1998 fand in Neckargemünd die standesamtliche Trauung statt, zu der wir unsere Familien und die beiden Trauzeugen eingeladen hatten: unsere gemeinsame Freundin Ursula aus Heidelberg und Maitas älteren Bruder Nico. Er stand ihr sehr nahe. Das Eis zwischen uns war schon bei seinem ersten Besuch gebrochen. »Man braucht euch beide bloß zusammen zu sehen, dann versteht man alles«, hatte er damals zu uns gesagt und wohl nur Positives über uns zu Hause berichtet, denn danach waren Maitas Eltern neugierig geworden und wollten mich kennen lernen. Ihre Zurückhaltung war nicht von heute auf morgen verschwunden, aber nach und nach hatten sie mich akzeptiert.

Zu Mittag aßen wir in einem rustikalen Gasthaus am Neckar. Es war ein sehr heißer Sommertag, ich schwitzte in meinem Anzug. Unsere beiden Familien saßen friedlich beisammen, unterhielten sich und fanden offensichtlich alles wunderbar. Ich war unendlich erleichtert, dass ihre letzten Bedenken gegen unsere Hochzeit ausgeräumt worden waren.

»Wir trauen uns, uns zu trauen«, stand auf unserer Einladungskarte zur kirchlichen Zeremonie, die am 29. August in Heiligenbronn stattfand. Einen Tag zuvor kamen wir in einer nahe gelegenen Pension an. Die Wirtin fragte Maita, wo ihr Hochzeitskleid sei.

»Im Rucksack«, antwortete sie und lormte, dass die Wirtin entsetzt schaute.

Wir lachten. Alles war uns ein Anlass zur Freude: Heiligenbronn machte für uns eine ganz große Ausnahme: Wir durften im Festsaal feiern, der Koch des Hauses kochte für uns, und viele Schwestern, die mich kannten, wollten ihm in der Küche helfen. Unsere Trauzeugin Ursula besorgte einen Blumenstrauß für Maita und dekorierte den Saal. Der gehörlose Freund, der uns am Morgen abholte, befestigte noch schnell Blumen an seinem Wagen. Wir waren unglaublich aufgeregt, als wir vor der Kirche ausstiegen.

»Peter! Es sind viel mehr Leute da, als wir eingeladen haben!«, lormte mir Maita in die Hand.

»Du weißt, wie es bei uns Gehörlosen läuft. Der eine sagt: Peter Hepp heiratet, gehst du auch hin? Der andere antwortet ja und gibt diese Information weiter. Schön, dass sie mit uns feiern!«

Meine Griesinger kamen gleichzeitig mit Maitas Verwandten und dem Chor aus ihrem Heimatort mit zwei Bussen angefahren und waren bestens gelaunt, weil sie unterwegs gehalten und Weißwürste gegessen hatten, erzählte mir meine Mutter und drückte mich an sich. Es war Zeit, in die Kirche einzuziehen.

Paul Huber sprach von Christus als Quelle der Liebe. Ein Gebärdensprachdolmetscher übersetzte seine Worte, eine Freundin lormte für mich den ganzen Gottesdienst. Unser Trauversprechen gaben Maita und ich einander in lautsprachbegleitenden Gebärden, dabei lagen meine Hände auf ihren, so fühlte ich ihre Worte ab. Schließlich tauschten wir die Ringe und küssten uns. Wir machten unsere Liebe öffentlich, bezeugten vor Gott und der Gemeinde, dass wir zusammengehörten.

Danach wurden wir von einer Lawine von Glückwünschen überschüttet. Alle, wirklich alle waren da, Hörende, Gehörlose, Taubblinde aus ganz Deutschland, alte und neue Freunde, alle Menschen, die mich ein Stück meines Weges begleitet hatten: Felix, Daniel, Schwester Modesta, Schwester Philomena und Pfarrer Hoffmann, Schwestern, Erzieher und Bewohner von Heiligenbronn, Kollegen und Studienfreunde von Maita. Jeder wollte uns gratulieren, und wir feierten bis in die Nacht hinein.

»Dein Vater hat vor Glück geweint, als er sich von uns verabschiedet hat«, sagte Maita. »Meiner konnte sich gerade noch zurückhalten. Es war unglaublich schön.«

Auch ich hatte jeden Augenblick genossen. Was für ein erfülltes Leben, dachte ich voller Dankbarkeit und nahm meine Frau in die Arme. Nur unsere Hochzeitsreise musste auf später verschoben werden. Wieder fehlte uns die Zeit.

20.
Türen öffnen sich

Im Frühjahr 1998, noch vor unserer Hochzeit, hatten Maita und ich etwas Wunderbares erlebt. Mit dem Nachtzug waren wir nach Linz zu einer österreichischen Tagung über Taubblindheit gefahren, hatten dort Teilnehmer aus ganz Europa kennen gelernt. Ein holländischer Professor hielt gerade einen Vortrag, dessen Inhalt so kompliziert war, dass Maita mit dem Lormen nicht nachkam.

»Du kannst das Wichtigste später für mich zusammenfassen«, sagte ich.

Sie ließ meine Hand los, nahm sie nach kurzer Zeit wieder und lormte aufgeregt hinein.

»Unweit von uns ist eine Frau, sie ist taubblind wie du, aber sie scheint mühelos dem Vortrag folgen zu können. Stell dir vor, sie hat eine Gebärdensprachdolmetscherin dabei und legt ihre Hände auf die der Dolmetscherin. Es sieht so aus, als würde sie die Gebärdensprache ertasten!«

»Ja«, sagte ich, »wie konnte ich das bloß vergessen?«

Plötzlich war mir die Begegnung mit dem taubblinden Bürstenmacher Franz in Schwäbisch Gmünd wieder ganz präsent. Mir schien, als stünde ich wie damals an einem sehr heißen Tag draußen, fühlte den kühlen Schatten der großen Bäume und sähe den alten Franz, sein friedliches Gesicht, das plötzlich vor Freude aufleuchtete, als seine Schwester ihn berührte und sich zu ihm setzte. Ich erinnerte mich an die harmonischen Bewegungen ihrer Hände, die mich fasziniert hatten, daran, wie ich meine Hände Franz gereicht hatte, damit er meine Gebärden erfühlte. Fünfundzwanzig Jahre schon hatten diese Erinnerungen irgendwo tief in mir geruht, und erst jetzt drängten sie wieder an die Oberfläche! Ich hatte es stets als sehr schmerzlich empfunden, die Gebärdensprache nicht mehr zu sehen. Zwar konnte man Inhalte in Wörter übersetzen und diese lormen, aber ich vermisste das Räumliche, die ausdrucksreiche Mimik, auch die Dynamik der Gesten, die mir viele zusätzliche Informationen mitteilten, die ich automatisch aufnahm.

Am Anfang meiner Erblindung hatte mich dieser Verlust wütend gemacht, später hatte ich mich sehr davor gefürchtet, sprachlich zu verarmen, und viel gelesen, um einen Ausgleich zu schaffen. In der Zwischenzeit konnte ich mich auf viele Weisen gut verständigen und hatte keinen Grund, über Kommunikationsmangel zu klagen, aber dem Reichtum der Gebärdensprache trauerte ich immer noch nach. Die Sehnsucht war geblieben. Wieso war mir denn nie die Möglichkeit eingefallen, Gebärden zu ertasten? Wieso hatte ich geglaubt, dass man Taubblinden nur mit Lormen etwas mitteilen konnte? Aber das war jetzt nicht mehr wichtig. Ich spürte in mir ein riesengroßes Glücksgefühl, als sei mir die Gebärdensprache ein zweites Mal geschenkt worden, und ich konnte kaum erwarten, dass Maita mir das Ende des Vortrags signalisierte, so eilig hatte ich es, ihre Hände beim Gebärden zu ertasten.

Eine halbe Stunde später sprach ich mit dieser taubblinden Frau, die aus Schweden kam und mir erzählte, dass die Taubblinden in Skandinavien und in den USA meistens auf diese Weise miteinander und mit ihrem Umfeld kommunizierten.

»Es ist dort anders als in Deutschland. Die Hörenden, die mit uns zu tun haben, lernen fast alle die Gebärdensprache«, sagte sie.

»Du brauchst nur kleinere Bewegungen zu machen, näher am Körper«, erklärte währenddessen ihre Dolmetscherin Maita.

Ich legte meine Hände auf ihre. Sie begann, vorsichtig zu gebärden. Es klappte nicht auf Anhieb, wir mussten üben. Aber es machte Spaß, und bald wollten wir gar nicht mehr damit aufhören.

Diese neue Möglichkeit verbesserte die Qualität unserer Kommunikation enorm. Erfühlte Gebärden übertragen Inhalte schneller als das Lormen, vor allem übertragen sie auch die damit verbundenen Emotionen. Es ist wahnsinnig schwierig, in gelormter Sprache zu streiten, mit taktilen Gebärden geht es dagegen hervorragend! Aber nicht nur unsere Streitkultur profitierte von den neuen Ausdrucksmöglichkeiten, auch unsere Zuneigung vertiefte sich. Ein gelormtes »Ich liebe dich!« fühlte sich schon ganz gut an, doch die Liebesgebärde zu ertasten berührte mich viel mehr. Es war wie eine Liebeserklärung, die aus Leib und Seele durch unsere Hände floss.

Ein weiterer Gewinn war, dass es die Kommunikation erweiterte und ansatzweise wieder eine Art von Gruppenkommunikation ermöglichte, wenn auch reduziert. Wenn zwei Menschen miteinander lormen, verstehen die anderen Anwesenden kein Wort, auch wenn sie direkt danebensitzen oder -stehen. Wenn dagegen vier Hände miteinander gebärden, können andere Gehörlose das Gespräch verfolgen.

Das waren großartige Entdeckungen! Wir verließen Linz begeistert und beschlossen auf dem Rückweg, dass ich einen Artikel darüber schreiben sollte. Er erschien im September 1998 unter dem Titel »Taubblindheit – Doppelte

Kommunikationsbehinderung« mit dem Untertitel »Die Bedeutung der taktilen Gebärdensprache in Deutschland« in »DAS ZEICHEN«, einer Zeitschrift für kulturell interessierte Gehörlose.

Zu diesem Zeitpunkt hatte man mir das Amt des Vorsitzenden eines Fachausschusses für Hörsehbehinderte und Taubblinde im Deutschen Gehörlosen Bund übertragen. Wir hatten Arbeitstreffen und Tagungen, bei welchen ich immer wieder auf meinen Artikel angesprochen wurde. Manchmal fanden sogar heftige Diskussionen über die Vor- und Nachteile der taktilen Gebärdensprache statt.

»Bei uns im Heim sind welche, die sich so miteinander unterhalten, weil sie nicht richtig lormen können«, lormte mir ein Mann, »aber einen Vortrag so zu übertragen, das geht gar nicht!«

»Probieren Sie doch, in meinen Händen etwas Schwieriges zu gebärden«, antwortete ich, »dann sehen Sie selbst, ob ich Sie verstehe oder nicht.«

Ich hielt meine Hände hin, fühlte nur Leere.

»Er ist gegangen«, lormte mir ein paar Sekunden später mein Assistent, »vielleicht kann er gar nicht gebärden?«

Das war gut möglich. Die wenigen negativen Reaktionen kamen eben von Menschen, die nicht oder wenig gebärden konnten und selbst eher lautsprachlich orientiert waren. Unter den anderen war die Resonanz sehr groß und nur positiv. Ständig berührte mich jemand, stellte sich vor und sagte, oft gleich durchs taktile Gebärden, dass er von dieser Möglichkeit nicht gewusst habe. Bei einem Treffen in Berlin sprach mich eine Frau an.

»Peter, ich heiße Natalie. Ich sehe fast nichts mehr und wollte mich umbringen, aber eine Freundin hat mir von deinem Vortrag erzählt. Das hat mir Mut gemacht. Ich danke dir.«

»Hast du auch das Usher-Syndrom?«, fragte ich.

»Ja. Es ist furchtbar. Ich habe deinen Artikel gelesen. Er gibt mir Kraft für die Zukunft.«

»Das freut mich. Es ist richtig, das Usher-Syndrom ist ein harter Brocken, und trotzdem ist ein gutes Leben möglich.«

»Das hast du mir gezeigt. Danke. Ich hoffe, dass mein Leben besser wird. Können wir in Kontakt bleiben?«

Wir tauschten Adressen aus. Durch diese und die vielen anderen Begegnungen fühlte ich mich reich beschenkt. Meine Arbeit hatte einen Sinn!

Kurz darauf, im Oktober 1998, blieb mir nichts anderes übrig, als meine fristlose Kündigung bei Herrn Kuhn einzureichen, der mir zu diesem Zeitpunkt sechs Monate Lohn schuldete. Ich musste die Zahlung vor Gericht erstreiten und meldete mich wieder arbeitslos. Alles war in der Schwebe, wir wussten nicht, was die Zukunft bringen würde, nur, dass wir Neckargemünd bald verlassen würden.

Es war uns nicht gelungen, dort Fuß zu fassen. Durch unsere vielen Bahnfahrten und Aktivitäten in anderen Städten hatten wir außer unseren Hausbesitzern und Maitas Kollegen niemanden kennen gelernt. Da wir uns Kinder wünschten, brauchten wir einen Ort, wo wir als Familie leben konnten. Wir wollten Freunde oder Verwandte in unserer Nähe haben und dachten an Stuttgart oder Ulm. Maita begann, in diesen Städten nach einer Stelle als Logopädin zu suchen. Schließlich war es dann aber Rottenburg bei Tübingen, wo sie einen neuen Arbeitsplatz fand, der ihr besonders gut gefiel. Ich war damit einverstanden, freute mich, in derselben Stadt wie Paul Huber zu leben, der das Amt des Domkapitulars übernommen hatte und auch Leiter der katholischen Schulen auf diözesaner Ebene war. Außerdem spielte diese

Stadt eine wichtige Rolle für mich: 1984 hatte ich nach meinen Jahren ohne Gott im Dom von Rottenburg zum ersten Mal wieder den Leib Christi empfangen.

»Ich war damals dreiundzwanzig und ziemlich verwirrt«, erzählte ich Maita, »ich wollte Mönch werden, und schau, was aus mir geworden ist: ein verheirateter Mann!«

»Wie schrecklich für dich!«, scherzte sie. »Zum Glück für mich bist du nicht mehr verwirrt. Du weißt, was du willst.«

Als unser zukünftiger Vermieter mit uns über den Mietvertrag sprach, fragte er mich, was ich in Rottenburg beruflich machen würde.

»Ich werde für die Kirche arbeiten!«, antwortete ich freimütig, obwohl zu diesem Zeitpunkt nichts darauf hindeutete, aber irgendetwas tief in mir ließ mich ahnen, dass es diesmal zwischen der Kirche und mir ernst werden könnte.

Natürlich korrigierte Maita aus Ehrlichkeit meine voreilige Antwort.

»Mein Mann könnte bald von einem Verein oder einer Organisation wie der Caritas als Berater für die Belange taubblinder Menschen eingestellt werden. Mit ›Kirche‹ meint mein Mann die Caritas oder eine ähnliche Institution«, erklärte sie.

Damit gab sich unser Vermieter zufrieden. Er selbst arbeitete als Dienstfahrer für die Kirche und chauffierte den Bischof, die Weihbischöfe und die Domkapitulare.

Wir zogen im Februar 1999 in unsere neue Wohnung, die in der so genannten »Weihwassersiedlung« lag und nur zehn Gehminuten vom Haus des Bischofs entfernt war. Das schien mir ein gutes Omen zu sein. In dieser Umgebung hatte ich vielleicht mit meiner Behauptung, dass ich für die Kirche arbeiten würde, nur etwas vorgegriffen, dachte ich und sprach wieder beim Arbeitsamt vor.

Diesmal war ich bestens vorbereitet. Ich legte dem zuständigen Beamten einen Berg von Unterlagen über meine ehrenamtlichen Tätigkeiten vor. Er sah sich das genau an und war beeindruckt.

»Verstehe ich das richtig«, fragte er, »sind Sie eine Art Fachberater für taubblinde Menschen?«

»Genau«, antwortete ich.

»Dann müsste es doch möglich sein, Ihnen eine Stelle zu verschaffen, beim Blindenverband oder bei der Caritas.«

Wir überlegten gemeinsam, welche Organisationen in Frage kämen und wie ich vorgehen sollte.

»Mit Ihren Kontakten dürfte es nicht so schwer sein, und wenn Sie noch dazu erklären, dass das Arbeitsamt Sie unterstützen wird ...«

Ermutigt durch seine Worte schrieb ich gleich den Präsidenten des Deutschen Caritasverbandes an und erhielt umgehend einen abschlägigen Bescheid. Ich schickte weitere Bewerbungen, erhielt von allen Seiten fast die gleichen Antworten: »Es tut uns Leid, eine hauptamtliche Stelle ist in diesem Bereich bei uns nicht vorgesehen.«

»Sie scheinen alle kein Geld zu haben«, schrieb ich an Paul Huber. »Aber ich gebe nicht auf. Irgendwann werde ich Glück haben. Und weißt du was? Bei jeder dieser Absagen denke ich, es macht nichts, es bedeutet nur, dass Gott für mich eine bessere Aufgabe bereithält. Neulich sagte Maita zu mir, sie finde es erstaunlich, wie sich taubblinde Menschen öffnen, wenn sie mit mir reden. Ein junger Mann hatte mich besucht, weil er dringend mit mir über seine Probleme reden wollte. Maita meint, dass er nach unserem Gespräch ganz anders aussah als vorher, und ich glaube schon, dass ich ihm ein wenig helfen konnte. Es ist mein Weg, Paul, ich fühle mich einfach zum Diakon berufen.« Er war mein Freund, deswegen musste ich es ihm sagen, nicht weil ich hoffte, dass er seine Meinung geändert hatte. Am Schluss meines Briefes fragte ich ihn noch, ob er glaubte, dass ich es bei der Caritas noch einmal probieren sollte, und wenn ja, bei wem.

»Die Caritas muss auch sparen, keine Chance«, faxte er mir zurück. »Aber komm bitte in den nächsten Tagen vorbei, ich muss mit dir reden.«

Ich dachte, dass er vielleicht eine neue Idee für mich hätte.

»Bestimmt ist ihm jemand eingefallen, den ich kontaktieren kann«, sagte ich zu Maita.

»Hoffentlich«, antwortete sie. »Und hoffentlich ist das etwas, wo du viel mit Menschen zu tun hast, das liegt dir doch am meisten.«

Als mich Paul Huber zur Begrüßung umarmte, spürte ich, dass er aufgeregt und ernst zugleich war.

»Beim Lesen deines Briefes hatte ich eine Eingebung«, lormte er. »Es war anders als früher, als wir davon sprachen, dass du gern Diakon werden möchtest. Diesmal fühlte ich eine große Klarheit, die mir nicht mehr erlaubte, deine Berufung in Frage zu stellen. Peter, ich sage es dir, ich bin davon überzeugt, dass Gott dich jetzt zum Diakonat beruft.«

Ehrfurcht breitete sich in mir aus. Es war wie ein heiliger Augenblick der Erkenntnis, den wir miteinander teilten, und ich schwieg nur, wartete darauf, was noch geschehen würde.

»Ich werde mit Bischof Dr. Kasper reden«, fuhr Paul Huber fort. »Die endgültige Entscheidung liegt bei ihm. Als Bischof ist er für uns nach dem Papst die oberste Instanz in der Kirche. Auf seine Auslegung des Gesetzes kommt es an. Er kann dir die Ausbildung zum Diakonat ermöglichen, wenn er es für richtig hält. Aber ein Problem müssen wir noch lösen: Du bist arbeitslos, und Arbeitslose werden zu dieser Ausbildung nicht zugelassen. Also brauchst du erst eine Stelle.«

»Und was soll ich tun?«

»Nichts. Warte es ab und bete«, antwortete er. »Ich telefoniere herum. Ich werde sie schon alle überzeugen, und wenn ich dich und Maita dafür ins Domkapitel mitnehmen muss!«

Ein paar Wochen später wurde Bischof Dr. Kasper vom Papst nach Rom berufen. Das bedeutete eine Verzögerung der Entscheidung, aber von Paul Huber erfuhr ich, dass sich bisher alle Zuständigen, vom Weihbischof bis zu den Domkapitularen, positiv über meine Kandidatur geäußert hatten. Ich war überrascht, dass so viele Menschen informiert werden mussten, und hatte selbst bisher nur mit Maita darüber geredet, die überglücklich war.

»Ich habe mit Frau Singer über eine mögliche Arbeit für dich gesprochen«, sagte Paul Huber. »Sie ist die Referentin für die Gehörlosenseelsorge. Es könnte bald losgehen!«

»Wie schön! Und was für eine Arbeit?«

»Seelsorge für Taubblinde.«

»Gleich Seelsorge? Oh! Darauf wäre ich nie gekommen, obwohl ich genau das am allerliebsten machen möchte! Sag mir, muss ich dazu etwas lernen?«

»Du hast schon genug Erfahrungen gesammelt, und ich gebe dir ein paar Bücher, das reicht. Nur das Finanzielle muss noch geklärt werden. Aber mit dem Arbeitsamt habt ihr ja schon gesprochen, also dürfte es keine Schwierigkeiten geben. Warte es einfach ab.«

Ich ging nach Hause, gerührt und unendlich dankbar, dass sich Paul Huber so für mich einsetzte. Mein Warten sah so aus, dass ich nach wie vor ehrenamtlich arbeitete und mehr denn je unterwegs war. Maita kam mit, obwohl ihr die Strapazen der vielen Reisen neben ihrer Arbeit als Logopädin allmählich zu viel wurden.

Erst Ende Januar 2000 traf per Fax die Einladung zu einem Gespräch mit dem Beauftragten der Diakonatsausbildung ein. Ich las sie gerade, als das Telefon klingelte. Maita nahm ab.

»Es ist Paul Huber«, lormte sie in meine Hand. »Er gratuliert dir und er freut sich. Der Weg zur Diakonatsausbildung ist frei!«

Im September sollte ich dann als Seelsorger für die Taubblinden zu arbeiten beginnen, teilte mir zur gleichen Zeit Frau Singer mit. Unsere Freude kannte keine Grenzen.

»Wir sind endlich angekommen«, sagte ich und umarmte Maita. »Wir haben unser Ziel erreicht!«

21.
Die Mühlen der Bürokratie

Die Kirche öffnete mir die Tür zu der Ausbildung. Eine Behinderung galt nicht mehr grundsätzlich als Weihehindernis. Was zählte, war die Frage, ob der Anwärter fähig war, die vielseitigen Aufgaben eines Diakons zu erfüllen, und ob er den körperlichen und psychischen Belastungen des diakonischen Dienstes gewachsen war. Das wurde bei jedem einzelnen Bewerber sorgfältig geprüft.

Der Beauftragte der Diakonatsausbildung schien bei mir keine besonderen Bedenken zu haben. Er kannte meine Vorgeschichte. Paul Huber hatte ihm von meinem Leben in Heiligenbronn und von meiner spirituellen Entwicklung erzählte.

»Wir sind der Meinung, dass Sie auch aufgrund Ihrer Kenntnisse der Heiligen Schrift den Theologiefernkurs nicht zu absolvieren brauchen«, sagte er. »Ihre Ausbildung beginnt im März mit einem Sozialpastoral-Kurs in Heiligkreuztal. Die Seminarleiter sind über Ihre Lage informiert und wissen, dass ein Dolmetscher Sie begleiten wird. Noch etwas: Haben Sie schon einen Mentor?«

Ich hatte noch keinen und sprach darüber mit Paul Huber, der sich selbst Gedanken darüber gemacht hatte. Er schlug Diakon Tim vor, einen Gehörlosenseelsorger, den ich schon ein wenig kannte. Bei unserem ersten Gespräch stellte sich heraus, dass wir einander mochten und gut miteinander reden konnten. Auf dieser Seite lief also alles reibungslos. Was mir jedoch Kopfzerbrechen bereitete, war etwas anderes.

Wenn ich Seminare besuchen und als Seelsorger arbeiten wollte, brauchte ich mehr als einen Dolmetscher, der mir gelegentlich für ein paar Stunden zur Seite stand. Maita war bereit, mich im Rahmen ihrer Kapazitäten zu unterstützen, aber ihren eigenen Beruf durfte sie auf keinen Fall vernachlässigen. Also musste ich nach einem oder mehreren Assistenten suchen. Auf Tagungen hatte ich schon oft Dolmetscher gehabt, die entweder von mir oder von den Veranstaltern bezahlt wurden. Manchmal hatte es dabei zermürbende Diskussionen darüber gegeben, ob es nicht möglich sei, jemanden zu finden, der ehrenamtlich oder für weniger Geld arbeitete als eine ausgebildete Kraft. Es war beschämend: Oft bekamen Assistenten für ihre sehr anstrengende und verantwortungsvolle Tätigkeit kaum mehr als eine Aufwandsentschädigung.

Gute Taubblinden-Assistenten sind schwer zu finden. Sie müssen lormen und gebärden können und genug von der Materie verstehen, damit sie alles flink übersetzen, ohne Fehler zu machen. Diese Arbeit verlangt ein hohes Maß an Konzentration und große menschliche Qualitäten. Die besten Assistenten sind diejenigen, denen es gelingt, weder zu viel noch zu wenig zu tun, sondern genau das, worum ihr behinderter Arbeitgeber sie gebeten hat. Das ist eine Kunst, und manchmal ist es ein schwieriger Drahtseilakt, bis sich beide aufeinander eingestimmt haben. Leider klappt das nicht immer. Ich kannte einige kompetente Assistenten, mit denen ich gern gearbeitet hätte, aber keiner von ihnen wohnte in unserer Nähe. Und erst musste die leidige Kostenfrage geklärt werden.

»Mir graut es davor«, sagte ich zu Maita. »Am besten ist es, wenn ich jetzt sofort diesen Antrag stelle, weil es bestimmt wieder ewig dauert, bis ich damit beim Arbeitsamt durchkomme.«

»Vielleicht geht es jetzt schneller, als du denkst. Weißt du noch, was uns Susi aus Hamburg erzählt hat? Sie hat schon seit Jahren einen persönlichen Assistenten.«

Susi war eine meiner taubblinden Mitarbeiterinnen, die mir bei der Organisation von Tagungen half. Bei unserer ersten Begegnung in Kaiserslautern kamen wir aus dem Staunen nicht heraus, als wir immer mehr Gemeinsamkeiten zwischen uns entdeckten: Genau wie ich hatte Susi Korbflechter gelernt und lange in einem Heim gelebt, wie ich hatte sie einen sehenden und hörenden Partner, Christian, der wie Maita Musik liebte und Sprachheilpädagogik studierte. Christian hatte seine Zulassungsarbeit über Hieronymus Lorm geschrieben. Er erzählte, dass die Zeitschrift »stern« Anfang der achtziger Jahre über Susi berichtet hatte, und plötzlich erinnerte ich mich an diesen Artikel, den ich mit großem Interesse gelesen hatte. Um ihre Situation nachempfinden zu können, hatte sich der Journalist mit Augenbinde und Kopfhörer selbst taubblind gemacht, und zwar für einige Tage. Einen solchen Selbstversuch hatte kein Einziger der im Artikel erwähnten Taubblindenlehrer unternommen.

»Es ist toll, dass ich dich jetzt berühren kann«, lormte ich in Susis Hand, »damals fand ich dich sehr mutig!« Sie freute sich und meinte, sie sei eigentlich auch heute noch mutig. Etwas später im Café fragte sie mich, ob ich Assistenz zu Hause hätte, und fiel aus allen Wolken, als sie erfuhr, dass ich die ganze Arbeit allein oder mit Maitas Hilfe bewältigte. Sie selbst hatte Assistentinnen, die regelmäßig für ein paar Stunden zu ihr kamen, meist waren es Studentinnen der Blindenpädagogik. »Peter, du brauchst unbedingt auch Assistenz, für uns Taubblinde ist das sehr wichtig. Man kann nicht immer erwarten, dass der Partner einspringt! Schau, bei den Rollstuhlfahrern ist Assistenz üblich, sie haben dafür gekämpft, diese Hilfe zu bekommen. Sie haben die Bewegung ›Selbstbestimmt leben‹ ins Leben gerufen, genau das wollen wir doch auch!« Susi redete leidenschaftlich auf mich ein, und es gelang mühelos, mich zu überzeugen. »Du musst dafür kämpfen«, lormte sie zum Abschied. »Es steht uns zu. Das wissen die Leute nur nicht.«

Im Jahr 1994 war der Satz »Niemand darf wegen seiner Behinderung benachteiligt werden« ins Grundgesetz der Bundesrepublik Deutschland (Artikel 3 Abs. 3) aufgenommen worden. Das bedeutete aber noch nicht, dass sich in der Praxis die Lage der Behinderten wesentlich verbessert hätte. Man arbeitete daran auf allen Ebenen, auf der des Gesetzgebers und in den Verbänden. Auch ich beteiligte mich an Diskussionen zu diesen Themen und staunte darüber, dass die Regierung uns Betroffene plötzlich als Berater akzeptierte. Allmählich sah es wirklich aus, als würden es die Behinderten in Zukunft leichter haben, ein selbst bestimmtes Leben außerhalb von Heimen zu führen. »Barrierefreiheit« war der Wunderbegriff, der das ermöglichen sollte. Damit waren Dutzende von Maßnahmen gemeint, die langfristig ein nicht nur bautechnisch behindertengerechtes Umfeld erschaffen würden. Das war eine sehr erfreuliche Entwicklung, die ich mit vorsichtigem Optimismus verfolgte, doch beschleunigen ließ sich gar nichts. Im Jahr 2000, als diese Fragen für mich aktuell und dringend waren, wurde über die Einzelheiten der neuen Gesetzgebung noch verhandelt.

Mittlerweile ist das Behindertengleichstellungsgesetz, auch BGG genannt, verabschiedet worden und am 1. Mai 2002 in Kraft getreten. Darin heißt es wortwörtlich: »Ziel dieses Gesetzes ist es, die Benachteiligung von behinderten Menschen zu beseitigen und zu verhindern sowie die gleichberechtigte Teilhabe von behinderten Menschen am Leben in der Gesellschaft zu gewährleisten und ihnen eine selbstbestimmte Lebensführung zu ermöglichen.«

Unter § 6 befindet sich der knappe Satz, auf den ich lange Jahre gewartet hatte: »Die Deutsche Gebärdensprache ist als eigenständige Sprache anerkannt.« Wie herrlich ist es, diese Worte endlich schwarz auf weiß gedruckt zu lesen! Die Gebärdensprache darf jetzt unterrichtet werden. Was für ein Sieg!

Es sind aber bei weitem nicht alle Forderungen der Interessenverbände erfüllt worden, und wie so oft lassen etliche Formulierungen Raum für Interpretation. Aber eins steht zumindest eindeutig fest: Behinderte haben das Recht auf einen ihren Bedürfnissen angepassten Arbeitsplatz, auf geeignete Kommunikationsmittel und auf Assistenz. Für Assistenten und Gebärdensprachdolmetscher ist eine angemessene Vergütung vorgesehen. In welchem Umfang ein Behinderter diese Dienste in Anspruch nehmen darf, ist nicht klar definiert. Es müssen Anträge gestellt werden, die wiederum geprüft werden, es gibt Sachverständige und allerlei Instanzen, die man durchlaufen muss. Gern schieben sich die verschiedenen Dienststellen die Akten zu, oft gehen die Dossiers dabei verloren oder die Anträge müssen neu gestellt werden, weil die Frist inzwischen abgelaufen ist. Es müssen nach wie vor viele Hürden überwunden werden, wenn man klären will, welcher Träger welche Kosten übernimmt. In manchen Städten und Gemeinden arbeiten die Behörden schneller und legen die Gesetze großzügiger aus, aber heute hat sich die Lage erneut verschärft. »Der Staat muss sparen«, bekommen Behinderte wie alle anderen Menschen zu hören, die auf staatliche Unterstützung angewiesen sind. Das Blindengeld wird gestrichen oder gekürzt, und Taubblinde müssen beharrlich weiterkämpfen, um auch nur stundenweise einen persönlichen Assistenten genehmigt zu bekommen. Aber die Behörden dürfen die Unterstützung nicht mehr ganz verweigern. Sie steht uns zu.

Zwischen 2000 und 2003 führte ich einen zermürbenden Papierkrieg mit Behörden und Kostenträgern. Die ABM-Stelle wurde mir relativ schnell und für zwei Jahre bewilligt, nicht aber die technische Ausstattung, die mir das Arbeiten überhaupt ermöglichen sollte, ganz zu schweigen von einer Assistenz.

»Sie sind ein Präzedenzfall. Wir müssen prüfen, ob wir überhaupt zuständig sind«, bekam ich als Antwort von den Ämtern, die ich anschrieb.

Ich weiß nicht mehr, wie oft ich eine Beschreibung meines Arbeitsplatzes verfasst habe, wie viele Listen von Geräten ich wohin verschickt habe. All das bewirkte gar nichts, sodass ich zu Arbeitsbeginn im September meine eigenen Geräte von zu Hause mitbringen musste: ein Bildtelefon, ein Lesegerät und einen Laptop mit einer Braillezeile, die Schrift in Blindenschrift verwandelt. Manchmal verlor ich die Geduld, und manchmal war es Maita, die am Verzweifeln war. Paul Huber mahnte uns zur Geduld. Der bischöfliche Beauftragte für die Behindertenseelsorge stand uns tatkräftig zur Seite und fragte bei den Ämtern nach, warum es so lange dauere. Schließlich setzte sich der Generalvikar für mich ein und wies den Sachbearbeiter an, mir die Mittel zur Verfügung zu stellen. Im Herbst 2001 hatte ich ein mobiles Lesegerät für die Hausbesuche, die ich als Seelsorger machte, und einen neuen PC, beide vom bischöflichen Ordinariat finanziert. Die Assistenz am Arbeitsplatz übernahm weiterhin Maita – unentgeltlich. Sie war immer öfter bei mir im Büro, begleitete mich zu meinen Außendiensten und zu den Diakonatskursen, und all das in ihrer freien Zeit. Genau genommen hatte sie gar keine Freizeit mehr.

»Ich kann nicht am Wochenende für dich einen Kurs dolmetschen und gleich am Montag meine Therapien durchführen. Ich muss mich dazwischen erholen können. Aber wann? Und ich merke, dass ich so in deiner Arbeit drinstecke, dass die Logopädie allmählich zur Nebensache wird«, sagte Maita zu mir. »Deshalb habe ich mich entschieden zu kündigen und Gebärdensprachdolmetscherin zu werden.«

Die Kurse für diese Ausbildung fanden jedes zweite Wochenende in Frankfurt statt. Ich hatte andere Assistenten, aber ihre Bezahlung war nicht geregelt. Vom Arbeitsamt oder von anderen Behörden kam nichts als leere Worte und die Forderung, erneut zu begründen, wofür ich einen Dolmetscher brauchte.

In meinem Ausbildungsjahrgang gab es neun andere Diakonenanwärter, die unterschiedliche Berufe wie Hausmeister, Polizist, Heimleiter oder Religionspädagoge ausübten. Einer half in seiner Heimatgemeinde aus, wenn der indische Pfarrer in Urlaub war. Unser Jüngster war schon Doktor der Theologie, was wir erst später erfuhren, und er konnte, wie Maita mir vorschwärmte, hervorragend Gitarre spielen. Ich war der einzige Behinderte. Wie jedes Mal in einem Kreis von Hörenden fühlte ich, dass sie am Anfang ratlos waren und nicht wussten, wie sie mit mir kommunizieren konnten. Maita, die als Dolmetscherin und einzige Ehefrau dabei war, erklärte es ihnen, und bald merkte ich, dass der eine oder der andere lockerer wurde und sich traute, mich anzusprechen.

Im Juni hatten wir mit angehenden Priestern zusammen ein Seminar über seelsorgerliche Gesprächsführung. Wir mussten reale Situationen im Rollenspiel miteinander üben. Das war sehr spannend und es trug dazu bei, dass man mich immer mehr als normales Gruppenmitglied betrachtete. Mir lag diese Art von praktischen Übungen eher als gehobene Diskussionen. Da ich oft schon mit Menschen in Not gesprochen hatte, fiel es mir nicht schwer und ich hatte keine Scheu, ein solches Gespräch vor allen Teilnehmern zu führen. Ich wusste zwar, dass sie da waren und mich beobachteten, aber ich fühlte mich dadurch nicht gehemmt. Wie immer, wenn mir jemand von seinem Kummer erzählte, war ich ganz bei der Sache: Ich »hörte« aufmerksam zu, fühlte mich in die Lage meines Gesprächspartners ein, versuchte, alle Seiten seines Problems und seinen Seelenzustand aufzunehmen, versuchte, ihm mit einfachen Worten Ruhe und Frieden zu vermitteln und nicht irgendeine beliebige Lösung anzubieten. Am Schluss bekam ich von vielen Teilnehmern ein positives Feedback.

»Ich habe die Gesichter deiner Kollegen zwischendurch beobachtet«, sagte Maita auf dem Rückweg. »Ich konnte buchstäblich ihre Zweifel verschwinden sehen.«

»Ja. Genau das habe ich auch gespürt, es wurde wärmer, und bei der Verabschiedung hat mich der eine oder andere umarmt. Es freut mich sehr, dass sie mich nun als einen der Ihren akzeptieren.«

Doch ich dachte schon über etwas anderes nach. Das Wort Diakon bedeutet Diener. Ein Diakon ist ein Diener, der Gott und den Menschen dient, und dieses Dienen findet in einer Gemeinde statt. Wir sollten im Rahmen eines Kurses über Sozialarbeit ein diakonisches Projekt entwickeln und in »unserer« Gemeinde durchführen. Ich selbst betrachtete die Taubblinden, die überall verstreut lebten, als »meine« Gemeinde, aber offiziell gehörte ich zu der Domgemeinde, weil ich dort wohnte. Sie als Übungsfeld zu betrachten schien mir problematisch. Darüber wollte ich mit dem Pfarrer Feldner reden. Einige Tage später besuchte er uns zu Hause, und ich legte meine Bedenken dar.

»Ich weiß nicht, inwieweit es für mich möglich ist, in einer hörenden Gemeinde Anschluss zu finden«, sagte ich, »und mein diakonisches Projekt kann ich nur mit Betroffenen durchführen.«

»Das sehe ich ein. Aber Sie gehören zur Domgemeinde, und ich meine, dass Sie durchaus bei uns Aufgaben übernehmen können. Welche, das werden wir miteinander besprechen. Wir müssen nichts überstürzen, schließlich sind Sie erst am Anfang Ihrer Ausbildung. Ich persönlich finde, dass unsere Gemeinde nur davon profitieren kann, wenn Sie eine Predigt in Gebärdensprache halten.«

Es war ein ermutigendes Gespräch, trotzdem war mir nicht ganz wohl bei dem Gedanken, dass ich in der Domgemeinde mein Praktikum absolvieren sollte. Diese Gemeinde ist etwas Besonderes: Hier hält ein Bischof den Gottesdienst, hier werden Priester, Diakone und selbst Bischöfe geweiht! Für mich bedeutete es eine große Herausforderung.

Im August fand ein einwöchiger Bibelkurs statt, zu dem die Familien der Diakonen-Anwärter eingeladen wurden. Maita war die Jüngste unter den Ehefrauen, und wir beide das einzige noch kinderlose Ehepaar.

»Ich zähle vierzehn Kinder und eine Enkelin«, lormte Maita, »ich bin froh, dass Julienne auch dabei ist; hier herrscht ein solcher Trubel ...«

Julienne, eine sehr gute, schon ältere Assistentin, wechselte sich mit Maita beim Dolmetschen ab. Bei den schwierigen Texten, mit denen wir uns befassten, war das auch notwendig. Sie wollte sich während ihrer Pause ausruhen, doch als das Seminar vorbei war, fanden wir sie im Mittelpunkt einer Gruppe von Frauen und Kindern, die eifrig dabei waren, lormen zu lernen.

»Sie haben mich gebeten, es ihnen beizubringen«, erklärte sie. »Es macht ihnen so viel Spaß, dass sie jetzt alle mit dir reden möchten.«

»Von mir aus gern«, sagte ich und streckte meine Hand aus. »Wer fängt an?«

Gleich fühlte ich die Berührung von kleinen, aufgeregten Fingern, die langsam buchstabierten.

»Kannst du schwimmen?«, lormte mir ein Junge.

»Ja, ziemlich gut sogar«, antwortete ich. »Wie heißt du?«

Jedes Kind buchstabierte mir seinen Namen. Meistens wusste ich gleich, ob es ein Junge oder ein Mädchen war, das vor mir stand. Ich fühlte, dass sie keine Angst vor mir hatten. Sie waren offen und neugierig, wie Kinder sind, wenn man es ihnen erlaubt.

»Du bist blind, wie kannst du da schwimmen?«, fragte der erste Junge, der mir wohl nicht glaubte.

»Peter, das hier ist Irene, die Tochter von Josef. Sie möchte, dass du heute Nachmittag mit ihnen schwimmen gehst. Ich habe aber keine Lust«, gebärdete Maita.

»Ich komme mit«, lormte mein Kollege Josef.

Es war sehr heiß, und wir hatten frei, also ließ ich mich gern überreden. Zwei Stunden später lief ich mit den Kindern und einigen Erwachsenen zu einem nahe gelegenen Weiher, und kaum angekommen, stieg ich ins kühle Wasser. Ich tauchte ein, tauchte wieder auf, aber ich konnte nicht allein davonschwimmen, wie ich es als Kind immer getan hatte. Josef schwamm zuerst los, langsam genug, dass ich mich an seiner Schulter mit einer Hand festhalten konnte, und ich folgte ihm. Es war auch zu zweit ein wunderbares Gefühl von Freiheit. Langsam durchquerten wir den Weiher, kamen zurück ans Ufer.

»Irene jubelt, sie ist begeistert, dass du schwimmen kannst«, lormte Eva, die Frau eines anderen Kollegen, die das Lormen zu Hause weiter übte und mir später einige Male assistierte.

In dieser familiären Atmosphäre spielte meine Taubblindheit immer weniger eine Rolle. Sie fiel gar nicht mehr auf, als wir die Aufgabe bekamen, alle zusammen Szenen aus der Bibel pantomimisch darzustellen. Ich genoss diese Woche sehr, und am Schluss kam Diakon Fischer, der Beauftragte der Diakonatsausbildung, der einige der Kurse selbst leitete, auf mich zu.

»Als wir Sie aufgenommen haben, befürchtete ich, dass wir Ihretwegen die Kursinhalte ändern müssten«, sagte er. »Ich war mir nicht sicher, ob Sie wirklich diese Ausbildung machen können. Jetzt habe ich gar keine Zweifel mehr. Sie schaffen es!«

Kurz darauf wurde Bischof Dr. Fürst zum neuen Bischof der Diözese Rottenburg-Stuttgart geweiht. Maita und ich wollten gerne dabei sein, doch im Dom war es so voll, dass wir in die St. Moritzkirche gingen und dort die Zeremonie auf einer riesigen Leinwand verfolgten.

»Wenn ich es wirklich schaffe, wird mich Bischof Dr. Fürst zum Diakon weihen«, sagte ich zu ihr. »Kannst du es dir vorstellen? Ich nicht.«

»Es ist ja noch ein Weilchen bis dahin«, lormte sie. »Aber ja, ich kann es mir eigentlich sehr gut vorstellen.«

Ende Januar 2001 fand die »Admissio« in der bitterkalten Kirche von Heiligkreuztal statt. Das ist die feierliche Aufnahme der Kandidaten als »Ständige Diakone«. Sie erfolgt in einem besonderen Gottesdienst, der von einem Bischof oder einem Weihbischof gehalten wird. Jeder Kandidat trägt einen Brief bei sich, in dem er geschrieben hat: »Ich bin bereit.« Ich stand mit den anderen in der Kirche, wartete, dass mein Name von Diakon Fischer aufgerufen wurde, und fror. Als mein Mentor mir signalisierte, dass es so weit sei und wir gemeinsam zum Bischof gehen sollten, vergaß ich die Kälte. Ich schritt langsam neben ihm, blieb vor dem Weihbischof Dr. Kreidler stehen und verneigte mich vor ihm.

»Hier bin ich!«, sagte ich in Lautsprache und überreichte ihm meinen Brief.

22.
Letzte Hürden

Die Ausbildung fand am Wochenende und in den Ferien statt. Wir studierten Pastorale Arbeit, Liturgie, Kirchenrecht, Ökumene, Gemeindepraxis und vieles mehr. Es gab auch Schweigeexerzitien mit Schwester Astrid. Neben meiner Arbeit als Seelsorger für die Taubblinden hielt ich Referate, schrieb Aufsätze und lernte für die Prüfungen. Nach und nach reduzierte ich meine ehrenamtlichen Tätigkeiten und lehnte weitere Posten ab, die manchmal von Maita übernommen wurden. Unsere Terminkalender quollen über, jedes Wochenende war ein Jahr im Voraus schon verplant worden. Unser Privatleben kam zu kurz.

Es war hart für Maita, die in eine Assistenzkrise geriet und zeitweise das Handtuch schmeißen wollte, hart für andere Helfer, die überfordert waren, hart für mich, wenn einer meiner Assistenten mitten im Satz den Faden verlor und ich vom Seminar nichts mehr mitbekam. Bei der miserablen Bezahlung konnte ich mir keine Profidolmetscher leisten. Ich regte mich auf, wenn der Kursleiter keine Rücksicht auf die Übersetzersituation nahm, war wütend auf die Behörden, die immer noch anzweifelten, dass ich einen professionellen Assistenten brauchte. Wir redeten gerade über all diese Probleme, als das Telefon klingelte. Maita lormte mir, dass es ein Kollege aus der Diakonen-Ausbildung war.

»Er steigt aus«, lormte sie. »Aus beruflichen Gründen. Es ist ihm zu viel geworden. Er hat es sich reiflich überlegt und um Gottes Rat gebeten und fühlt sich erleichtert, seit er sich entschieden hat.«

Ich ließ ihm ausrichten, dass ich ihn vermissen würde und ihm alles Gute wünschte. Eine große Trauer breitete sich in mir aus.

»Ich fürchte, dass ich auch aufhören muss«, sagte ich zu Maita. »Mir scheint, wir stecken in einer Sackgasse. Du schaffst das alles nicht mehr, und ich weiß nicht, was ich tun soll, wenn du mich nicht mehr unterstützt ...«

»Ja, du hast Recht, ich kann nicht mehr«, antwortete sie gereizt. »Zum nächsten Kurs über Konflikttraining komme ich noch mit, danach ist Schluss! Es macht nicht nur mich kaputt, es macht unsere Liebe kaputt. Wir streiten ständig nur miteinander wegen der Assistenzfrage!«

Herr Ackermann, der Leiter des Konflikttrainingskurses, besaß internationale Erfahrung und war ein Meister seines Faches. Ich glaube, dass er die angespannte Stimmung zwischen uns sofort erfasste, jedenfalls sprach er uns am ersten Tag an.

»Bei mir in den Workshops wird oft zwischen Menschen aus unterschiedlichen Kulturen und Ländern hin und her übersetzt, manchmal in drei Sprachen gleichzeitig«, berichtete er. »Wir haben aber immer mehrere Dolmetscher da. Ich sehe, dass Sie hier allein sind, Frau Hepp. Wann machen Sie denn Pause?«

»Gar nicht«, antwortete sie. »Sie sind auch der Erste, der mich fragt, ob ich eine Pause brauche. Niemand scheint zu erkennen, dass es sich hier um Arbeit handelt!«

Herr Ackermann hatte den wunden Punkt sofort berührt. Er fiel aus allen Wolken, als er erfuhr, dass wir kein Geld für einen Dolmetscher hatten. Den anderen Teilnehmern erklärte er unsere Situation und beschrieb ausführlich die Tätigkeit eines Dolmetschers.

»Unter normalen Arbeitsbedingungen müssen Sie einen festen Stundenlohn erhalten, nach maximal anderthalb Stunden eine Pause machen und Sie dürfen insgesamt höchstens sechs Stunden am Tag dolmetschen«, sagte er zu Maita. »So lauten die offiziellen Vereinbarungen. Ich werde mit den Zuständigen sprechen. Noch etwas, Frau Hepp. Ich mache bei diesem Workshop regelmäßig Pausen, schauen Sie, dass Sie das auch tun.«

Nach diesem Kurs zeigte sich die Kirche wieder unbürokratisch und gewährte mir einen Zuschuss für die Bezahlung der Dolmetscher, die sich mit Maita abwechselten. Michael und Patrick, die beide in Tübingen studierten, sowie Sandra, eine ausgebildete Gebärdensprachdolmetscherin aus Münster, wurden neben Maita meine wichtigsten Assistenten. Im Weihegottesdienst haben die beiden Männer abwechselnd für mich gelormt, und Sandra übersetzte den Gottesdienst für die gehörlosen Gäste in die Gebärdensprache.

Kurz darauf besuchte ich »meinen« Priester und Freund Paul Huber. Er hatte sein Amt als Domkapitular und Leiter der Katholischen Schulen niedergelegt und wollte Rottenburg verlassen, um ein Sabbatjahr zu machen.

»Es gibt etwas, was ich dich schon lange fragen wollte«, sagte ich zu ihm. »Du hast mir die Ausbildung zum Diakon ermöglicht. Wäre dir das als Gemeindepfarrer auch gelungen?«

Er dachte nach.

»Nein, eher nicht«, lormte er schließlich in meine Hand. »Ein Sinn meiner Arbeit in dieser Stadt war wohl, dass du Diakon wirst. Ich glaube, Gott hat uns beide deswegen hierher geschickt.«

Wir schwiegen. Ich dachte an unsere Evangeliumsbetrachtungen in Heiligenbronn, an unsere Freundschaft, die ein echtes Geschenk Gottes war, und dankte im Stillen dem Herrn für all die wunderbaren Menschen, die immer zum richtigen Zeitpunkt in mein Leben getreten waren.

Um die gleiche Zeit, im September 2001, hielt ich meine erste Predigt in einem Gottesdienst für Hörende, und zwar in der Hauskapelle vom Martinihaus, einem musischen Internat in Rottenburg. Weil der Dom renoviert wurde, fanden zwei Jahre lang die Gottesdienste dort statt. Zur Weihe würden diese Arbeiten fertig sein, und wenn ich aus Rottenburg wegging, würde ich die Predigt in meinem Abschiedsgottesdienst doch im Dom halten. Das lag noch in ferner Zukunft, und ich dachte noch gar nicht daran, als ich vor die Gläubigen trat. Vorher war ich sehr angespannt gewesen, aber nun freute ich mich, dass ich verkündigen durfte. Ich gebärdete meine Predigt, die Maita in Lautsprache übersetzte. Es lief gut, und die Menschen reagierten mit offenem Interesse. Sie kannten mich vom Sehen und wussten auch, dass ich regelmäßig im Gemeindehaus Informationsabende für Hörgeschädigte und Gehörlose durchführte. Und auch Maita kannten sie. Für die Gläubigen und für die meisten Menschen, denen wir überall begegneten, waren wir ein Team: ein Mann und eine Frau, die wie naturgegeben zusammengehörten, zwei Hälften, die ein Ganzes bildeten. Wir traten ja fast immer gemeinsam auf. Oft sprach man uns auf unsere Ehe an, voller Staunen und Bewunderung. Für uns jedoch war unsere Art des Zusammenlebens ganz selbstverständlich.

Im Januar 2002 stellte ich im Fach »Pastorale Sozialarbeit« mein Konzept und meine Arbeit in der Taubblindenseelsorge vor. Es folgten Kurse über liturgische Abläufe, über das Spenden der Sakramente bei Taufe, Ehe oder Begräbnisfeiern. Ich fühlte mich mehr und mehr als Teil der Kirche, und die Nervereien mit den Behörden rückten in den Hintergrund. Obwohl neue Schwierigkeiten aufgetaucht waren, gelang es mir, sie gelassener anzugehen. Als das Bischöfliche Ordinariat bestätigte, dass man mich ab Sommer 2003 als Angestellten behalten wollte, atmete ich auf, und Maita auch. Das Ende unserer Probleme war abzusehen. Nun stellte sich die Frage nach meinem zukünftigen Dienstsitz. Zur Auswahl standen Stuttgart, eine Großstadt mit vielen schon bestehenden Organisationen und Institutionen, und Ulm, weil es für Taubblinde eine Art weißer Fleck auf der Landkarte war. Dort hätte ich bei null anfangen und mir alles selbst aufbauen müssen. Schließlich kam auch Rottweil in Frage, das unweit von Heiligenbronn liegt und sehr gute Zugverbindungen nach Ulm und Stuttgart hat. Mir schien das eine gute Wahl zu sein, aber es war nichts entschieden, und bis zur Weihe hatte ich noch ein ganzes Jahr vor mir.

Im Juni 2002 hielt ich meine Prüfungspredigt über den Text von Matthäus 11, 28-30, »Mein Joch drückt nicht, und meine Last ist leicht«.

»Viele Leute meinen, dass ein Joch an sich schwer sei, aber in Wahrheit ist ein Joch eine Tragehilfe«, sagte ich. »Matthäus lehrt uns hier, dass das Evangelium Jesu wie ein Joch ist. Eine Tragehilfe.«

Ich brachte dazu einige Beispiele von Tragehilfen, die wir heute verwenden, erwähnte die Einkaufstaschen mit Rädern, die älteren Menschen den Alltag erleichtern. Und ich erklärte, wie Faxgeräte und Computer es Gehörlosen möglich machen, Informationen zu schicken und zu empfangen.

»All diese Erfindungen schaffen die Last nicht ab, die der Mensch zu tragen hat, aber sie machen sie tragbar. Das Evangelium mildert die Härte und die Schärfe unserer

Last. Erkennt das Evangelium Jesu als Tragehilfe für die Last eures Lebens und nehmt es auf euch, so lautet die Frohe Botschaft an uns.«

Es waren Gehörlose da, die mich kannten und danach mit mir sprechen wollten. Währenddessen unterhielt sich Maita mit hörenden Gottesdienstbesuchern und berichtete, dass meine Predigt besonders gut angekommen sei.

»Ich soll dir von einer Frau ausrichten, dass sie endlich verstanden hat, was es mit diesem Joch auf sich habe. Sie meint, es hat ihr gut getan, dass du so klar gepredigt hast. Es gab viel Lob für dich!«

Sie zeichnete ein großes Lächeln auf meine Schulter, wie immer, wenn sie sich besonders freute. Paul Huber, der als Prüfer dabei gewesen war, fragte sie, wo der Domkapitular sei.

»Er hat sich in der Sakristei von Peter verabschiedet und ihn umarmt«, antwortete sie.

»Wie bitte? Er hat ihn umarmt? Dann muss ihm die Predigt wirklich gut gefallen haben. Sie war auch gut! Bestanden!«

Zwei weitere Diakonanwärterkollegen brachen die Ausbildung ab. Einer wollte pausieren, der andere war krank geworden. Nun waren wir noch sieben, und alle waren wir fest entschlossen, die Prüfungen zu bestehen. Dass es so viel Arbeit werden würde, hatte ich nicht erwartet. Manche Fächer, wie zum Beispiel Kirchenrecht, strengten mich sehr an. Ich war froh, als ich die mündliche Prüfung in diesem Fach erfolgreich hinter mich gebracht hatte. Entspannt bereitete ich mich auf die nächste Klausur vor, gab meine letzte schriftliche Hausarbeit ab.

Anfang Dezember 2002 trat ich vor die Prüfungskommission, die von Weihbischof Dr. Kreidler geleitet wurde.

Diesmal ging es nicht nur darum, Fragen richtig zu beantworten, ich musste auch meinen Standpunkt zur pastoralen Arbeit darlegen. Ein Prüfer brachte einige Einwände gegen meine Ausführungen vor, die mir nicht berechtigt erschienen. In der Diskussion verteidigte ich meine Position. Es gab eine richtige Auseinandersetzung, doch schließlich hieß es, ich hätte auch diese Prüfung bestanden. Einen Monat später wurden wir alle sieben von Weihbischof Dr. Kreidler feierlich zum Lektorat beauftragt.

»Es steht meiner Weihe nichts mehr im Weg«, sagte ich zu Maita. »Jetzt läuft alles bestens.«

Ich hatte voreilig gesprochen. Bei der Stiftung St. Franziskus in Heiligenbronn schien man Bedenken gegen mich als Diakon zu haben. Genaue Gründe wurden nicht genannt. Es war keine definitive Absage, aber auch keine Zusage, und ich war enttäuscht.

»Wenn sie mich nicht wollen, dann gehen wir halt woandershin«, sagte ich zu Maita, die fand, dass ich überempfindlich reagierte.

»Ich möchte aber wirklich gern nach Rottweil. Und du bist doch mit Heiligenbronn sehr verbunden, sei nicht so ungeduldig. Warte doch ein wenig, vielleicht ist es bloß ein Missverständnis, das sich bald klärt«, meinte sie.

Ich wollte nicht auf sie hören und setzte einen Brief an das bischöfliche Ordinariat auf, in dem ich mitteilte, dass ich mich doch für Stuttgart entschieden hatte. »Für meinen Dienstsitz brauche ich eine Wohnung mit Büro und einer Kapelle oder einer Kirche in der Nähe«, schrieb ich noch. Keine Sekunde dachte ich daran, dass die Auflistung meiner Wünsche dort für große Irritationen sorgen würde.

Die Zuständigen sprachen über mich, und der Ausbildungsleiter, Diakon Fischer, lud mich zu einem Gespräch ein. Am Morgen davor hatte ich ein sonderbares Erlebnis.

Zum ersten Mal in meinem Leben wurde ich von einem rückwärts fahrenden Auto auf dem Gehweg angefahren. Sein Hinterreifen überrollte meinen rechten Fuß. Zum Glück trug ich meine guten alten Arbeitsschuhe, die vorne mit Metall verkleidet sind und meinen Fuß vor einer schlimmen Quetschung retteten, aber ich stürzte. Diesen Unfall verschwieg ich Maita, um sie nicht noch mehr zu belasten. Es tat mir Leid, dass ich ihr so viel zumutete, denn sie litt mit mir unter der angespannten Situation. Sie begleitete mich zu diesem Gespräch, bei dem Diakon Fischer, Paul Huber, mein Mentor und mein Arbeitgeber anwesend waren. Plötzlich saß ich auf der Anklagebank.

»Es spricht nichts gegen die Weihe, du hast alle Prüfungen bestanden, aber einige Leute haben Zweifel angemeldet. Man hält dich für stur. Nach deiner Wunschliste für deinen zukünftigen Dienstsitz finden manche, dass du arrogant bist. Es hört sich an wie: Gebt mir eine Wohnung, ein Büro und eine Kirche, das steht mir zu. Und der Prüfungskommission ist aufgefallen, dass du von deiner Meinung keinen Millimeter abrückst ...«, lormte Maita in meine Hand.

Diese Vorwürfe trafen mich hart. Ich saß zerknirscht da und wusste nicht, was ich zu meiner Verteidigung vorbringen sollte. Paul Huber war aber hellhörig geworden und ließ sich den Ablauf der Prüfung genau darstellen. Es gab ein Protokoll. Die Einwände des Prüfers und meine Antworten, die Anstoß erregt hatten, wurden wortwörtlich wiederholt.

»Dann ist mir alles klar«, sagte Paul Huber. »Es handelt sich hier um ein Missverständnis. Der Prüfer hat seine Fragen indirekt formuliert, Peter ist aber als gehörloser Mensch immer sehr direkt und klar. Er wickelt seine Worte nicht in umständliche, vorsichtige Formulierungen, weil er den Inhalt nicht abschwächen will.«

Obwohl mich Paul Huber unterstützte und jeder einsah, dass mein Brief zwar frech klang, aber gewiss nicht so gemeint war, fühlte ich mich nicht erleichtert, als ich den Raum verließ. Ich zog mich einige Tage zurück, um über das Ganze nachzudenken und mit mir selbst ins Gericht zu gehen. War ich tatsächlich stur, ließ ich wirklich die Meinung der anderen nicht gelten? Wieder waren es Schwierigkeiten bei der Kommunikation, die mir zu schaffen machten. Doch diesmal war es an mir, dafür zu sorgen, dass solche Probleme nicht mehr auftraten. Vor allem musste ich lernen, meine Ungeduld zu zügeln!

Maita hatte Recht gehabt: Eines Tages ließ die Stiftung St. Franziskus ausrichten, es sei jetzt alles geklärt und man freue sich auf die Zusammenarbeit mit mir. Mein Mentor Tim, der in Rottweil Diakon war, suchte dort mit uns nach einem Haus oder einer Wohnung. Wir fanden ein leer stehendes Haus, das zum Verkauf angeboten wurde, aber leider war es viel zu teuer und viel zu groß für uns.

»Es gibt schon einen Interessenten«, erklärte der Makler, »er wird aber nur einen Teil des Hauses brauchen und den Rest vermieten. Wenn er es kauft, könnte er an Sie vermieten.«

Maita war begeistert.

»Und was ist mit meiner Kirche?«, fragte ich, »vergesst nicht, ich möchte eine Kirche ganz in der Nähe.«

»Es ist eine da«, lachte Diakon Tim, »gleich um die Ecke. Eine besonders schöne sogar. Sie heißt Ruhe Christi.«

Ich bat darum, gleich hinzugehen. Maita beschrieb mir, was sie sah: Oberhalb vom Tor ist eine Christus-Statue. Der Menschensohn sitzt auf einem Schemel und ruht sich aus, den Kopf leicht zur Seite geneigt, den Blick nach oben gerichtet, als würde er die Herrlichkeit des Himmels genießen. Das gefiel mir sehr gut.

23.
Epilog: Die Weihe

Die letzten Exerzitien kurz vor der Weihe standen bevor. Sie würden eine Woche dauern. Diesmal kam Maita nicht mit. Ich war angespannt, denn hinter mir lagen ein paar anstrengende Tage, in denen viel Organisatorisches zu erledigen gewesen war. Wir hatten Gäste eingeladen, die irgendwo untergebracht werden mussten. Ich machte mir Gedanken, ob es mit meinen Dolmetschern klappen würde, und war überhaupt sehr nervös. Meinen Kurskollegen ging es ähnlich.

Während der Schweigeexerzitien fühlte ich mich sofort wohl und vergaß alle Sorgen. Tief in mir entstand Frieden. Ich betete viel, empfand nur Freude und unendliche Dankbarkeit. Vor der Zukunft hatte ich nun keine Angst mehr. Die innere Ruhe, das Glücksgefühl nahm ich mit nach Hause. In der Nacht vor der Weihe schlief ich bestens.

Am Samstag vor Pfingsten, am 7. Juni 2003, gingen Maita und ich gemeinsam zum Dom. Wir trennten uns vor dem Portal. Im Gemeindehaus traf ich meine Kollegen, dort lag für jeden von uns eine Albe, ein weißes Messgewand, in der richtigen Größe bereit. Diakon Tim traf ein, kurz darauf Patrick und Michael, meine beiden Assistenten, die viel aufgeregter waren als ich. Die Albe hat einen speziellen Gurt, den mir Diakon Tim anzulegen half. Als ich zum ersten Mal dieses Gewand anhatte und sich der große Moment näherte, wurde ich unsicher. »Du wirst Diakon«, sagte ich zu mir selbst. »Wirst du der Verantwortung gewachsen sein, die Aufgaben erfüllen können? Wirst du ein treuer Diakon sein und es viele Jahre hindurch bleiben?« Diese Unsicherheit dauerte nur einen Augenblick, dann kehrte die Gelassenheit zurück. Wenn Gott es wollte, würde ich es schaffen!

Patrick tippte mich an, lormte in meine Hand.

»Ihr seid alle fertig eingekleidet, und Josef sagt, dass ihr gut ausseht.«

»Ja«, antwortete ich. »Fast wie Engel auf Erden in den weißen Gewändern!«

Josef lachte.

»Die Glocken beginnen zu läuten«, lormte Patrick. »Die Domkapitulare sind angekommen. Es ist Zeit.«

Wir bildeten einen Zug vom Gemeindehaus bis zum Dom, trafen vor dem Portal die Ehefrauen und Kinder, die auf uns warteten. Maita nahm meine Hand. Ich dachte, dass auch sie geweiht sein würde, auch wenn manche es anders sahen. Wir traten zusammen in den Dom ein. Ich roch den angenehmen, feierlichen Duft vom Weihrauch, ging mit den Männern nach vorne. Patrick und Michael standen links, Diakon Tim rechts von mir.

»Musik und Gesang«, lormte Michael.

Ich nahm nichts von der Musik wahr, fühlte aber, dass die Kirche voller Menschen war und eine besondere Stimmung herrschte, aufmerksamer, inniger noch als bei normalen Gottesdiensten. Bischof Dr. Fürst begrüßte die Gemeinde, dann rief uns Diakon Fischer auf.

»Ich bitte die Kandidaten für die Diakonenweihe, vor den Bischof zu treten«, sagte er.

Er nannte unsere Namen, einen nach dem anderen. Diakon Tim signalisierte mir, wann ich nach vorne gehen musste. Er begleitete mich.

»Ich bin bereit«, antwortete ich.

Wir standen in einer Reihe, Diakon Tim war an meiner Seite. Ich wusste, dass Diakon Fischer den Bischof bat, uns im Namen der Heiligen Kirche zu Diakonen zu weihen. Dieser fragte, ob wir würdig seien, und Diakon Fischer bezeugte, dass wir es waren.

»Mit dem Beistand unseres Herrn und Gottes Jesus Christus, des Erlösers, erwählen wir diese unsere Brüder zu Diakonen«, sprach dann der Bischof.

Er nahm meine rechte Hand zwischen seine beiden Hände, in die andere lormte Diakon Tim seine Worte.

»Versprichst du deinem Bischof Ehrfurcht und Gehorsam?«, fragte er.

»Ich verspreche es«, sagte ich laut.

Ich fühlte zugleich Ernst und Freude, ich fühlte, dass Gott selbst bei mir war, mich als Seinen Diener ernst nahm und respektierte und dass der Bischof es auch tat. Es erfüllte mich mit einem unbeschreiblichen Glücksgefühl.

»Gott selbst vollende das gute Werk, das Er in dir begonnen hat«, sprach der Bischof.

Später erzählte mir Diakon Tim, dass ich in diesem Moment gelächelt habe.

»Und auch der Bischof hat gelächelt«, sagte er, »das hat mich zutiefst berührt, dass ich bei euch sein durfte.«

Als wir zurück an unserem Platz waren, übernahmen Michael und Patrick das Lormen. Die Ehefrauen traten jetzt nach vorne, um ihr Versprechen abzulegen.

»Die Kirche hat mich gebeten, eure Ehemänner zu Diakonen zu weihen. So frage ich euch: Seid ihr bereit, eure Ehemänner in dem Dienst, der ihnen heute übertragen wird, zu unterstützen?«, fragte der Bischof.

Als alle mit »Ja!« antworteten, empfand ich große Achtung für Maita. Sie war eine wunderbare, mutige Frau, und ich dankte Gott dafür, dass Er uns zusammengeführt hatte.

Anschließend fand eine Bibellesung statt. Bischof Dr. Fürst hielt seine Weihepredigt, aus der ich einige Sätze zitieren möchte.

»Wir alle haben Zukunft durch Gottes Handeln an uns«, sprach er. »So wächst durch Sie, liebe zukünftige Diakone, Hoffnung und Zuversicht unter uns, Sie geben Zeugnis für Gottes Wirken in unseren Tagen, in unserem Leben, in unserer Kirche und durch sie an den vielen Menschen, die uns brauchen.«

Er erklärte, wie der Beruf des Diakons durch das Zweite Vatikanische Konzil wiederentdeckt wurde. »In einer Zeit, die immer mehr großen Erfolg und Höchstleistung anbetet, in der die Gewinner bewundert und die Verlierer verlacht werden, verkörpert der Diakon den Vorrang des Dienstes und der Liebe zu den Verlierern, zu den Schwachen, den Notleidenden und an den Rand Gedrängten, zu den Zerschlagenen und den Bedrückten …«

Nach der Predigt kam die Weihe selbst. Wieder begleitete mich Diakon Tim nach vorne. Wir sieben sollten vor dem Altar auf dem Boden liegen. Diakon Tim trat zurück. Ich war mir nicht ganz sicher, was ich nun tun sollte, als mich Josef am Arm zog. Dann legte ich mich auf den schwarz glänzenden Steinboden, legte die Stirn auf meine Hände.

Ich begann zu zittern, aber es war kein Kältefrösteln, es war, als wäre ich ganz unten, zuunterst im Grund von allem. Mein bisheriges Leben, der Mensch, der ich bisher gewesen war, das Ich, das mich bis zu dieser Stunde bestimmt hatte, all das starb in diesem Augenblick, damit ich ein neues Leben beginnen konnte. Gott wird für dich sorgen, dachte ich, jetzt bist du nicht mehr für dich auf dieser Welt, sondern für andere da, für die Menschen, die dich brauchen.

Während wir auf dem Steinboden lagen, wurde die Heiligenlitanei gesungen, und ich betete innig zu meinen Lieblingsheiligen, zu Franziskus, Petrus und zu der heiligen Therese von Lisieux. Es waren vielleicht zehn Minuten vergangen, als mir Josef signalisierte, dass wir aufstehen sollten. Ich zitterte nicht mehr. Diakon Tim holte mich ab und führte mich zum Altar. Ich kniete erwartungsvoll vor dem Bischof, spürte, wie er seine Hände auf meinen Kopf legte, sie einige Sekunden da ließ. Ich wusste es: Jetzt ist es wahr, jetzt bin ich Diakon! Eine stille Freude breitete sich in mir aus, keine Fröhlichkeit, kein Jubel, eine reife und einfache Freude.

Ich bekam vom Dompfarrer die Stola und die Dalmatik überreicht, legte sie an, kniete erneut vor Bischof Dr. Fürst, der jedem von uns das Evangeliar in die Hände legte und uns aufforderte, das Evangelium zu verkünden und in unserem Leben zu erfüllen. Die anwesenden Diakone umarmten uns. Jetzt waren wir wirklich Mitbrüder geworden! Und zum ersten Mal stand ich danach bei der Eucharistiefeier als Diakon neben Weihbischof Dr. Kreidler. Als er den Gläubigen den Leib Christi spendete, gab ich ihnen das Blut Christi, das Zeichen des Erbarmen Gottes.

Nach dem Auszug aus dem Dom wurde ich draußen auf dem Platz von Menschen umringt, die mir gratulieren wollten. Plötzlich nahm jemand meine Hände und legte sie um eine große Kerze.

»Das ist ein Geschenk für dich vom Gehörlosenverein Rottweil, Peter! Fühl mal, was drauf ist!«

Ich ertastete viele kleine Hände und konnte vor Rührung nichts sagen, so sehr freute ich mich. Diese Kerze symbolisierte mein ganzes Leben: das Licht, das ich gesucht und gefunden hatte, die Freundschaft, die Wärme, die mir begegnet waren, meine Zukunft als Diakon in Rottweil!

»Die Kerze ist weiß, die Hände darauf sind aus buntem Wachs, und sie ist extra für dich gemacht worden.«

Jemand nahm sie mir ab, um sie zur Seite zu legen. Ich fühlte, wie mich viele Hände berührten. Es waren meine gehörlosen und taubblinden Freunde, die sich um mich scharten.

Meine Gemeinde, dachte ich, und mein Herz floss über vor Liebe.

Danksagung

Für die erste Liebe, die ich am Anfang meines Lebens bekommen habe, danke ich meinen Eltern und meiner Schwester.

Ich gebärde von Herzen ein »DANKE« an alle meine lieben gehörlosen und taubblinden Freunde von früher und von heute.

Ich danke meinen Altersgenossen aus meinem Heimatdorf Griesingen für die wertvollen Erfahrungen in der Welt der Hörenden.

Ebenso danke ich auch den Vinzentinerinnen der Schule für Gehörlose und Schwerhörige in Schwäbisch Gmünd für ihre lobenswerte Mühe, mich auf das Leben in der Gesellschaft vorzubereiten.

Auf meinem Weg zum Diakonat gab es zahlreiche Menschen und Institutionen, die mich unterstützt haben. Ihnen allen gilt mein Dank:
dem Franziskanerinnenkloster Heiligenbronn der heutigen Stiftung St. Franziskus;
dem Deutschen Gehörlosenbund und dem Deutschen Blinden- und Sehbehindertenverband der Domgemeinde in Rottenburg;
meinen Kurskollegen während der dreijährigen Ausbildung;
dem Bischöflichen Ordinariat der Diözese Rottenburg-Stuttgart, insbesondere der Abteilung »Pastorale Konzeption«, die unmittelbar dazu beigetragen hat, dass ich als

Seelsorger für Menschen mit Taubblindheit/Hörsehbehinderung arbeiten kann;
meinem Mentor für seine mitbrüderliche Unterstützung;
und vor allem meinem Bischof Dr. Fürst, der mich zum Diakon geweiht hat.

Auch möchte ich einem Menschen danken, der mir besonders nahe war und ist: »meinem« Pfarrer, der mich seit 1985 kennt, mich seitdem geistlich begleitet und mir immer zur Seite gestanden hat. Seinem Einsatz habe ich es zu verdanken, dass sich mir der Weg zur Diakonenweihe eröffnet hat.

Ein besonderer Dank gilt dem List Verlag sowie meinen Lektorinnen Bettina Eltner und Julika Jänicke. Vor allem aber gilt er der Autorin Fabienne Pakleppa für ihren Mut und ihre Bereitschaft, »meine Welt« kennen zu lernen, um sie dann in Form dieses Buches vielen Menschen nahe zu bringen.

Ich danke von Herzen meiner Frau Maita. Ohne sie wäre ich nie Diakon geworden.

Und vor allem gilt mein Dank der Liebe Jesu Christi, die mich einlädt: »Ich bin das Licht der Welt. Wer mir nachfolgt, (...) der wird das Licht des Lebens haben.« (Joh. 8.12)

Kontaktadresse:

Katholische Seelsorge für Menschen mit
Hörsehbehinderung/Taubblindheit
Diözese Rottenburg-Stuttgart
Diakon Peter Hepp
Johanniterstraße 36
78628 Rottweil
E-Mail Peter.Hepp@drs.de
Fax 0741-2902642

Spendenkonto:
Kontonummer 9070
BLZ 64250040
Kreissparkasse Rottweil
Empfänger: Gehörlosenseelsorge Rottweil
Verwendungszweck: Taubblind

TAST-ALPHABET FÜR TAUBBLINDE

(nach Hieronymus Lorm)

A	Punkt auf die Daumenspitze
E	Punkt auf die Zeigefingerspitze
I	Punkt auf die Mittelfingerspitze
O	Punkt auf die Ringfingerspitze
U	Punkt auf die Kleinfingerspitze
Ä	zwei Punkte auf die Daumenspitze
Ö	zwei Punkte auf die Ringfingerspitze
Ü	zwei Punkte auf die Kleinfingerspitze
J	zwei Punkte auf die Mittelfingerspitze
T	kurzer Abstrich auf der Mitte des Daumens
B	kurzer Abstrich auf der Mitte des Zeigefingers
D	kurzer Abstrich auf der Mitte des Mittelfingers
G	kurzer Abstrich auf der Mitte des Ringfingers
H	kurzer Abstrich auf der Mitte des Kleinfingers
L	langer Abstrich von der Mittelfingerspitze zum Handgelenk
ST	langer Aufstrich an der Außenseite des Daumens
P	langer Aufstrich an der Außenseite des Zeigefingers
Q	langer Aufstrich am Außenrand der Hand (Kleinfingerseite)
X	Querstrich über das Handgelenk
Y	Querstrich über die Finger in der Mitte
Z	Schrägstrich vom Daumenballen zur Kleinfingerwurzel
M	Punkt auf die Kleinfingerwurzel
N	Punkt auf die Zeigefingerwurzel
V	Punkt auf den Daumenballen
W	zwei Punkte auf den Daumenballen
C	Punkt auf das Handgelenk
K	Punkt mit vier Fingerspitzen auf den Handteller
R	leichtes Trommeln der Finger auf den Handteller
S	Kreis auf den Handteller
CH	schräges Kreuz auf den Handteller
F	leichtes Zusammendrücken der Zeige- und Mittelfinger
SCH	leichtes Zusammendrücken der vier langen Finger

A
•

S